人体解剖学运动系统
多维延伸教育教学研究

徐国昌　陈志国　著

哈尔滨工业大学出版社

内 容 简 介

本书介绍了人体解剖学运动系统基础及延伸到相关领域的教育教学背景、内容、前沿,涵盖了运动系统专业基础和常见运动方式训练、损伤、评估、康复等,以及教学心得体会,既有运动解剖学理论知识,又有实践应用与科普内容。

本书依托南阳理工学院一流课程教学改革项目及多年教学经验,是对人体解剖学运动系统延伸教育教学改革的研究专著,不仅可以为全民运动健康提供基础理论与实践指导,而且可以为从事运动解剖学研究的人员提供参考。

图书在版编目(CIP)数据

人体解剖学运动系统多维延伸教育教学研究 / 徐国昌,陈志国著. — 哈尔滨:哈尔滨工业大学出版社,2024.6. — ISBN 978-7-5767-1478-4

Ⅰ. R322

中国国家版本馆 CIP 数据核字第 2024KQ9833 号

策划编辑　闻　竹
责任编辑　张　颖
出版发行　哈尔滨工业大学出版社
社　　址　哈尔滨市南岗区复华四道街 10 号　邮编 150006
传　　真　0451 - 86414749
网　　址　http://hitpress.hit.edu.cn
印　　刷　黑龙江艺德印刷有限责任公司
开　　本　787mm×1 092mm　1/16　印张 17.75　字数 417 千字
版　　次　2024 年 6 月第 1 版　2024 年 6 月第 1 次印刷
书　　号　ISBN 978-7-5767-1478-4
定　　价　120.00 元

前　言

人体解剖学是医学科学的重要基础课程,运动系统是人体的基本系统,运动系统的学习涉及很多方面。作者从教 20 余年来,一直有将人体解剖学运动系统多维延伸方向教育教学做一归纳总结的想法,依托南阳理工学院一流本科课程"正常人体解剖学"立项建设项目百忙之中,静下心来,付诸笔端,如今终得以实现。

本书的撰写处于"健康中国"大背景下,能够结合临床、工作和相关基础学科需要,体现实用、够用、好用,以改革精神用新的教育教学理念淡化学科,其内容少而精、重点突出、通俗易懂,便于教学应用及人体运动研究,可以为全民运动健康指导提供基础理论,同时为从事运动解剖学研究的人员提供工作参考。

本书绪论介绍了人体解剖学运动系统概述及延伸教育教学研究背景与前沿;第一至第八章分别介绍了运动解剖学教育教学延伸到运动生理领域、运动理论领域、运动机能领域、运动选材领域、运动评估领域、运动训练领域、运动损伤领域、运动康复领域,包含了运动系统专业基础、常见运动方式训练、损伤、评估和康复,以及教学心得体会等,既有运动解剖学理论知识,又有实践应用与科普内容。

本书除绪论外,共分八章,以八维延伸教学法叙述了运动生理、机能、损伤与康复等八个方向,主要内容为运动生理、运动理论、运动评估、运动训练、运动损伤等。各章节形似独立而实际上紧密关联。既注重教学需要,又注重遵循科学性、系统性、逻辑性和内容先进性的原则,力求概念准确清楚,语言简练易懂,图谱简明清晰,将各章节之间的重复内容合并,并将各知识点之间融会贯通,便于学习与独立思考。强调理论与实践相结合、解剖与临床相结合、机能与形态相结合的原则,学用结合、重在应用。

本书作为运动解剖学教学的重要组成部分,既是国家制定运动体质方向政策的理论依据,又给全民运动健康指导提供数据资料。本书的读者对象广泛,尤其是运动解剖学教育教学的工作者、体育运动专业的师生、运动健康的从业者。

本书的绪论、第一章、第二章、第三章、第六章和参考文献由徐国昌撰写,第四章、第五章、第七章和第八章由陈志国撰写。在撰写过程中,广泛汲取了解剖学、教育学专家提出的建议与意见,不断地对创作思路与内容进行整理、修改与完善,强调教育教学研究的科学性、准确性与实时性,始成拙作。同时得到了北京体育大学运动人体科学学院的鼎力支持,在此一并表示深深的谢意。

　　由于本书是关于相对独立的运动解剖学专业教育教学研究内容，定位难免不准，目标未必合适，缺点与不足在所难免。在对学术专业性的讨论研究方面，鉴于作者知识水平与认知能力有限，难免出现分析片面、讨论不深等问题，殷切期望读者多提出宝贵意见，以便修正。

作　者

南阳理工学院

2024 年 4 月

目　　录

绪　　论

人体有 9 大系统,包括运动系统、消化系统、呼吸系统、泌尿系统、生殖系统、脉管系统、内分泌系统、神经系统和免疫系统。

运动系统由骨、关节和骨骼肌组成。全身各骨借助骨连结形成骨骼,构成骨的支架。骨骼肌是运动系统的主动部分,骨和关节是运动系统的被动部分。此外,运动系统还具有支持和保护功能。人体全身骨骼如图 0－1 所示。

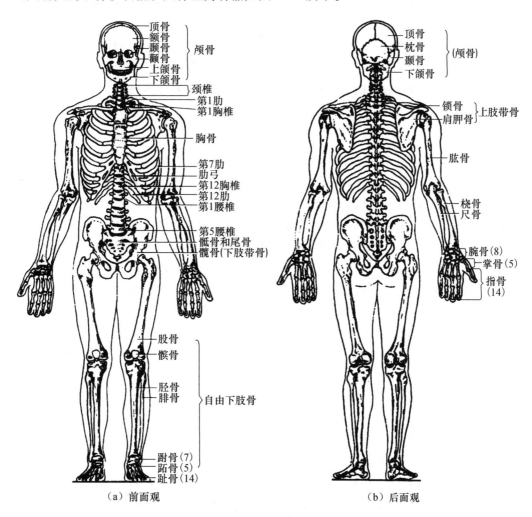

图 0－1　人体全身骨骼

一、躯干骨及其连结

躯干骨包括椎骨、肋骨和胸骨三部分,借助骨连结构成脊柱和胸廓。

1. 椎骨

人在未成年前有 32～34 块椎骨,即颈椎 7 块、胸椎 12 块、腰椎 5 块、骶椎 5 块和尾椎3～5 块。青春期后 5 块骶椎融合成 1 块骶骨,3～5 块尾椎融合成 1 块尾骨,因而成年人的椎骨共有 26 块。

椎间盘是连结相邻两个椎体间的纤维软骨盘,由髓核和纤维环两部分构成。髓核位于椎间盘的中央稍偏后,是柔软而富有弹性的胶状物。纤维环环绕在髓核周围,由数层同心圆排列的纤维软骨环构成,质坚韧,其前部较宽,后部较窄,牢固连结相邻椎体,并保护和限制髓核向外膨出。整个脊柱有 23 个椎间盘,其厚薄不一,腰部最厚,颈部次之,中胸部最薄,故脊柱腰部活动度最大,损伤也最多。

前纵韧带是紧密附着于所有椎体及椎间盘前面的扁带状、坚固的纤维束,有限制脊柱过度后伸的作用。后纵韧带为附着于所有椎体及椎间盘后面的纵长韧带,并形成椎管的前壁,有限制脊柱过度前屈的作用。椎弓间的连结主要是黄韧带、棘间韧带、棘上韧带和关节突关节。

2. 胸廓

肋骨呈细长弓状,属扁骨,共 12 对。肋体长而扁,分内、外两面和上、下两缘,内面近下缘处有一浅沟称肋沟,肋间血管、神经行于其中,体后份的急转角称肋角。肋软骨位于各肋骨的前端,由透明软骨构成,终生不骨化。胸骨长而扁,位于胸前壁正中皮下,全部可从体表触摸到。前面微凸,后面微凹,自上而下由胸骨柄、胸骨体和剑突组成。

肋后端与胸椎之间形成两个关节,一是肋头与相邻椎体上、下肋凹构成的肋头关节,二是肋结节与横突肋凹构成的肋横突关节,二者合称肋椎关节。第 1～7 肋前端直接与胸骨侧缘相连,称为真肋;第 8～10 肋前端借助肋软骨与上位的肋软骨依次相连形成肋弓,称为假肋;第 11～12 肋前端游离于腹壁肌中,称为浮肋。

成人胸廓呈前后略扁的圆锥形。胸廓上口较小,向前下倾斜,由第 1 胸椎体、第 1 肋和胸骨柄上缘围成,是颈部与胸腔之间的通道。胸廓下口较大,由第 12 胸椎体、第 12 肋和第 11 肋前端、肋弓和剑突围成。相邻两肋骨之间的间隙称为肋间隙,共有 11 对。两侧肋弓之间的夹角称为胸骨下角。

二、颅骨及其连结

按颅骨所在的部位不同,颅骨分为脑颅和面颅两部分,通常以经过眶上缘和外耳门上缘的连线为分界线。脑颅位于颅的后上部分,包括额骨、顶骨、枕骨、蝶骨、筛骨。面颅位于颅的前下部分,包括下颌骨、上颌骨、腭骨、鼻骨、颧骨、犁骨、下鼻甲骨、泪骨、舌骨。

颅盖各骨之间大多借助结缔组织膜相连结,构成缝;颅底各骨之间则由软骨连结。随着年龄的增长,有些缝和软骨可转化成骨性结合。舌骨与颞骨茎突间借助韧带连结。

颞下颌关节又称下颌关节,是颅骨间唯一的滑膜关节,它由颞骨的下颌窝、关节结节与下颌头构成。关节囊松弛,前部较薄弱,外侧有韧带加强。颞下颌关节属于联合关节,两侧同时运动,可使上颌骨上提、下降、向前、向后和侧方运动。

三、上肢骨及其连结

上肢骨包括锁骨、肩胛骨、肱骨、尺骨、桡骨和手骨。手骨包括腕骨、掌骨和指骨。腕骨共 8 块,近侧列依次为手舟骨、月骨、三角骨和豌豆骨;远侧列依次为大多角骨、小多角骨、头状骨和钩骨。

胸锁关节是上肢骨与躯干骨之间唯一的关节,由胸骨的锁切迹与锁骨的胸骨端构成。其关节囊坚韧,并有韧带加强,囊内有关节盘。

肩关节由肱骨头与肩胛骨的关节盂构成,是典型的球窝关节。关节盂小而浅,边缘附有盂唇;关节囊薄而松弛,囊内有肱二头肌长头腱通过;关节囊外有喙肱韧带、喙肩韧带及肌腱加强其稳固性,唯有囊下部无韧带和肌加强,最为薄弱,故肩关节脱位时,肱骨头常从下部脱出,脱向前下方。肩关节是全身运动幅度最大、运动形式最多、最灵活的关节,可做屈、伸、内收、外展、旋内、旋外和环转运动。

肘关节由肱骨下端与尺骨、桡骨上端构成,包括三个关节:①肱尺关节,由肱骨滑车与尺骨的滑车切迹构成;②肱桡关节,由肱骨小头与桡骨上关节凹构成;③桡尺近侧关节,由桡骨头环状关节面与尺骨桡切迹构成。三个关节包在一个关节囊内。肘关节可做屈、伸运动。

手关节包括桡腕关节、腕骨间关节、腕掌关节、掌指关节和指骨间关节。桡腕关节又称腕关节,由手舟骨、月骨和三角骨近侧的关节面共同组成关节头,与桡骨腕关节面和尺骨头下方关节盘共同构成的关节窝组成。关节囊松弛,周围由韧带加强。可做屈、伸、收、展、环转运动。

四、下肢骨及其连结

下肢骨包括髋骨、股骨、髌骨、胫骨、腓骨和足骨。足骨包括跗骨、跖骨和趾骨。髋骨是不规则扁骨,由髂骨、耻骨和坐骨融合而成。一般在 15 岁以前,三骨间由软骨连结,15 岁以后软骨逐渐骨化使三骨融为一骨。股骨位于大腿内,是人体最长、最粗、最结实的长骨,其长度约为身高的 1/4,分为一体和两端。跗骨共 7 块,分别是距骨、跟骨、内侧楔骨、中间楔骨、外侧楔骨、骰骨和足舟骨。

骨盆由骶骨、尾骨和左右髋骨及其间的骨连接构成。骨盆各骨间主要靠骶髂关节及其韧带连结。骶骨与坐骨之间由两条韧带相连:骶结节韧带和骶棘韧带。

髋关节由髋臼与股骨头构成。髋臼深,其周缘附有髋臼唇,髋臼横韧带横架于髋臼切迹上,其下有血管、神经通过。关节囊厚而坚韧,周围由韧带加强,以其前方的髂股韧带最为强厚。

膝关节为人体最大、最复杂的关节,由股骨下端、胫骨上端和髌骨构成。髌骨与股骨髌面相对,股骨内、外侧髁与胫骨内、外侧髁相对。关节囊宽阔而松弛,其前方有股四头肌腱及其延续而成的髌韧带;关节囊两侧分别有胫侧副韧带和腓侧副韧带;关节囊内有前交叉韧带和后交叉韧带,可防止胫骨向前和向后移动。在关节腔内,股骨与胫骨相对关节面之间垫有两块纤维软骨板,分别称内侧半月板和外侧半月板。内侧半月板较大,呈"C"形;外侧半月板较小,呈"O"形。半月板外缘厚,与关节囊相连,内缘薄而游离。

足关节包括距小腿关节、跗骨间关节、跗跖关节、跖趾关节、趾骨间关节。距小腿关节又称踝关节,由胫、腓骨下端与距骨构成。关节囊前、后部松弛,两侧由韧带加强。内侧韧带较厚,外侧韧带较薄弱,足过度内翻易引起外侧韧带扭伤。足弓是跗骨和跖骨借关节和韧带紧密连结而成的凸向上的弓,可分为前后方向的内、外侧纵弓和内外侧方向的横弓。

五、头颈肌

头肌分为面肌和咀嚼肌两部分。面肌大部分属于皮肌,肌束起自颅骨的表面或筋膜,止于皮肤,可分为环行肌和辐射肌两种,主要分布于口裂、眼裂和鼻孔的周围,又称表情肌。咀嚼肌包括咬肌、颞肌、翼内肌和翼外肌。

颈肌依其所在的位置分为颈浅肌群、舌骨肌群和颈深肌群。

胸锁乳突肌位于颈部的两侧,大部分被颈阔肌所覆盖,起自胸骨柄和锁骨的胸骨端,两头会合斜向后上方,止于颞骨的乳突。颈深肌群主要有前、中、后斜角肌,它们均起自颈椎横突,前、中斜角肌止于第1肋,并与第1肋围成三角形间隙,称斜角肌间隙,锁骨下动脉和臂丛神经由此进入腋窝。后斜角肌止于第2肋。

六、躯干肌

躯干肌包括背肌、胸肌、膈、腹肌和盆底肌。

背肌分为浅、深两群,分层排列,浅层多为阔肌,主要有斜方肌、背阔肌、肩胛提肌和菱形肌,深层主要为竖脊肌。

胸肌中的胸大肌位于胸壁浅层,起自锁骨、胸骨和上6个肋软骨,肌束向外上集中,止于肱骨大结节下方。胸肌还有胸小肌、前锯肌、肋间肌等。

膈为向上膨隆呈穹隆形的阔肌,位于胸腹腔之间,构成胸腔的底和腹腔的顶。其周围部为肌质,中央部为腱膜,称为中心腱。其起点分为胸骨部、肋部和腰部,三部肌纤维向中央集中,止于中心腱。

腹肌中的腹直肌为位于中线两侧的一对长带状肌,表面被腹直肌鞘包裹,起自耻骨嵴,向上止于剑突和第5~7肋软骨。腹直肌纤维被3~4条横行腱划分隔,腱划与腹直肌鞘前层紧密结合。腹外斜肌为一宽扁的阔肌,位于腹前外侧壁的浅层,起端呈锯齿状,起自下位8个肋骨的外面,肌束斜向前下,近腹直肌的外侧移行为腱膜,经腹直肌的前面,参与构成腹直肌鞘的前层,止于腹前壁正中的白线。腹内斜肌位于腹外斜肌的深面,起自胸腰筋膜、髂嵴、腹股沟韧带的外侧半,肌束呈扇形展开,至腹直肌外侧移行为腱膜并分为两层,包绕腹直肌,终于白线。腹横肌位于腹内斜肌的深面,肌纤维横行,起自下位6个肋骨、胸腰筋膜、髂嵴和腹股沟韧带的外侧部,肌束向前延续为腱膜,经腹直肌后面参与组成腹直肌鞘的后层,终于白线。腰方肌位于腹后壁两侧,起自髂嵴,止于第12肋,收缩时牵拉第12肋,使脊柱侧屈。

盆底肌是指封闭小骨盆下口的诸肌,也称会阴肌,主要有肛提肌、会阴浅横肌、会阴深横肌和尿道括约肌等。

七、上肢肌

上肢肌按部位分为肩肌、臂肌、前臂肌和手肌。

三角肌呈三角形,起自锁骨外侧1/3、肩峰和肩胛冈,肌束从前、后和外侧三面包围肩关节,止于肱骨的三角肌粗隆。收缩时,主要使肩关节外展。前部肌束收缩可使肩关节屈和旋内,后部肌束可使肩关节伸和旋外。

肱二头肌位于臂前面浅层,呈梭形,起端有长、短两头,长头起自肩胛骨盂上结节,通过肩关节囊,经结节间沟下降;短头起自肩胛骨喙突,两头合并成一个肌腹下行,止于桡骨粗隆。主要是屈肘关节、肩关节。当前臂处于旋前位时,肱二头肌能使其旋后。

肱三头肌长头起自肩胛骨盂下结节;外侧头和内侧头均起自肱骨背面。3头合成肌腹,以扁腱止于尺骨鹰嘴。主要作用是伸肘关节,其长头使肩关节后伸和内收。

前臂肌包绕尺骨和桡骨,分前、后两群。前群共9块,分浅、深两层。浅层有6块,从桡侧向尺侧依次为肱桡肌、旋前圆肌、桡侧腕屈肌、掌长肌、指浅屈肌和尺侧腕屈肌。深层有3块,即拇长屈肌、指深屈肌、旋前方肌。后群共有10块,分浅、深两层。浅层有5块,由桡侧向尺侧依次为桡侧腕长伸肌、桡侧腕短伸肌、指伸肌、小指伸肌和尺侧腕伸肌;深层也有5块,由桡侧到尺侧依次为旋后肌、拇长展肌、拇短伸肌、拇长伸肌和示指伸肌。

手肌全部位于手的掌侧面,主要运动手指,分外侧群、内侧群和中间群。

八、下肢肌

下肢肌按部位分为髋肌、大腿肌、小腿肌和足肌。

臀大肌起自髂骨翼外面和骶骨后面,斜向下外,止于髂胫束和股骨的臀肌粗隆。其主要作用为伸髋关节,并可防止身体前倾,维持身体平衡。

梨状肌起自骶骨的前面,向外经坐骨大孔出骨盆入臀部,止于股骨大转子的顶部,可使髋关节外展和外旋。坐骨大孔被梨状肌分隔为梨状肌上孔和梨状肌下孔,孔内有血管、神经通过。

缝匠肌呈扁带状,是人体最长的肌,起自髂前上棘,斜向内下方,经膝关节内侧,止于胫骨上端内侧面。其作用为屈髋关节和屈膝关节。

股四头肌是全身中体积最大的肌。该肌有4个头,分别称为股直肌、股内侧肌、股外侧肌和股中间肌。除股直肌起于髂前下棘外,其余均起自股骨,4头合并向下移行为肌腱,包绕髌骨的前面和两侧,再下延为髌韧带,止于胫骨粗隆。其作用为伸膝关节,股直肌还可屈髋关节。

股二头肌位于股后部的外侧,有长、短两头。长头起自坐骨结节,短头起自股骨粗线,两头合并以长腱止于腓骨头。

小腿肌前群位于小腿前面,有3块肌,从内侧向外侧依次为胫骨前肌、趾长伸肌和踇长伸肌。外侧群位于小腿外侧,包括腓骨长肌和腓骨短肌。后群浅层有腓肠肌和比目鱼肌,两肌合称为小腿三头肌。深层自胫侧向腓侧依次为趾长屈肌、胫骨后肌和踇长屈肌。

九、教学心得概述

《人体解剖学》是医学科学的重要基础课和专业必修课,属于形态学课程,通过该课程的学习可培养学生运用运动理论知识指导体育运动教学工作的能力。

运动系统是人体的基本系统,运动系统的学习涉及很多方面。基本要求是掌握主要器官的位置、形态、结构及其主要功能;了解体育锻炼对人体形态、结构的影响;掌握运动动作中人体环节的运动规律及体育锻炼的人体解剖学依据;掌握常见运动损伤机制及康复原则;培养学生运用上述理论知识指导运动健康工作的能力。课程的具体任务是培养学生掌握人体解剖学的基本理论、基本知识及观察标本、模型、活体结构和分析运动动作等基本能力,为学生学习后续课程及毕业后从事体育教学工作奠定人体解剖学基础。

教学实践中,除了保障学生能够有效接受课本知识外,还要注重内容的拓展。比如在讲解人体功能相关知识时,一方面与体育运动中的训练或监测手段相结合,提升学生的学习兴趣;另一方面自然地引入对科学辩证思维、体育工作者的使命感等一系列话题的德育元素。针对一个知识点使用多素材支撑,进行多角度探讨,可以训练学生对问题的思考能力,这可能比讲授知识点更重要。

本书分八章介绍运动解剖学教育教学延伸到运动生理、运动理论、运动机能、运动选材、运动评估、运动训练、运动损伤和运动康复领域的内容与教学心得。

第一章 延伸到运动生理领域

第一节 骨骼肌表面肌电

肌肉电信号(简称肌电)反映了神经肌肉的活动状态,与功能状态存在着不同程度的关联,对于肌肉疲劳判定、运动能力评估、运动技术分析都有重要的参考价值,对指导和提高训练效果也具有非常重要的意义。

关于肌电最早可追溯到 17 世纪中叶,到 19 世纪,有研究证明了肌肉活动与电活动之间的联系,到 20 世纪出现针肌电,20 世纪后期,随着无创表面肌电技术的成熟,逐渐被医学、生物学广泛使用。表面肌电在运动中应用与临床中不同,运动中主要侧重于健康个体在进行不同种类动作时,记录肌肉活动单位的电变化,研究神经 – 肌肉的功能及协调力。

人体肌电产生的过程、骨骼肌兴奋与收缩的功能是人体肌电图形成的基础。肌肉活动受神经支配,运动神经元的轴突传到肌肉时发生一系列分支,最终止于运动终板。运动终板将神经冲动传递到肌肉,使肌肉兴奋。目前公认的是"离子学说",细胞膜内外的离子变化出现去极化、复极化等成为最初的肌肉信号源。

表面肌电在应用中因为其设备的设计,需要将肌电贴贴在所需测定肌肉的肌腹,在实际操作中,需要找到其具体贴点的位置。

一、常用肌肉的贴点及操作

1. 肱二头肌

受试者躯干保持正直,肘关节弯曲90°,手部握成拳状,拳心向上。

电极位置:肩峰点与尺骨窝连线的远端1/3处;方向:平行于肩峰与尺骨窝的连线;检测方法:检测者一手托住受试者肘关节,一手握住腕部用力向下,受试者尽可能保持肘关节呈90°。

2. 肱三头肌

受试者躯干保持正直,肩关节外展90°,肘关节弯曲90°,手部握成拳状,拳心向下。

电极位置(长头):肩峰后脊与鹰嘴连线的1/2处向内约两指宽;电极位置(外侧头):肩峰后脊与鹰嘴连线的1/2处向外约两指宽;检测方法:检测者一手托住受试者肘关节,一手握住腕部用力向内压(做屈肘动作),受试者尽可能伸展肘关节,并与之对抗。

3. 股四头肌

受试者坐在椅子上,膝关节微屈,上体后仰,小腿稍抬起。

检测方法:检测者一手托住受试者膝关节,一手握住踝部用力向下压(屈膝),受试者尽可能伸展膝关节,并与之对抗;电极位置(股直肌):髂前上棘和髌骨上部连线的1/2处;电极位置(股内侧肌):髂骨前棘和髌内侧韧带关节缝连线远端的4/5处;电极位置(股外侧肌):髂前上棘和髌骨外侧连线的2/3处。

4. 半腱肌

受试者俯卧在台子上,膝关节微屈,小腿稍抬起。

检测方法:检测者一手托住受试者踝关节,一手按住臀部用力,受试者尽可能屈膝,并与之对抗;电极位置:坐骨结节和胫骨中间骨节连线的1/2处。

5. 股二头肌

受试者俯卧在台子上,大腿与台子贴近,小腿稍抬起,膝关节弯曲90°。

检测方法:检测者一手托住受试者踝关节,一手按住臀部用力内外,受试者尽可能屈膝,并与之对抗;电极位置:坐骨结节和胫骨外侧髁连线的1/2处。

6. 腓肠肌

受试者俯卧在台子上,大腿与台子贴近,小腿稍抬起。

检测方法:检测者按住受试者踝关节,受试者尽可能对抗,或受试者前脚掌着地,用力做跖屈;电极位置:小腿隆起的肌腹处。

7. 比目鱼肌

受试者坐姿,屈膝将脚平放在台子上。

检测方法:检测者按住受试者膝、踝关节,受试者尽可能伸展踝关节与之对抗;电极位置:胫骨头内侧面中心点到踝内侧髁连线远端的2/3处。

8. 胫骨前肌

受试者坐姿,上体略后仰,膝关节微屈,踝关节背屈。

检测方法:检测者一手扶住受试者膝关节,另一手按压脚面,受试者尽可能勾脚尖与之对抗;电极位置:腓骨头顶端和踝关节内侧髁连线近端的1/3处。

9. 臀大肌

受试者俯卧。

检测方法:检测者用力按压踝关节向下,受试者尽可能伸展髋关节,并与之对抗;电极位置:骶椎和大转子连线的1/2处。

10. 臀中肌

受试者侧卧。

检测方法:测试者按压受试者踝部,受试者膝关节伸直,髋关节做外展,并与之对抗;电极位置:髂嵴到大转子连线的1/2。

11. 竖脊肌

受试者直立。

检测方法:受试者俯卧抬上体,背伸对抗;电极位置(最长肌):第1腰椎外侧两指宽;电极位置(棘肌):第1、2腰椎连接缝与后髂嵴突连线中心下2～3 cm,与第5腰椎齐平;电极位置(髂肋肌):后髂嵴突末端和肋骨下缘连线外侧一指宽,与第2腰椎齐平。

二、常用表面肌电的截断频率及滤波方法

表面肌电是从人体皮肤表面获取肌肉活动的电信号,目的是检测肌肉神经纤维的电活动。表面肌电信号是一种微弱的生物电信号,肌电信号在获取的过程中,受人体内部组织的噪声、电子设备中固有的噪声及环境中的噪声等的干扰。

表面肌电信号的处理主要分为三个方面:消噪、特征提取和模式识别,这三个方面层层递进,其中消噪处理是特征提取处理的前提。

在采用表面肌电进行测试时首先需要考虑消噪的方法,包括消噪过程中滤波器选择及滤波的截断频率选择。

首先从肌电信号本身的幅度范围来看,健康成年人一般为 $0.1 \sim 5$ mV,肌肉收缩时为 $80 \sim 300$ μV,松弛时为 $15 \sim 30$ μV,而且一般不会超过噪声水平。

采用表面电极时,肌电信号能量主要集中在 1 000 Hz 以下,频谱分布在 $0 \sim 500$ Hz,主要集中在 500 Hz 以下,300 Hz 以上显著减弱,动作所产生的能力主要集中在 $50 \sim 150$ Hz之间。

在常用的频率截断中会发些不同的截断频率,如 $10 \sim 400$ Hz、$20 \sim 500$ Hz、$50 \sim 500$ Hz等。原因是在表面肌电测试中的噪声,其基线漂移为主要的前期截断差异,表面肌电信号随机性强,尤其是在 $0 \sim 20$ Hz 时信号非常不稳定;另外一个原因是人体软组织测得固有频率的范围为 $10 \sim 20$ Hz,表面肌电测试肌肉因受皮肤软组织影响,所以多数选择在 20 Hz 以上。此外,在信号采集过程中,电极与检测处皮肤表面发生相对移位,或肌肉收缩导致皮肤变形,但频率范围一般不超过 2 Hz。

还有一种为工频干扰。在采集表面肌电信号过程中,电产生的电磁场通过人体内分布的电容或仪器采集中连接的导线,将 50 Hz 及其高次谐波可能造成的干扰引入信号中。不同情况下,此类干扰的幅值可能大于采集到的信号,降低信号质量,因此有些截断起始为 50 Hz。

滤波器主要是用来减少和消除干扰的,它的功能是将输入信号进行过滤处理得到所需的信号,主要有模拟滤波器和数字滤波器两种。

模拟滤波器由电阻、电容、电感、运放等电气元件组成,主要对模拟信号进行滤波处理。

数字滤波器是通过软件对数字信号进行滤波处理。随着数字信号处理理论的成熟和实现方法的改进,其应用越来越广,可根据不同需要选择不同类型的滤波器。目前广泛采用的滤波器有三种,即巴特沃兹滤波器、切比雪夫滤波器和椭圆滤波器,其中巴特沃兹滤波器的频率响应的通带最为平坦,所以也较为常用。

根据滤波功能分类,滤波器可分为低通滤波器、带通滤波器、高通滤波器等。其中,低通滤波器是基础,低通滤波器通过相应的频率转换就可以得到带通滤波器、高通滤波器。

低通滤波器的功能是容许频率低于截止频率的低频信号分量通过,但衰减频率高于截止频率的高频信号分量,从而得到所需频率的信号。带通滤波器是一种仅允许特

定频率通过,同时对其余频率的信号进行有效抑制的电路。由于其对信号具有选择性,故被广泛地应用于现在的电子设计中。高通滤波器是最简单的"一阶高通滤波器",它的特性一般用一阶线性微分方程表示,当较低的频率通过该系统时,没有或几乎没有信号输出;而当较高频率通过该系统时,将会受到较小的衰减。

第二节 神经肌肉协调的肌肉共收缩

人体运动的发生是在神经控制下骨骼肌收缩牵拉骨杠杆绕关节(支点)转动。在实际运动中,完成某一动作时需要不同肌肉间的协作,本节主要介绍中枢神经系统如何响应外部因素的改变,即神经肌肉的协调机制。

目前,有研究通过表面肌电技术对运动时肌肉电信号变化规律进行分析,了解骨骼肌活动的中枢神经系统调控规律,从而认识主动肌、拮抗肌和协同肌的功能特性、相互间的协调性及在运动中的重要意义。

一、肌肉共同收缩的定义

人体通过主动肌和拮抗肌的收缩来形成关节运动,理想的肌肉活动经由中枢神经系统控制肢体活动的振幅、方向和惯性质量等参数而得到肌肉的具体活动模式。正常情况下,当主动肌收缩时,中枢神经系统会控制拮抗肌协调地放松或适当地离心收缩而辅助完成动作。在进行大负荷运动时,强烈的兴奋可能超过选择性抑制的能力,而引起拮抗肌和主动肌的同时收缩。因此,通过肌肉共激活来反映拮抗肌与主动肌之间的协调关系,其外在表现为在各关节周围作用相反的肌肉的硬度,也能反映在运动过程中受外界环境影响(如剧烈的冲击力)时,判断关节周围肌对稳定关节的作用程度。

二、肌肉共收缩的计算方法

共收缩的常用相关指标有共同收缩时间比、拮抗肌与主动肌活化程度的直接比值及协同收缩率。

共同收缩时间比主要指主动肌与拮抗肌共同收缩的时间与总收缩时间之间的比值,表示为

共同收缩时间比 = 肌电重叠活动时间/肌电总活动时间

拮抗肌与主动肌活化程度的直接比值,即拮抗肌与主动肌的肌电比值,其中表示肌肉活化程度的可以用积分肌电,也可以用均方根振幅。

协同收缩率主要指主动肌与拮抗肌激活程度的比值,当共激活率等于 1 时,代表主动肌与拮抗肌激活程度相同;当该值大于 1 时,代表主动肌激活程度高于拮抗肌;当该值小于 1 时,代表拮抗肌激活程度高于主动肌,可以表示为

协同收缩率(%) = 拮抗肌收缩的积分肌电图面积/(主动肌的积分肌电图面积 +
拮抗肌的积分肌电图面积) × 100%

从肌肉协调模式的角度来说(以踢球的动作为例),要求相关肌肉发挥最大收缩速度和收缩力量,同时膝踝关节肌肉共收缩作用于关节,维持关节刚度,也就是要求各相

应中枢产生强而集中的兴奋或抑制来支配肌肉群工作。如果兴奋与抑制的转换能够迅速、精确，且主动肌与拮抗肌配合得当，动作就能够更加协调地连接起来，从而获得最大的踢的力量。

目前，肌肉协调模式的研究主要集中在动作技术分析和运动损伤及脑损伤患者的评价方面，与运动表现之间关系的研究较少，从肌肉协调模式的角度分析运动表现或与运动水平有关，高水平运动员的技术动作中可能有一些更有效的肌肉发力协调方式，以新的视角反映神经肌肉协调模式，将更有利于探索高水平运动员的动作优化方案。

第三节　肌肉离、向心肌力比

肌肉收缩时的特点是离心收缩肌力大于等长收缩，等长收缩大于向心收缩。在实际运动过程中，肌肉工作形式多是"拉长－缩短"或者是"缩短－拉长"，即离心－向心或向心－离心过程。不同程度的离心、向心工作决定了肌肉工作时的输出功率不同，表现为肌肉对应不同级别的爆发力，其深层机制是神经对肌肉的协调控制能力。

在肌力平衡的问题中，肌肉自身离心力量与向心力量的比值与动作技术优化及肌肉损伤有密切关系。其中，优秀运动员在完成某一动作时，除主动肌与拮抗肌之间需要维持肌力平衡外，同一肌肉或肌群的向心收缩力量与离心收缩力量也会保持在一个相对合理的值，从而更好地完成动作及预防肌肉拉伤和劳损。

一、同一肌肉间离、向心肌力比的计算

从方法学角度来看，要实现研究同一肌肉间离、向心肌力比需要检测具体肌肉在离向心阶段的发力状况及可以量化的阶段划分，目前研究常采用运动学分析划分肌肉离、向心阶段及时间占比，采用表面肌电采集离、向心阶段放电值，结合运动解剖学中的环节受力分析法，可以分析同一肌肉间离、向心肌力比及时间比，计算方法如下：

肌力比 = 离心阶段标准化均方根振幅/向心阶段标准化均方根振幅

时间比 = 离心阶段时间/向心阶段时间

二、具体动作中的离、向心肌力比分析

1. 跳深

跳深为下肢爆发力训练中目前使用较多的训练方式，但不同高度的设置影响不同，有研究对比业余女性排球运动员不同高度的跳深动作，结果发现不同高度间离、向心肌力比值不同。该研究的目的是用来解释业余女排球运动员跳深的合理高度，在何种高度下达到有效且不至于过度损伤的方法。该研究建议使用不大于 30 cm 的训练方案。

此外，还有学者结合排球运动员连续起跳动作研究连续跳深动作，提出跳深时增加落差高度并不能保证训练强度的提高，可能需要结合不同落差高度进行适应。

2. 抛踢球

抛踢球在实际应用中更加普遍，以足球守门员踢球为例，优秀守门员踢球距离远，

踢球过程中踢球腿的运动轨迹为蹬伸后摆—前摆击球,其中下肢肌肉中股四头肌、胫骨前肌是从离心到向心变化;臀大肌、腘绳肌、小腿三头肌从向心到离心变化。

不同肌肉的离、向心比反映了在具体做某一动作时神经肌肉协调控制的能力,通过对比不同组别差异,可以明显区分出相对较差一组的差异,因此在训练中可以采用主动肌/拮抗肌的方式探索肌力较差的肌群,然后参考优秀者的离、向心比值大小对相应肌肉或肌群进行相应模式的训练,这能够为遵循运动训练中练习与动作技术相近的锻炼方案提供理论依据。

目前对于离、向心肌力比的研究多侧重于跳深动作,动作模式从运动解剖学角度来看为自由落地后下肢近固定形式发力。

因此,如果动作模式是远固定下肌肉发力(如大质量杠铃深蹲)是否会产生有效的神经肌肉协调模式?如果大质量下神经肌肉协调效果较差,最大重复次数(RM)值为多少时负重蹲起对神经肌肉协调效果较好? 这些都需要思考。

第四节　肌肉力量与平衡能力

肌肉是人身体的一部分,提高肌肉力量可以稳定人体核心,优化局部身体线条。中老年人提高肌力可改善平衡,对于维持身体姿势、预防跌倒损伤有重要意义。

一、肌肉力量的定义

肌肉力量可以表现为绝对肌力、相对肌力、肌肉爆发力和肌肉耐力几种形式。绝对肌力是指肌肉做最大随意收缩时产生的张力,通常用肌肉收缩时所能克服的最大阻力负荷来表示。相对肌力又称比肌力,是指单位生理横截面积的肌肉做最大收缩时所能产生的肌肉张力。肌肉爆发力是指肌肉短时间内发挥力量的能力。肌肉耐力是指肌肉长时间收缩的能力。

二、肌肉力量对平衡能力的影响

肌肉力量对平衡能力有较大影响。研究表明,经过普拉提训练后,青年女性的背肌、腹肌、大腿力量上升,静坐平衡能力有了较大的改善。平衡能力受肌肉力量影响,同时也受感觉系统的相互作用影响。此外,核心的稳定性运动和肌肉力量运动均对平衡能力产生影响,且肌肉力量对平衡能力的影响较长。对于运动锻炼来说,核心力量不仅可以有效地预防运动损伤的发生,而且可以提高运动成绩。核心肌群在运动过程中主要承担对人体核心部位脊柱和骨盆的稳定工作,提高自控制力和平衡性。研究表明,核心肌肉力量训练可以有效提高女子篮球运动员的静态和动态平衡能力,对动态平衡更加明显。

据谭景旺等人的研究,高龄老年人经过12周的坐姿振动训练后,对于提高老年人自身的肌力有一定的帮助,从一定程度上提高了老年人从坐到站的能力和平衡能力,改善了老年人身体重心的偏移,在此方面具有显著的效果。经过王丹等人的研究,即使在中枢神经系统受到损伤的脑卒中患者中,经过一段时间训练后,受治疗的患者通过加强腰腹部肌肉力量训练也能使偏瘫侧躯干肌力与健侧相当,为患者改善平衡能力奠定了良好基础。

因此经过一段时间的力量训练(不管何种方式,如核心训练、普拉提训练等),人的肌肉力量都会有所改善,进而提高平衡能力。

三、提高肌肉力量却不增肌的训练方法

采用大质量、低次数的练习可以显著提高力量,而肌肉体积不会明显增长。举重运动员和力量举运动员很少采用每组次数高于 3 次的练习;反之,健美运动员为了追求肌肉体积的最大化通常采用中等质量练习。韦德忠告健美运动员每组练习次数绝对不要低于 4 次,从这一点也可以推断出,每组低于 4 次的练习是不利于健美训练和增长肌肉体积的。

在实际练习时,可以先采用轻质量(大概是正式练习质量的一半)做两组,每组10～15 次,作为热身;然后用大质量做 4～6 组(质量以刚好能完成这几组训练为宜),每组 3 次;最后再用轻质量做 1 组或 2 组,作为放松。因为采用的质量较大,组间休息时间可为 2～3 min。当能用这个质量轻松完成这几组训练时,就可以适当增加一些质量(5%左右)。

大质量、低次数。理论中用 RM 表示能连续做的最高重复次数的某个负荷量。比如,练习者对一个质量只能连续举起 5 次,则该质量就是 5 RM。研究表明:1～5 RM 的负荷训练能使肌肉增粗,发展力量和速度;6～10 RM 的负荷训练能使肌肉粗大,力量速度提高,但耐力增长不明显;10～15 RM 的负荷训练肌纤维增粗不明显,但力量、速度、耐力均有长进;30 RM 的负荷训练肌肉内毛细血管增多,耐久力提高,但力量、速度提高不明显。可见,5～10 RM 的负荷质量适用于增大肌肉体积的训练。

第五节　刚度与肌肉肌腱单元

"刚度(stiffness)"一词,起源于物理学,为胡克定律(Hook's law)的一部分,有时又翻译成"劲度"。与刚性(rigidity)一词相比,刚度一词偏向于微观,其含义与"模量"相近,而"模量"是指材料在受力状态下应力与应变之比。弹性模量可视为衡量材料产生弹性变形难易程度的指标,其值越大,使材料发生一定弹性变形的应力也越大,即材料刚度越大,在一定应力作用下发生弹性变形越小。

肢体的刚度会影响运动表现,且刚度是描述质心或关节角度随着力的改变而发生变化的指标,刚度可以简单地描述为物体在受到给定力时抵抗长度变化的能力。肢体刚度主要受到肌腱刚度的影响。

一、肌腱单元刚度与力的发展速率

当考虑肌肉肌腱单元(MTU)刚度时,可以分为被动成分(肌腱、结缔组织等)和主动成分(肌肉)。

在这里,MTU 可以被认为是一个可变刚度系统,因为肌腱的形变与力之间可能存在

线性关系(如果认为它是弹性的),而肌肉可以通过运动单位募集改变其刚度。除此之外,肌腱具有黏弹性,因此拉伸量不仅取决于载荷,还取决于拉长的时间。当被动成分是整体刚度的主要组成部分时,研究中所发现的差异可能有一部分是弹性成分的数量差异及这些结构承受载荷的时间差异。因此,简单地测量力和位移所得到的刚度掩盖了构成 MTU 中的各个组分所发生的情况。

在运动表现方面,可以认为更大的 MTU 刚度将有助于提高力的发展速度。假设肌肉激活程度与系统刚度变化相一致,可以通过参考肌肉收缩力 - 速度曲线来解释。

例如,当肌肉在固定的外部负荷(等长收缩)下从静止状态收缩时,由于肌腱的阻力,肌肉收缩速度会降低,"更硬"的被动串联成分将使肌肉在给定的时间段内产生更大的力。MTU 通过骨骼系统与外部环境相互作用,可以简单地在等长型收缩中或者在动态运动中看到。因此,为了使肌肉产生更大的力量,必须在外部受到一定质量或惯性影响,即为了获得最佳的力量发展速度,需要有足够的外部载荷,以使肌肉和肌腱能够以最佳状态工作。此时,可以简单地理解为外力 = 质量×加速度或转动系统中的转动惯量×角加速度。

最大的力量发展速率可以通过静态收缩来实现,所以看不到外部运动,力量可以在MTU 中相对快速地发展。然而,就动态表现而言,可能需要在"最适"力和速度水平的情况下发展最大功率,这将使肌肉以一定速度缩短,发展出最大的力量。

当肌肉处于激活状态时,会有最佳的缩短速度,此时肌肉的工作效率最高。这些速度在最大缩短速度的 $1/5 \sim 1/3$ 之间。较长的肌纤维与较短的肌纤维相比,能够在不超过最佳肌节缩短速度的情况下产生较高的速度,因为缩短速度是沿着肌节累加的。然而,被激活的肌节越多,能量消耗就越多,因此这是在短纤维和长纤维之间的一种权衡,短纤维具有更低的激活成本,而长纤维能够产生更大的收缩速度。

已证明在快肌纤维中缩短速度约为最大速度的 25% 时产生最大功率,在慢肌纤维中缩短速度约为最大速度的 8%。因此,一系列弹性成分和相关收缩成分之间的相互作用可以影响功率的输出,也可以影响肌肉做功的能力。

二、MTU 刚度与弹性势能

若需要在较高的速度下产生力,一个刚度相对较高的 MTU 可能是适合的。然而,不太清楚的是在需要弹性储存和释放时,一个刚度较高的系统能否像一个刚度较低的系统一样存储弹性能量。当用 MTU 描述刚度时,既包括肌腱的被动成分,也包括肌肉的主动成分。因此,在整体刚度方面,依赖于哪个部分占主导地位将决定系统存储和释放能量的能力。例如,小腿 MTU 可以看到包含相对较大的跟腱弹性成分和小腿三头肌收缩成分。如果肌腱相对较硬,它将需要一个较高刚度的主动成分来利用其弹性存储潜力,在负载时,肌肉可能会缩短,而不是伸长,将势能储存在肌腱内。因此,存储能量的回弹释放对运动表现可能是有益的,但是总刚度各个组分之间的关系是不清楚的。例如,在跳跃或短跑等力量项目中,肌腱可以被视为力量增幅器;而在经济性的项目(如马拉松)中,肌腱弹性能量的储存和释放将有助于减少肌肉工作。有一点很关键,即肌腱的刚度需要与肌肉产生力的能力相匹配,否则很容易产生肌腱结构的损伤。例如,如果肌肉通过等长收缩或离心收缩缓冲高空着地时的惯性力,肌肉通过肌腱传递这些力可能导致肌腱拉伤。

第六节 投掷能力与上肢形态

投掷作为一种狩猎手段对人类的进化有着至关重要的作用,包括黑猩猩在内的灵长类动物具有对某些物体进行投掷的能力,但其精度与速度远远不如人类。旧石器时代,标枪是一种可靠的远程狩猎工具,在古希腊时代,标枪就已成为奥运项目并保留至今。

一、投掷动作

投掷时的上肢动作可分为引臂和加速两个阶段。

投掷的动力是依靠许多肌肉快速、有序地激活:从腿部开始,到臀部、躯干、肩膀、肘部最后传递至手腕。每个关节处产生的力矩都会使相应环节产生快速的转动。研究表明,围绕肩关节内旋对投掷速度的影响最大,这种旋转通常发生在几毫秒内,可以超过 $9\,000°/s$,是人体所能产生的最快的转动。尽管之前对于肩部内旋肌的研究较为充分,但这些肌肉产生的收缩强度并不能解释人类是如何产生这么大的内旋力的。

二、上肢特征

1. 运动角度(ROM)大

人类较为直立且灵活的脊柱使关节运动角度较大,可产生较大的力矩,故肩部弹性元件也储存较高的势能。对肩部所有内旋肌产生最大能量的计算数据表明,这些肌肉最多可以贡献一半的肩部旋转能量。最大的内旋力矩也出现在肩关节开始内旋之前。与黑猩猩相比,人类肩部的一些特殊的进化为弹性势能的储存提供了帮助。

2. 肱骨扭转(HT)强

肱骨头中心轴与肘关节轴的夹角增加,这些肌肉的肌拉力线方向的变化会产生肱骨内旋以外的动作,从而减少能量的输出效率。

当肱骨达到最大外旋状态时,躯干旋转产生的动能储存在肩部被动拉长的软组织中。加速阶段,肘关节逐渐伸展,肩关节处的惯性力矩逐渐减小,肩部被伸长的软组织回弹,弹性能量释放进而帮助肱骨快速内旋。

3. 盂肱关节更靠向外侧

盂肱关节更靠向外侧这一特点使胸大肌屈曲力矩与躯干的旋转力矩在同一个轴上叠加。另外,弯曲肘部,使肩部力矩最大化。相比之下,黑猩猩朝向上方的盂肱关节使躯干旋转产生的力矩有限,这就要求它们通过比人类更多地外展肱骨使胸大肌屈曲力矩与手臂保持一致。然而,这种增加的外展会迫使黑猩猩将肘部摆成一个更伸展的姿势,以最大限度地增加手臂的惯性力矩,从而导致在投掷过程中肘部的伸展减少。

4.低而宽的肩膀、较长的双腿和灵活的手腕有助于投掷

尽管低而宽的肩膀、较长的双腿和灵活的手腕这些特征中有一些可能有利于投掷以外的活动，但它们的组合结构整体是有利于投掷这一动作的，因为它使肩部储存弹性势能，在狩猎时可极大地提高成功率。

在现代竞技运动背景下，人类投掷过程中弹性势能储存这一适应性的进化也与投掷运动员较高的受伤率有关。现代运动员通常在几个小时内高速投掷100多次，而人类肩膀和肘部的韧带和肌腱无法长期承受投掷时高力矩产生的反复拉伸，长期参与高速投掷运动容易造成韧带与跟腱的松弛和撕裂。

第七节　运动中的肌肉代偿

人体的运动并不是单一环节的运动，而是几个相邻环节以关节为枢纽在骨骼肌的驱动作用下相互协调配合完成的，因此，人体环节运动链的概念被提出。人体环节运动链是探索人体运动时骨骼、关节和肌肉的相互作用及功能转化规律的科学模式，两个或两个以上运动关节耦合的串联式称为运动环节链，即人体环节运动链。

由于身体功能的弱化和结构上的异化，人体在各个关节的相互作用下会出现相对薄弱的运动链，称为功能性弱链，其结果是机体功能障碍、运动效率降低、出现运动损伤。

肌肉代偿常常发生于人体维持某一姿势或进行某一动作时，本应发挥作用的肌肉无法正常行使其功能，导致其他肌肉代替它工作，补偿缺失的功能。静态下呈现的姿势在某种意义上可视为一张身体路线图，本该是竖直的身体结构出现了扭曲和旋转，身体便召集其他结构和肌群参与并发挥协同功能。

如：当肩关节活动度不足，但又要举起手时，可能就要通过其他肌群，（如斜方肌）的代偿或过伸（脊柱）动作等方式完成举手的动作。类似这种情况就是代偿现象，虽然代偿也是身体的保护机制，但长时间的代偿会引发其他问题。

人的身体是一个分工非常明确的机器，没有一个肌肉和关节能够完全替代另外一个肌肉和关节的功能。当一个肌肉或关节被迫要做其他肌肉或关节的工作时，其工作量会大大超过原本的负荷，身体的动作和姿势都会产生变化，然后造成压力，产生肌肉紧绷、损伤及疼痛。因此，关节与肌肉便持续互相影响，恶性循环，最后造成受伤。

进行动作时，肌肉不仅要被激活，而且要依照特定的顺序来进行触发，否则虽然完成了动作，但实际却因"代偿机制"所完成的动作导致运动表现下降，甚至受伤。不仅如此，代偿模式还具有相对性，在不同项目的动作中，某些环节的不同动作虽然不同，但也可能表现出同一种代偿模式。

例如：在过顶深蹲动作中，如果练习者踝关节背屈能力不足，下蹲模式就会发生改变，表现为胸椎后凸，肩胛骨与地面夹角减小，髋关节前倾角度增大，胫骨和手臂不能与地面垂直，出现大腿蹲不下、上肢向前倾的姿势；如果勉强完成动作，实现上肢与地面呈90°角，则会使肩带伸展角度进一步加大（不利于肩关节稳定性的维持），胫骨与地面垂直则需要大腿进一步抬高角度(下蹲深度减小,膝关节压力增大)。从上述情况不难看出,由于踝关节背屈受限,在下蹲动作中出现胸椎后凸、肩带过伸及膝关节弯曲不到位等代偿模式。

在瑜伽的下犬式动作中,如果练习者的髋关节活动受限,如屈髋能力不足,练习者就不得不依靠增加踝关节背屈能力同时膝关节弯曲以保证下肢伸直,如果练习者踝关节背屈能力不能继续增加,往往会借助肩带后伸的主动发力将躯干下压以保证躯干和上肢处于一条直线上。这样的代偿模式增加了肩带的负荷,同时腰椎也会随之凸起,从而容易引起肩带肌群、腰椎等部位的慢性疼痛。

由此可见,过顶深蹲与下犬式虽然是两个不同的动作模式,即便各环节与运动链的发力顺序不一致,但是不难发现,上述两个动作产生了相同的代偿模式。所以总体来说,代偿模式可出现在不同运动项目的同一运动链中,但因为人体运动功能链的数量是有限的,所以代偿模式与运动功能链具有同一性与相对性。

在击剑和赛艇运动中,运动员在训练或比赛中经常有一个半蹲的动作,这些项目的运动员膝关节长时间处于一定角度的屈曲位,水平越高的运动员其膝盖下方的胫骨结节越凸起,出现增生抬高的现象,过去一致认为是胫骨结节软骨因外伤牵扯或缺血坏死而发炎导致局部无菌性坏死,进而逐渐出现异位钙化或骨化。但是,现在经过研究与分析发现,胫骨结节的抬高有益于减少膝关节长期位于屈曲状态下的髌韧带的张力,同时也减轻了髌骨对股骨滑车的压力,因此在一定程度上减少了髌韧带牵拉性疾病、髌骨软骨面运动性损伤的发生概率,所以胫骨结节的抬高是机体所需要的一种保护性代偿,而且这种结构性代偿现象在运动员的比赛、训练及康复中广泛存在,在不同的条件下应该辩证地看待。

需要明白的是,代偿与借力完全是两回事,在动作过程中,重点发力的部位在目标肌肉上,而不足的力量用其他部位(比如用腰力或腿力)来补助,这就是借力。虽然同样是目标肌肉以外的部位补助出力,代偿与借力的差别在于借力时目标肌肉能够控制,用借力来补助剩余一点的不足。而代偿时强度或要求超出目标部位能够控制的范围,使受力转移到其他部位上。

简单的判定方法为:若以训练一块目标肌肉为例,好的借力能补助完成动作,让目标肌肉得到更多的刺激,训练效果更好,目标肌肉酸痛;代偿则是欲训练目标肌肉,却代偿到其他处,所以其他部位的肌肉酸痛。

第八节　运动控制神经与反射弧

神经系统在控制和调节人体运动过程中至关重要,保证信号传递的准确、即时、强度适宜(肌力)。

神经反射的结构基础称为反射弧,包括感受器、感觉神经、神经中枢、运动神经和效应器(骨骼肌)等5个组成部分(图1-1)。以听枪起跑为例,其可视为一个典型的反射弧。效应器微观结构上属于肌组织,大体上为运动系统的组成部分;其他4个部分在微观结构上均属于神经组织,大体上为神经系统的组成部分。

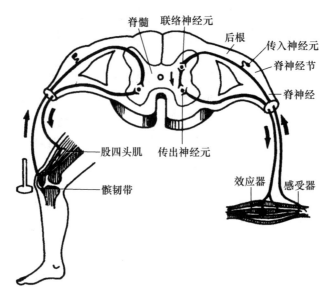

图1-1 反射弧示意图

一、神经驱动

从运动训练的视角看,运动神经传出信号的大小或强度(神经"驱动")是决定骨骼肌最后输出的肌力和功率大小的关键因素之一。一个比较有代表性的例子是举重运动员的肌肉块头并不大于健美运动员,但其肌力却明显更大。

神经驱动的增强在很大程度上决定了个体最大肌力的实现程度。一般可通过增强原动肌募集、放电频率和时程(模式)等实现增强驱动的效果,其机制复杂且尚待探究。

二、神经细胞

从组织学微观视角看,反射弧中的感受器实际上是神经细胞突起(轴突)的末梢;感觉神经和运动神经是神经纤维,即神经细胞长突起(轴突或长树突)的集合体;神经中枢实际上是神经细胞的胞体所在。

神经细胞又称神经元(图1-2),形态上胞体内有细胞核,为细胞的核心,一般集中存在于人体的中枢神经系统(包括脑和脊髓),负责整合来自其他神经元的刺激,并决定输出,即是否向外传递信号及传递多少刺激给其所支配的骨骼肌纤维。

神经细胞上长有很多的突起,一般为一个较长的轴突(末端一般分支形成突触前成分)和若干个较短的树突,人体周围神经主要由这些长的突起形成的神经纤维,进而通过结缔组织包绕后形成的神经(包括脑神经和脊神经)组成,在进行远距离传递时(即长轴突或树突),神经纤维一般通过形成髓鞘提高传递速度。

三、感觉神经和运动神经

感觉神经感受不同的刺激并将信号传递至中枢神经(图1-3)。

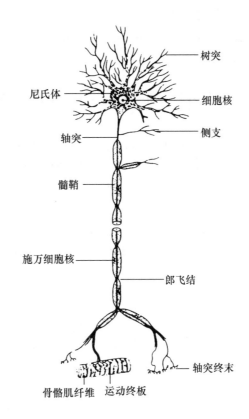

图 1-2 神经元模式图

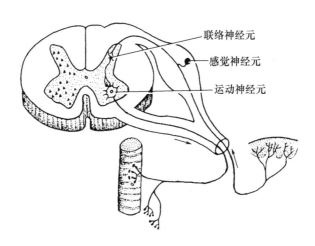

图 1-3 各种功能的神经元

运动神经包括躯体运动神经(受意识控制,向外周传递至骨骼肌,引起收缩)和自主运动神经(不受意识控制,包括交感神经和副交感神经,向外周传递至平滑肌、心肌、腺体等,引起效应)。

交感神经和副交感神经是机体准备、运动应激和恢复到安静状态的结构基础。

运动训练可引起整个神经反射弧结构的适应,从最高端的脑到单一的骨骼肌纤维(骨骼肌细胞)均会引发训练性适应。

第九节 躯体运动中枢定位

早在 1870 年,通过电刺激动物(犬)大脑皮层诱导产生运动的方式,首次揭示了动物的运动皮层定位图,展示躯体运动中枢。1928 年,Penfield 教授利用脑电图技术发现了可以反映人类大脑运动功能分布的"侏儒图",直到今日,该运动功能定位分布图依然实用。

也就是说,运动初看起来似乎是由大脑皮层内一个有序而又扭曲的"侏儒"控制的。腿和脚在大脑半球的内侧面,头部在最外侧,整体上下颠倒,但头部器官位置是正的(图1-4)。代表人体各部的区域大小反映参与控制其运动的大脑片区面积及神经元数目。

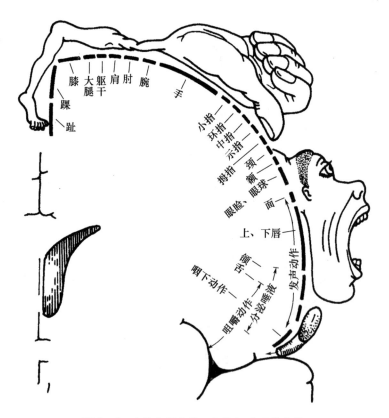

图 1-4 人体各部在第 I 躯体运动区的定位

一、随意运动的执行

传统观念认为,随意运动靠畸变的侏儒-运动皮层通过两级或者多级神经元所构成的运动传导通路形成特定的模式,控制人体各处的骨骼肌并影响其收缩功能的实现和功率的输出。

（1）初级运动皮层。

初级运动皮层位于中央前回和中央旁小叶前部（4 区和 M1）。位于中央后回的躯体感觉皮层（SI），也间接参与了运动控制。

（2）联合（次级）运动皮层。

联合（次级）运动皮层位于前运动皮层和辅助运动区（6 区和 SMA）。额叶眼区（8 区）、躯体感觉皮层（SI）、联合躯体感觉皮层（5、7 区）可以产生特定指令用于运动的计划。

6 区和 SMA 接受来自联合感觉皮层的信号输入，前者受到小脑的显著影响，而后者则与基地神经节产生更多的联系。电刺激 6 区和 SMA 后诱导产生的运动形式复杂，如抓握，且多呈双侧运动。

二、运动皮质定位图

运动皮质定位图广泛见于多版的医学和体育学类专业教材，但现在看来，"侏儒" - 通路 - 肌肉通路的想法过于简单，比如，其很难解析大脑皮层柱状结构的三维影响，即运动和朝向优势的重要性。

此外，现代脑科技与外科实践均证实，运动皮质定位图是可塑的，如外周损伤后，随着后期康复习得新的运动技巧，并加强训练，神经中枢运动代表区会随之调整。也就是说，初级和联合运动区定位图不是一成不变的，即由运动中枢的一个微小区域控制一群特定的肌纤维群。

目前的脑研究中，已确信：

（1）初级运动区中相同特性的神经元在皮层内聚集呈柱状。

（2）与运动计划决策相关，具有复杂功能特性的神经元多见于前运动皮层（6 区）。

（3）参与运动计划的神经元群、做出决策的神经元群、激活合适肌群的神经元群，三者之间似乎并没有清晰的边界。

三、神经元活动与运动实现

运动皮层的神经元与运动启动和执行过程联系紧密，比如生活中常见的动作，伸手去抓一个想要的东西，也是需要经过中枢神经系统周密计算的。

（1）被抓物体和其空间位置需要视觉辨认。

（2）目标位置与手的位置完成比较，并预估物体质量。

（3）计划一个轨迹将物体与手联系在一起，往往有很多轨迹可以完成这一点（肩、肘、腕各关节多种运动方式的组合），但需要选出最舒适或最快速的方式完成计划（如体育中运动技能的习得）。

（4）空间轨迹转换为肌肉的协调收缩，使手移动到特定位置。

四、运动的高级控制

反馈 - 动眼 - 预期 - 镜像神经元简要反映了皮质运动区高级控制机制的演进及其

与感觉系统的相互作用。

（1）外周反馈机制在随意运动执行过程中具有重要作用，但非必需。

利用猴子进行试验发现，切断脊神经后根，猴子仍可以移动手臂（这说明感觉反馈非必需），但长期以后，肢体也会倾向于废用（感觉反馈很重要）。

针对一名周围神经疾病患者（传入神经阻滞）的研究发现，其手部力量几乎不受影响，且手部和前臂各关节仍可以完成精确的随意运动，但其无法判断物体的质量，当然也就无法完成端茶杯、写字、系扣子等运动。如果没有视觉反馈协助，无法维持肌肉持续收缩（>1 s）。

（2）注视和追踪物体时的动眼活动，代表了一个与感知相关的运动控制行为系统。

这里指的感觉信息来自于前庭器官和眼本身，即头部转动或追踪移动物体（如各种球类）时，眼睛通过协调的方式运动以保持物象，以传入一个可控的输入，为运动的精确测量和输出做准备。

（3）预期信息在控制身体运动中也具有重要作用。

如果抬起一条腿，那么重心就会偏移，如果没有校正，身体将会失衡甚至跌倒；而很显然，这种校正必须是提前进行的，如果是运动产生后再校正，那么其很可能是无效或者无用的。

同样，手臂根据自身意愿抬起之前，身体对侧的肌肉也会适当收缩以维持平衡，这种肌肉"提前的""适当的"收缩可以理解为一种预期补偿。

（4）镜像神经元的作用。

考虑更高级的运动控制时，感觉和运动系统的界限就模糊了。比如，对一个特定的振动频率做出反应，并执行随后的、正确的运动，前运动皮质的神经元即会编码振动本身，并会计划将要出现的运动反应。

在前额叶皮层中，存在一类镜像神经元，这些细胞的活动与运动的观察和设计功能实现有关。如 Rizzolati 等的试验发现，当一只猴子抓一根棍子时，另一只猴子脑内相同的神经元也产生了发放反应。这表明，脑内的镜像神经元似乎在通过复制别人的动作来学习如何在运动时发挥作用。

第十节　脑与皮质脊髓束

脑内灰质含数十亿个神经元，每个神经元可与近万个神经元建立通信联系，在中枢神经内形成了复杂的网络联系。

从结构上看，脑主要由延髓、脑桥、中脑、间脑（含下丘脑、丘脑、垂体等）、小脑和大脑6个部分组成，其中前3个部分又合称为脑干，脑的正中矢状面如图1-5所示。

（1）脑干。

脑干控制呼吸、心率、血压、血管直径等。

（2）间脑。

下丘脑联系中枢神经和内分泌系统；垂体释放激素控制稳态、自律、体温、情绪等。

（3）小脑。

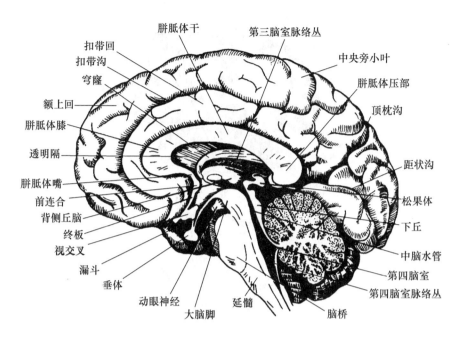

图 1-5　脑的正中矢状面

整合感觉信息并协调骨骼肌活动。

（4）大脑。

中央前回和中央旁小叶前部为运动中枢（随意肌收缩发起，记忆熟练运动活动）；中央后回和中央旁小叶后部为感觉中枢。

运动的学习可引起大脑运动中枢皮质进行功能重建，大脑运动中枢增强神经输出可产生更高水平的肌肉力量和功率。有研究证实，视觉训练也能增强未实训个体的相关肌肉力量和改善运动完成情况，大脑适应对协调、运动学习、技能完成、力量、功率、速度等均有显著促进作用。

下行控制系统中，锥体系的皮质脊髓束主要由 2 级神经元（分别位于大脑皮质运动中枢和脊髓前角运动神经元）组成，主要控制和调节躯干及四肢的骨骼肌（图 1-6）。

运动神经信号沿着皮质脊髓束下行传导至脊髓，募集控制相应骨骼肌纤维的脊髓前角运动神经元及其组成的运动单位。研究证实，未经训练的个体在其最大用力时只有 71% 的肌纤维可被激活。

中枢驱动受限可降低效应肌肉的力量和功率，主流观点认为，下行皮质脊髓束的限制作用（即脊髓前角运动神经元的募集受限）更显著，而后者在很大程度上可通过训练手段得到弥补（即通过训练能够募集更多的脊髓前角运动神经元，进而激活更多的运动单位和肌纤维）。

从结构上看，皮质脊髓束分为皮质脊髓侧束和前束两部分，功能上分别支配四肢肌和躯干肌。

大脑对躯体运动的控制和调节是通过锥体系和锥体外系共同实现的。在具体运动动作，尤其是精细动作的完成上，尚需要锥体外系进行肌张力的调节、肌肉活动的协调，

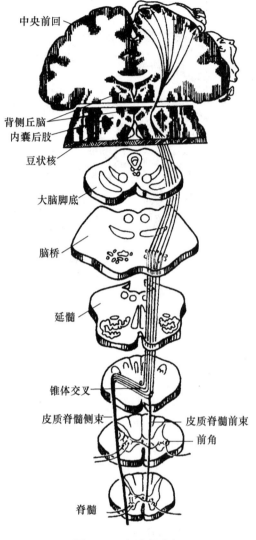

中央前回

背侧丘脑

内囊后肢

豆状核

大脑脚底

脑桥

延髓

锥体交叉

皮质脊髓侧束

皮质脊髓前束

前角

脊髓

图1-6 皮质脊髓束

并维持和调节体态姿势及习惯性动作等。只有在锥体外系保持肌张力稳定协调的前提下,锥体系才能完成精细、复杂的随意运动(体育、杂技、绘画等)。

第十一节 神经传导与运动单位

神经元通过动作电位实现传导功能,一个神经元和其支配的肌纤维的总和称为运动单位。

一、神经传导过程

神经元具有可兴奋性,通过动作电位(细胞膜内外生物电位变化,Na^+/K^+流)实现信号传导功能,该功能可具体细化为接收信息并整合、传导、神经递质释放等 3 个过程,整个过程速度极快,1 s 内即可传递多个动作电位。

1. 接收信息并整合

一般由树突和胞体接收信息(来自其他兴奋或抑制神经元传递而获得的电信号,称微终板电位),并由胞体整合信息(是否达到临界电压),决定动作电位以全或无的方式进行传导。

2. 传导

细胞膜内外钠离子和钾离子沿着轴突向远端传递的过程,一般由轴丘发动。远距离传导时,轴突外由施万细胞包绕形成髓鞘,有助于离子活动沿着裸露的郎飞结处轴突实现跳跃式传导,大大加快传导速度。

3. 神经递质释放

实现与靶组织(下一级神经元或骨骼肌纤维等)的交流。

二、运动单位

一个运动神经元(α 神经元)及其所支配的所有肌纤维的总和称为运动单位,是神经系统支配肢体运动的功能单位。

一般在小肌肉(如动眼肌),一个运动神经元只支配几条肌纤维,以实现更好的控制和调节功能;而在大肌肉(如股四头肌),一个运动神经元则可支配多达上千条的肌纤维,以获得更大的力量和功率。

运动神经元对其支配的肌纤维表现为命令其收缩或舒张,神经元胞体通过轴突运输向远端输送细胞因子等物质,对骨骼肌功能的维持有着必不可少的作用。一旦神经元发生损伤,其所支配的骨骼肌则不可避免地发生萎缩。

一个明显的现象是,同样的屈肘动作,拿起一个负重哑铃和一块普通橡皮,原动肌肱二头肌动员或兴奋起来的动作单位数目显然是不同的。即便是用全力做屈肘动作,肱二头肌的运动单位也不会被完全动员,有研究证实,一个未经训练的个体其动员能力仅有 71%。

也就是说,对于运动神经元来说,其兴奋增强或抑制减弱时可产生更大的肌力。运动训练尤其是力量训练,需要专注于动员或激活所有可用的运动单位,以实现肌肉的最大力量和功率,这主要可通过增强募集、放电频率、同步放电等方法来实现。

第十二节　神经驱动

骨骼肌要想产生更大的力量和功率,需要诸多相关运动神经元兴奋信号增强或抑制信号减弱,或兼而有之。

一、运动单位的募集

肌肉收缩时自主激活运动单位的现象称为募集,正常情况下,机体会自主募集到足够的运动单位,以完成相关的运动。但也有例外,例如要拿起一个看起来并不重的重物,就可能会出现因为"轻视"而拿不起来,而"重视"该重物后,再次募集则能够拿起来的现象。

首先,在募集次序上,一般认为运动单位募集会按照"大小原则"进行,即小运动单位先被募集以完成更复杂的控制,大运动单位后被募集以提供更大的力量完成高强度运动。也就是说,在有大的力量、爆发力或速度时,大运动单位才会被募集,呈现明显的强度依赖性,训练时需要大的高强度抗阻训练才可以最大限度地募集大运动单位。

其次,大运动单位的募集能力还与其自身先前的激活情况有密切关系,即一旦运动单位被募集,再次募集时其所需要的激活水平会明显地降低,这也体现出热身及高强度运动赛前进行适度较低强度训练的必需性,对力量和爆发力的表现具有重要意义。

再次,运动单位解除募集或失活也是以大运动单位先放松、小运动单位后放松的顺序进行的。

最后,虽然多数运动单位的募集按"大小原则"进行,但也存在选择性募集,即优先募集大运动单位的现象,在用力方向改变或爆发式肌肉训练时才发生。而这有利于高速爆发力训练,激活大运动单位可提供所需要的爆发力,同时后激活(抑制)小运动单位也有利于爆发式训练时大运动单位的募集。

二、运动单位放电频率

肌肉力量大小与放电频率(次/s)存在正相关关系,安静时放电频率低,运动(发力)时放电频率高。运动单位放电频率受神经传导速度影响,大运动单位神经传导速度快而放电频率更高,如爆发力型运动员(可能与体内大运动单位更多有关)神经传导速度快于耐力型运动员。

一般认为,小肌肉更多地依赖增强频率以提高力量和功率,而大肌肉更多地依赖于募集,且后者取决于肌肉动作,如等长运动。

无氧训练会增强被募集运动单位的放电频率,如小肌肉的无氧训练可更有效提升其力量和功率。爆发型肌肉收缩前,高的放电频率(如高频率原地跑)对增强肌肉的生成速率非常重要。

三、运动单位同步

运动单位呈脉冲式放电,且通常是不同步的,但当2个或更多运动单位以固定的时间间隔放电时,就会发生运动单位同步,这有利于短时间内产生更大的力量或爆发力,也体现出健身训练时,抗阻训练设置"组数""次数"并规律进行的必要性,同时也有学者认为抗阻训练后运动单位的同步现象会更强。

第十三节 运动终板

神经元和神经元之间,神经元和效应细胞之间传递信息的结构复合体称为突触。最常见一个神经元的轴突终末与另一个神经元的树突、树突棘或胞体连接,分别形成

轴 – 树突触、轴 – 棘突触或轴 – 体突触。

　　经典的化学性突触(也最常见)其主要构成包括突触前成分、突触间隙、突触后成分；突触前成分内含突触小泡(有神经递质)，有神经兴奋传导至此，可释放至突触间隙，进而与突触后成分(下级神经元或效应细胞对应的细胞膜)上的受体相结合，引发受体所在细胞的后续反应(图 1 – 7)。

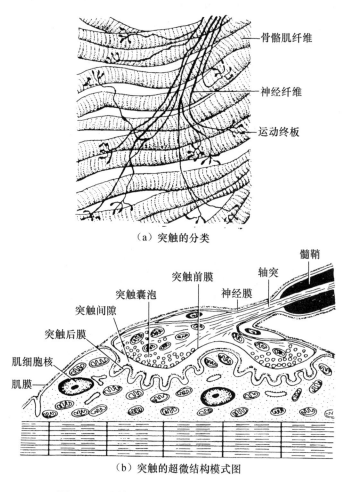

（a）突触的分类

（b）突触的超微结构模式图

图 1 – 7　突触的分类及突触的超微结构模式图

　　神经递质有多种，大体分兴奋性和抑制性两类。一般认为，一个神经元只能释放一种神经递质；而一个神经元接受的突触数目则非常庞大(其中有抑制性突触、兴奋性突触)，因此，运动神经元是否出现兴奋(与"有"或"无"的动作电位激发有关)，以及出现多大程度上的兴奋(与运动神经元的激活数目有关)，与其上游诸多神经元传递而至的突触的兴奋性和抑制性有密切关系。

　　运动神经元接受的突触有的直接或间接来源于感觉神经元(感受器)，也有的直接来源于思维中枢(大脑皮层)。此时其接收的诸多突触来源的信息，兴奋、抑制或无信号，很大程度上受感受器接收信号的刺激强度而定。如一个伏案睡觉的人，用不同尖锐程度的物体碰触其手部,其反应可能是无反应、语言制止、伸指、伸肘、抬头、跳起等。

感受器感受到外源信息强度的不同,后续通过突触激发的神经元(即运动单位)也不同(引起了人体不同的肌肉收缩,即便是相同的肌肉,引起收缩的运动单位数目也不同),这很可能是由感觉神经元直接引起的,也可能是由中间神经元处理(经过思维中枢反馈)后引发的。刺激越强烈,直接触发运动神经元产生反应的可能性越大(足够大可引起防御反射);刺激越弱,经过思考再产生反应的可能性就越大。运动训练中,动作学习阶段适合弱刺激,便于掌握并思考最佳完成方式,其后则需要强刺激,以建立感觉神经元–运动神经元直接联系,形成"肌肉记忆"。

神经元轴突末端和效应细胞–骨骼肌纤维之间也要建立连接结构,控制和调节骨骼肌细胞的收缩,称为神经肌肉接头或运动终板(图1–8)。其本质是一种特殊的突触,其间释放的关节神经递质是乙酰胆碱。

躯体运动神经末梢也是训练适应的关键所在。小运动单位的运动终板较大运动单位的运动终板简单,这主要与后者优先产生力量和爆发力有关。

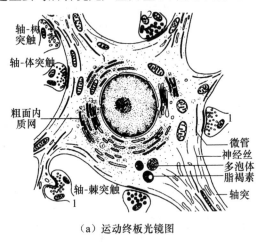

（a）运动终板光镜图

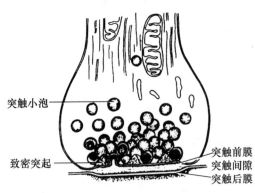

（b）运动终板超微结构模式图

图1–8　运动终板模式图

有研究证实,有氧训练可引起突触前膜面积增大,神经轴突末梢的分支增多,神经轴突末梢周长增大,这有利于骨骼肌的神经传递,便于诱发突触后膜所在的骨骼肌纤维收缩,从而达到快速、高效触发更多肌纤维收缩的效果,表现出力量增强和力输出加大。在高强度训练时,神经肌肉接头的变化更加明显。

抗阻训练也可引起神经末梢突触前膜面积的增大和突触后膜乙酰胆碱受体的分散。

第十四节 本体感受器

本体感受器分布于肌腹、肌腱、关节和内耳的位觉器等处,接受机体运动和平衡变化时产生的刺激,对于人体的平衡及运动的调节具有重要作用。

感受器由感觉神经元的神经末梢,即其长突起形成的周围神经纤维的终末,终止于组织器官内而形成,它是反射弧的起点,具有接受机体内、外环境中各种刺激并将这些刺激转化为神经冲动的作用。

感受器种类繁多,能够收集与肌肉长度、关节位置、运动和肌张力有关信息的感受器称为本体感受器,通常讨论较多的是腱梭(高尔基腱器)和肌梭。腱梭一般位于肌腹-肌腱接头处,覆结缔组织外膜。肌梭一般指位于肌纤维内的梭形结构,外有被囊,内含梭内肌纤维(图1-9)。

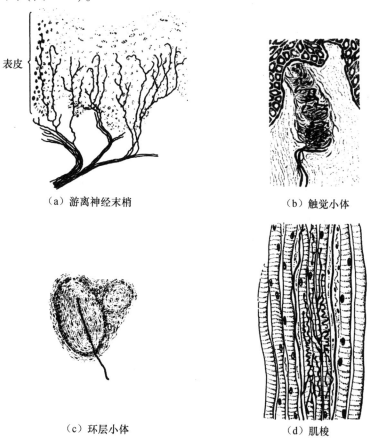

（a）游离神经末梢

（b）触觉小体

（c）环层小体

（d）肌梭

图1-9 感觉神经末梢示意图

一、腱梭

腱梭可将与肌张力有关的信息传递给中枢神经系统,即肌肉的肌张力增大,对腱梭的牵拉增强,一旦达到张力阈值,腱梭活性增强,引起原动肌放松而对抗肌兴奋。该反应在一定程度上会抑制运动能力,但其可保护肌肉,避免过度疲劳,也属于一种防御机制。

因为腱梭在牵拉增强后会引起反射性的原动肌放松,因而未经训练的个体,其只能募集大肌群中的少量肌纤维收缩。而通过逐步训练,则可降低腱梭的敏感程度,从而使募集、放电频率、同步和较低的拮抗肌活化发生。

二、肌梭

肌梭可以感受肌肉长度和收缩频率的变化,并将肌肉长度和关节角度的变化信息传递给中枢神经系统。其可通过启动牵张反射(感觉神经直接与脊髓内的运动神经元建立突触联系,在肌肉被预先牵拉时肌肉力量会增加),进而增强运动能力(反射增强作用)。该现象本身是非随意的,但通过训练可以被用来增强肌肉的能力和效率,用以短时间内产生更大的力量。例如听课、读书时困倦,低头(屈颈椎)越来越明显,即斜方肌上束越拉越长,达到一定程度时,斜方肌上束启动反射性肌肉收缩,突然牵拉头部上抬(伸颈椎)而警醒。

通过抗阻训练可使肌梭的反射增强作用增强 15% ~ 55% ,后者与力量增长比率和爆发力具有显著的相关性。有研究证实,举重运动员和健美运动员与未训练者相比,具有更强的比目鱼肌反射增强作用。

第十五节 神经机能与突触

人体神经系统主要由两类细胞组成:神经元和神经胶质细胞,其中神经元具有接收和传递信息的功能,是可兴奋细胞。每个人的脑量(神经元数量)主要依赖于遗传;而与此同时,人体神经元被认为是永久性细胞,正常生理条件下极难再生。因此,一个人的神经机能难以改变,但从现实经验来看,神经机能是各系统机能中受环境影响极大和成长过程中可塑性最强的。体育中各种技能的学习,如游泳中各种泳姿的学习,生活中学生在学校读书、上培训班、学习骑自行车等,一个孩子是否学习,技能掌握与否,不在于神经元的形态,而在于神经元与神经元的联络。

神经机能的实现,除了与神经元自身功能(接受和传递信息 - 生物电信号)有关外,还与神经元细胞间通路化、网络化有关。而要实现这一点,兼具稳定和多变特性,且机能丰富的突触是关键。与固定印象中突触前膜、突触间隙、突触后膜组成的稳定的突触结构不同,实际神经系统中的突触是动态存在的,其可以随时形成,并随着自身功能的重复实现得以维持与加强,同时部分突触又可以按照一定规则被清除。

需要说明的是,随着人的成长与时间的推移,突触的形成与清除并非简单地维持一种动态平衡;而是具有形成保留大于清除(学会骑自行车等运动后技能长期保留)、保留不等于实现(有心无力,如空翻、骑自行车等)、留痕(大学毕业后再看中学数理化)等特点。

一、突触的形成、分化和清除

1. 突触的形成

以神经－肌肉接头为例,神经元轴突的生长锥逐渐靠近肌管,释放乙酰胆碱进行互动,数分钟内便可以建立起初步、临时的"功能性突触"。

幼儿期神经发育很快,神经元数目迅速增加,6岁时可达成人脑量的90%(1 200 g),随着神经元数目的增长,神经元－神经元、神经元－肌纤维间临时、功能性突触结构也呈几何级数增加,表现为该年龄段的孩子神经兴奋性逐渐处于优势地位,表现为注意力难以长时间集中,想法多,思维发散,甚至"脑洞"大开,好动、多动。

2. 突触的分化

以神经－肌肉接头为例,运动神经末梢的分化是由肌纤维诱导并组织实现的;突触后膜(特化肌膜)的分化则是由运动神经组织的;神经进一步调节肌膜上乙酰胆碱受体基因的转录等一系列步骤,促进神经－肌肉接头的成熟。

通过形成和分化"新"的突触,后续会通过神经活动得到加强并稳定下来,同时神经活动也会锐化突触的特异性。

3. 突触的清除

有些突触生成后会被清除,如走在大街上看到的各种招牌名称,刷手机看到的部分短视频,看的时候有印象,过段时间再看,完全没有印象,这可能与临时性突触生成后清除有关。

二、突触传递效能

突触传递效能会随着突触活动模式的改变而发生变化。

1. 突触效能的短暂改变

如短串的突触前动作电位,可引发数百毫秒至数秒的突触神经递质释放的易化或压抑,其机制可能与突触前膜钙离子的聚集或释放有关。如完成一种较高难度运动技能或学习、掌握有难度的知识,之前需要进入状态,反复提醒自己"能行",且能很好完成,促进易化现象产生。

2. 突触效能的长时改变

如长串的突触前动作电位(尤其是重复活动),产生长时程(数小时或数天)增强或长时程压抑(相反),其机制可能与突触后神经元钙离子升高,募集更多受体进入突触后膜,从而增加敏感性有关,而这可以帮助理解赛前适应性训练对比赛的帮助作用。

以上可能是各种形式(含运动技能)学习和记忆形成的物质基础。

三、突触连接的精细化

神经活动依赖性的连接精细化是神经系统环路(含中枢神经系统和周围神经系统)

的普遍特性,其实现方式主要依靠突触修剪和剔除。

1. 突触的修剪

诸多神经元轴突末梢积极形成突触(可能会诱导过多的突触形成),并互相竞争突触领地(神经元或效应器细胞),导致最初形成的部分轴突终末分支和附属突触的丢失。这对实现神经通路的精准信息传递具有重要意义:确保恰当、完全地支配靶标或改正错误;每个运动神经元支配肌纤维数量减少;在优先保障支配的前提下进行修剪。

2. 突触的剔除

以神经–肌肉接头为例,在突触的集中形成期,每个运动神经元都会积极地寻求支配更多的肌纤维,而这易引发冗余动作或动作的"分寸感"较差(动员过多或过少的运动单位)。为实现更好的精细化运动控制,除了需要对突触终末分支进行修剪外,还需要有针对性地剔除特定、多余的突触。

研究发现,神经元活动和突触剔除呈正相关(用进废退),如利用电极刺激运动神经,可观察到剔除速率增大;也就是说,发育期数条轴突会聚向同一肌管并同时形成多个突触,随着发育的成熟,只会保留一个突触,实现一条肌纤维只承载一个突触。

至10~13岁,随着突触连接的精细化慢慢加强,过多的突触被修剪和剔除,神经的兴奋和抑制作用逐步达到平衡,分析和综合判断能力明显改善,能较快地建立各种条件反射;与此同时,动作的协调性也随之显著提高。

四、突触可塑性的宏观表现

环境对人类行为特点的塑造一般可通过突触的形成–剔除–再形成–再剔除得以实现。

1. 习惯化

习惯化是指机体对非伤害刺激重复作用的反射性行为,如"江山易改,本性难移"。

2. 敏感化

敏感化是指机体对强烈刺激的易化体验,如"一朝被蛇咬,十年怕井绳"。

3. 条件反射

条件反射是指引发更多神经元的参与,形成大量突触并稳定下来,便于环路的实现,如体育中很多技术动作的单一、枯燥、反复训练,形成"肌肉记忆",从而在后续训练或比赛中更快速地反应,毕竟赛场上很多时候是没有时间思考的。

4. 代偿

生活或训练过程中,运动传导通路"力不从心"(或神经系统损伤)后发生代偿或重塑。从科学训练的视角看,力不从心如哑铃弯举拉不起来,应该针对屈肘肌肉加强锻炼原动肌,而不应通过代偿(如摆动身体)实现"拉起"的结果。这样不仅无法实现锻炼屈肘肌肉的目的,反而引起代偿肌肉神经环路(含突触)的加强,得不偿失。

第十六节　神经肌肉激活

运动训练会引起高级中枢神经(大脑)对神经传导通路乃至单一骨骼肌纤维水平控制和调节的加强与合理化,神经元及骨骼肌纤维本身也会对该训练过程产生适应和重塑。

一般来说,神经激活水平在高强度(与力有关,>80% 1 RM)和爆发式(与速度有关,<1 s向心或离心运动)肌肉用力时最高,过度训练或停止训练时最低。研究证实,与标准大质量训练相比,有意识的慢速(3~5 s向心或离心)中负荷(55% 1 RM)重复训练显示出较小的肌肉力量和输出功率,爆发式轻负荷(30% 1 RM)训练对神经的激活作用介于其间。这一现象的产生应该与有意识的慢速运动限制了运动神经元的募集有关。

一、单侧训练交叉迁移现象和双侧训练逆差现象

进行只针对一侧的肌力训练时,其对整个神经系统均会产生新的刺激效应,训练后肢体的训练效果可发生交叉迁移现象,即在只针对单侧肢体进行训练时,对侧未训练肢体也可产生影响神经的训练适应,从而获得力量和耐力。有研究证实,单侧训练后,力量增长35%,对侧未训练肢体力量与训练前相比也增长了8%,同时耐力也有所增长。该现象可用于单侧肢体受伤的运动员,在其患侧肢体无法正常训练的情况下,通过对侧肢体的训练部分地获得训练效果。

双侧肢体收缩产生的力量小于单侧肢体收缩产生的力量和,该现象越少训练的个体越明显,并随着双侧训练而下降。实际训练过程中,单或双侧训练安排在同一个训练计划中很有必要。从训练效果看,单侧训练在更大限度上增大了单侧力量,双侧训练则在更大限度上增大了双侧力量。

二、肌肉激活与拮抗效应

完成肌肉做功的肌纤维数量和肌肉的肥大程度有关,肌肉肥大、肌纤维直径变粗,完成同样做功需要的肌纤维数量越少。训练适应后,在肌肉大小增加的同时,肌肉的激活水平会下降,增大后的肌肉不需要像增大前那样高的神经激活水平即可举起同等质量。这表明,为了能连续刺激达到最佳的肌肉量增长,渐进性超负荷训练是必需的。

另外,完成动作过程中,拮抗肌进行协同收缩可以稳固关节,降低运动风险,协调动作做到精确制动,其协调收缩强度受肌群、速度、肌肉活动类型、强度、关节位置等诸多因素影响。但是,在收缩时也会因为产生反作用力而抵消原动肌的作用,随着训练的增加,拮抗肌也可产生神经适应而改善这一现象,从而增强运动能力,称为拮抗肌活化。在运动不熟练时,拮抗肌协调收缩的降低程度较小,甚至不足以弥补其力量的提高。在快速伸缩复合训练中,预接触阶段拮抗肌活化需要的时间较长,而推进阶段需要的时间较短。

三、神经的微观形态适应

科学的健身训练可通过改善神经的微循环血液供应促进组织代谢，提高中枢神经对人体参与复杂运动的判断力，以及后续及时做出协调、准确和快速反应的能力。研究证实，耐力训练和技巧性运动能够分别引起脊髓前角运动神经元和小脑浦肯野细胞内线粒体数量的增多及功能的增强，而后者有助于神经细胞维持较高的活跃度。丰富而多样的运动形式有助于增加输入中枢神经的信息量，诱导并促进新的突触形成，加快信息传递和整合的速率。

周围神经损伤的本质是神经元的长突起－神经纤维出现的损伤，神经元本体可以通过轴突运输转运相关物质并促进损伤的修复，而局部适宜的主动或被动运动康复有助于促进这一效应（如断肢（指）再植术后康复）。缺血性脑卒中急性期后易引发单侧肢体运动和感觉障碍——偏瘫，主要是因为脑血栓造成大脑运动中枢（中央前回和中央旁小叶前部）和感觉中枢（中央后回和中央旁小叶后部）局部缺血，相关脑区神经元损伤，急性期后康复阶段，渐进性的康复训练也有助于那些受损（非死亡）的神经元逐步恢复功能，从而有助于改善患者出院后的生活质量。

第十七节　激活后增强效应

1998 年，Brown 等正式提出了"激活后增强效应"（post－activation potentiation，PAP）的概念，并将其定义为"一种由预先短时间次最大强度抗阻练习引起的肌肉发力速度或爆发力急性增加的生理现象"。

一、PAP 的作用

PAP 可以快速提高纵跳高度、加速水平、峰值力矩、发力速度、快速反应力量和冲刺速度等运动表现。

二、PAP 的生理机制

1. 钙离子敏感性的提高

强烈的肌肉收缩可以增加肌动蛋白和肌球蛋白结合位点对钙离子的敏感性，增加流向肌质网的钙离子量，随着钙离子量在细胞膜上的增加，被激活的 ATP 酶总量也随之增加，ATP 释放能量的速度加快，最终引起肌肉的收缩速度增大。

2. 高阶运动单位募集能力的提高

通过预先的肌肉收缩不仅可以增加释放的神经递质数量，增大神经递质的传输效率或减少兴奋电位在轴突分支处传输失败的可能性，还可以增加突触后电位的兴奋性，兴奋的突触后电位增幅越大，意味 α 运动神经元膜去极化越大，这将使 α 运动神经元更容易达到起始动作电位要求的阈值，进而增加募集到高阶运动单位的可能性，而且这一兴奋的适应性状态能够持续几分钟。

3. 肌肉收缩时羽状角的改变

人体骨骼肌可划分为若干个解剖单位,在每个解剖单位上,如果沿着肌腱轴画出一根直线,然后再沿着单个肌纤维画出一根直线,两根直线之间就会形成一个夹角,在解剖学中,习惯把"肌腱线"与"肌纤维线"之间的夹角称为"羽状角"。在肌肉收缩过程中,传输到相关肌腱上的所有单个肌纤维力量总和会随着羽状角的缩小而增加。因此,在力量向肌腱传输的过程中,相对较小的羽状角更具机械效率。Mahlfeld 等通过超声波检测了股外侧肌静息时羽状角的变化与力量表现的关系:在最大自主等长收缩力(MVC)刺激后 3~6 min,羽状角由 16.2° 缩小到 14.4°($P < 0.05$),羽状角的这一改变相当于向肌腱传输的力量增加了 0.9%。

三、PAP 的影响因素

(一)个体因素

1. 肌纤维类型和比例

Ⅱ 型肌纤维的数量和比例与肌肉激活后的增强幅度呈正相关性。

2. 训练经历

肌肉激活后的增强幅度在一定程度上与受试者的训练水平或训练经历呈正相关性。

3. 年龄和性别

相对于女性,男性具有更大的 Ⅱ 型肌纤维横断面积和更短的收缩时间,而女性因为单收缩 - 强直比更低,肌肉的抗疲劳能力更差,因此,女性肌肉激活后的增强增幅也会小于男性。

(二)训练因素

1. 激活方式

激活方式分为等长收缩和等张收缩,更倾向于选择等张收缩刺激作为 PAP 的诱导方式,一方面,等张收缩练习的操作程序简单,刺激负荷相对容易控制;另一方面,杠铃卧推、杠铃下蹲和复合式训练是训练实践中惯用的力量练习手段。

2. 激活强度

在进行中高强度抗阻练习时快肌纤维才能被激活,且练习强度越高,募集的快肌纤维数量越多,肌肉也越容易疲劳。因此,激活强度也是影响 PAP 的重要因素。25%~99% 强度的等长收缩刺激都能成功地诱导肌肉的增强作用,随着刺激强度的逐渐递增,增强作用也逐渐明显。

3. 激活量

在抗阻负荷的刺激下,肌肉的收缩活动会同时产生疲劳和增强两种效应。当增强作用占主导地位时,肌肉的收缩会提高随后的爆发力表现;而当疲劳效应占主导地位时,肌肉的收缩就会损害随后的爆发力表现。因此,抗阻练习的重复次数或持续时间是影响肌肉疲劳,进而影响 PAP 的重要因素。单组等长刺激的持续时间以 5~7 s 为宜,多组等长刺激的持续时间为 9 s 左右为宜。在等张收缩中,多次重复刺激下的激活后增强作用要优于单次刺激,一般建议 3~5 次即可。

4.恢复时间

PAP 是指肌肉增强作用与疲劳效应之间的"净差值",受试者在激活练习结束后只有经过适当的休息,肌肉的增强作用才会大于疲劳效应,肌肉的收缩痕迹才会对随后的爆发力表现产生积极作用。

四、PAP 的应用

(1)选择与运动专项生物力学特征相似的激活方式。
(2)施加与运动员个人特点相匹配的激活负荷。
(3)开窗期的利用。

"开窗期"是指增强作用大于疲劳效应的时距。在"激活-增强"练习中,一般会出现两个开窗期。第 1 开窗期出现在激活练习的初始阶段,但由于该阶段的刺激负荷较低,增强作用并不明显,持续时间也较短,因此,不建议将爆发力活动安排在此阶段进行;随着激活负荷的递增,肌肉的疲劳效应会逐渐占据主导地位,若在此时进行爆发力活动,必然会降低运动表现;在激活练习结束后,经过几分钟的休息,肌肉的疲劳效应会逐渐消退,增强作用将重新占据主导地位,出现第 2 开窗期,若将爆发力活动安排在此时进行,必然有利于运动表现的提高。更为重要的是,第 2 开窗期的增强作用比第 1 开窗期明显,持续时间也更长。一般而言,开窗期出现在诱导练习结束后 4~12 min。

激活后增强效应作为一种能提高运动表现的热身方法,如何能在赛前或者训练前正确运用显得尤为关键,建议采用等张收缩的方式,动作模式采用与运动专项生物力学特征相似的激活方式,质量选择中高强度,进行低次数训练,同时注意休息时间控制在 4~12 min。

第十八节 运动型胃肠综合征

很多人在跑步或长时间运动的过程中,常常会出现腹痛、恶心、反胃,这都是运动型胃肠综合征的一些症状。运动是把双刃剑,适当的运动会给身体带来许多益处,有助于身体各个机能的完善与强化,但剧烈且过量的运动则可能对身体造成伤害。其中,运动型胃肠综合征就是一种因运动而引发的消化系统功能紊乱的病症。

一、运动型胃肠综合征

运动型胃肠综合征是指由运动引起的胃肠系统功能紊乱的一种病症,其症状多表现为腹泻、腹痛、恶心、呕吐、胃灼热等,严重者可呕吐咖啡样物、排出黑便或血性便。一一般可分为上肠道综合征与下肠道综合征两种类型,发病部位不同,所引起的症状也有些许差别,上胃肠道综合征主要表现为恶心、呕吐、反胃、胃灼热等;下胃肠道综合征主要表现为腹泻、便意、便血等症状。

25%～50%的运动员在平常的训练和竞技比赛中都会出现运动型胃肠综合征的症状,其发生与运动项目、运动强度有关。一般来说,进行高强度的运动时,发生胃肠综合征的概率明显高于进行中、小强度的运动,尤其是在中长跑、自行车、足球、游泳、篮球等运动项目中更为常见。例如一项国外研究结果显示:自行车运动员中有67%的人在运动中出现了胃肠综合征,且多数表现为上胃肠道综合征;长跑运动员有76%的人出现胃肠综合征,主要是下胃肠道综合征。运动性胃肠综合征的发生还与年龄和性别有关,女性的发病率要高于男性,可能与男女之间不同的生理特点有关,如月经周期、激素分泌等。

二、运动型胃肠综合征的发病机制

一般认为,运动型胃肠综合征是机体对各种应激性刺激的一种非特异性生物防御反应,是中枢神经、内分泌和免疫等多个系统相互作用导致胃黏膜保护机制削弱、损伤因素作用相对增强,是多因素综合的结果。下面就一些常见且主要的诱因进行说明。

1. 胃肠道供血不足

大强度运动时骨骼肌血管扩张、血流量增加,内脏器官血管收缩、血流量减少。胃肠道血流量明显减少(较安静时减少2/3左右)。脱水、高温等情况加重了胃肠道供血障碍,儿茶酚胺等血管活性物质分泌增多,氧自由基等释放加重,从而出现胃肠道黏膜微循环缺血。

2. 胃肠痉挛

精神紧张、过饱、空腹可引起胃肠道激素异常分泌,导致胃肠运动不协调,造成胃肠痉挛。

3. 肠道屏障破坏

长时间超负荷运动等应激状态会导致肠黏膜破坏、肠内菌群失调和免疫功能低下,使肠道屏障被破坏,肠内细菌和内毒素移位入血,引起胃肠功能紊乱。

4. 运动中高糖饮料摄入不当

运动中摄入高糖饮料会抑制胃排空,使水分积存在胃内,造成胃膨胀,出现反胃、胃肠逆流、胃痛和不适等感觉。

三、运动型胃肠综合征的预防

(1)选择适合自己的运动项目与运动强度,避免一开始即高强度耐力运动。若非特殊需要,普通人应选择中、小强度的运动。

(2)运动前应注意饮食,减少富含脂肪、糖类、蛋白质等食物的摄入;及时饮水,在脱水前补水,避免感到口渴时再饮水,且不要摄入碳酸饮料。

（3）运动前做好准备工作。运动前应做一些热身活动，使身体由静态转变成动态，以便适应剧烈运动过程中身体代谢的需要，有效减少运动中腹痛的产生。

（4）注意运动时间，避免饭后立即运动，避免过饱、空腹运动，建议饭后 1～2 h 进行运动。

四、运动型胃肠综合征的缓解措施

（1）当运动中出现恶心、腹痛时应适当减慢速度，调整呼吸。严重时，应立即停止运动，调整呼吸，按压疼痛部位。康复师建议运动员立即休息，同时予以腹部热敷，并适量饮用热饮料，一般可自行缓解。

（2）若腹痛较为严重，可针刺或手刺足三里、内关、大肠俞等穴位，待症状有所缓解，听从医嘱服用相应药物。

（3）注意运动员的饮食，减少高糖食物的摄入，饮食应以高蛋白为主，蛋白质尽量选用优质蛋白，增加蔬菜和水果比例，多服用温水，适当补充电解质。

（4）可对运动员进行放松治疗，如水疗、理疗、按摩或医疗体育。

（5）休息 24 h 症状无缓解应该及时就医，明确具体原因。

第十九节　肠道菌群与骨骼

人体内寄居着数以万亿的微生物，据统计这些微生物细胞数量是人体细胞总数的 1.3 倍，其存在部位包括皮肤、口腔、鼻腔、肠道等，在长时间的进化过程中，这些微生物与人体逐渐形成互利共生的稳态系统，具有人体自身并不具备的代谢功能。其中，肠道因其独特的解剖结构成为微生物栖息的主要部位，形成了密集且多样的微生态系统——肠道菌群。

一、肠道菌群简介

肠道菌群是人体内最庞大、最复杂的微生态系统，其本身及代谢产物对宿主的生理、代谢、营养和免疫等方面起重要作用，越来越多的研究表明，机体的生理代谢异常不仅受自身基因的调控，也与肠道菌群稳态异常有关。

肠道菌群的组成和结构存在相当大的个体差异，其在人类出生时即形成。有研究表明，通过顺产和剖宫产出生的婴儿体内肠道菌群的组成结构有所不同，在之后的成长中，肠道菌群也易因多种外界因素的变化而产生差异。

因此，为了解微生物群调节维护机体健康的相关作用机制，各国科研人员越发重视相关微生物组的专项研究。有报道显示，肠道菌群与运动系统骨骼、骨骼肌的生长发育等密切相关，具有改善运动疲劳的潜能，有望成为提升运动机能的新突破口。

二、肠道菌群对骨骼的影响

骨骼是人体体形的基础，也是骨骼肌的主要附着点和运动系统的重要组成部分。大量研究通过无菌小鼠、抗生素干预、益生菌补充等试验证明肠道菌群对骨代谢有重要影响。

Sjogren 等发现无菌小鼠骨量高于常规饲养小鼠,提示肠道菌群可能是骨量的主要调节器;还有研究结果表明肠道菌群对骨骼合成代谢的刺激可能通过胰岛素样生长因子 1 介导。

此外,在各种动物模型和人类研究中还发现肠道微生物对骨密度、骨强度及骨骼重塑也有显著作用。如 Villa 等发现在致肥胖环境中,母体维生素 D 水平对雄性后代拟杆菌属有影响,且其结肠拟杆菌属的数量与骨小梁数目呈正相关;还有试验结果显示,免疫缺陷和经抗生素处理所致肠道菌群结构破坏的 C57BL/6 和 TLR5KO 小鼠的股骨强度显著低于未处理组;宏基因组分析表明骨密度的下降与肠道菌群合成的维生素 K 浓度的降低有关。

三、肠道菌群影响骨代谢的可能机制

肠道菌群对骨代谢有明显的调节作用,但其作用机制尚不清楚。

由于肠道菌群与免疫系统和内分泌系统之间存在密切联系,故有学者提出肠道菌群可能在影响 B 细胞的发育、T 细胞的分化、免疫活性物质的分泌等介导宿主免疫系统功能的同时,通过自身及其代谢产物调节肠道激素的分泌,从而达到调节骨代谢的作用。

Guss 等研究发现 Toll 样受体 5 缺陷型小鼠的肠道菌群发生显著性改变,B 细胞和 T 细胞数量大幅度降低,并伴随着骨组织组成材料特性的改变。免疫细胞家族成员——调节性 T 细胞(regulatory T cells,Tregs)可分泌细胞因子影响破骨细胞的形成,而广泛存在于人或多种脊椎动物肠道内的分节丝状菌可通过增加 Tregs 的数量发挥抑制骨丢失的作用。

肠道菌群的代谢产物已被证明是肠道 T 细胞受体的激动剂,如丁酸盐可通过与 G 蛋白偶联受体结合,促进肠道激素胰高血糖素样肽(glucagon – likepeptides,GLPs)和多肽 YY(peptide – YY,PYY)的分泌,从而影响骨代谢。

GLPs 分为胰高血糖素样肽 1 和胰高血糖素样肽 2,前者可促进成骨细胞的分化并降低破骨细胞的数量、抑制骨吸收,后者可抑制骨吸收进而有助于维持机体骨代谢平衡。Wortley 等发现 PYY 基因敲除小鼠的骨小梁密度和骨强度显著下降。

除影响宿主免疫系统和内分泌系统外,肠道菌群在食物消化、能量回收及维生素的合成和(或)吸收的调节中也发挥重要作用。

Whisner 等的研究结果表明 3 周的低聚半乳糖摄入可使机体双歧杆菌丰度显著上升,同时使钙的吸收提高 10%;而可溶性玉米纤维的补充,可使受试者拟杆菌门细菌的丰度和钙的吸收率显著高于对照组水平,推测若持续补充 1 年以上,可增加 15.1 g 骨钙或全身 1.8% 骨钙含量。

从现有研究可以发现,肠道菌群是维持机体健康的重要因素,其可通过参与调节和影响宿主的免疫系统、内分泌系统及消化系统以维持骨形成和骨吸收的动态平衡,因此优化肠道菌群结构,保持其稳态健康,在平衡骨代谢、促进骨骼健康方面具有重要的应用价值。但是,其影响机制仍不明确,所以在微观层面上需要进一步深入研究,包括明

确肠道菌群影响及调控骨骼代谢和功能的主要途径,并且关注起关键调控作用的物质,以及有关肠道菌群对人体运动机能状态的影响和相关作用机制。

第二十节 腹式呼吸生理

中度运动,比如慢跑,作为一种常用的运动方式充盈着人们的生活,正确的呼吸方式对于运动能力将有很大的提升。

中度运动时尽量用口呼气,不要用口吸气,这是因为用嘴呼吸时,空气通过口腔直接进入呼吸道内,没有鼻腔过滤粉尘及加温、加湿的功能,污浊或者寒冷干燥的空气会对呼吸道黏膜产生损害,轻则造成呼吸道壁毛细血管破裂,重则导致呼吸道感染。大多时候,总感觉用鼻吸气"吸不够",这主要是因为人们已经习惯于进气少的胸式呼吸而非腹式呼吸。

一、腹式呼吸的概念

腹式呼吸中的"腹"指的是腹上区和脐区;腹式呼吸中最关键的结构是膈肌,膈肌位于腹上区。

腹式呼吸是通过加大横隔膜的活动来完成呼吸的一种方法,可分为顺呼吸和逆呼吸两种,顺呼吸即吸气时轻轻扩张腹肌,在感觉舒服的前提下尽量吸得越深越好,呼气时再将肌肉收缩。逆呼吸与顺呼吸相反,即吸气时轻轻收缩腹肌,呼气时再将其放松。

逆呼吸与顺呼吸有细微差别:逆呼吸只涉及腹下部肌肉,即紧靠肚脐下方的耻骨区,吸气时轻轻收缩这一部位的肌肉,呼气时放松。

二、腹式呼吸法的原理

腹式呼吸是让横隔膜上下移动。由于吸气时横膈膜下降把脏器挤到下方,因此腹部会膨胀,而非胸部膨胀。

吸气时:肋间肌收缩→胸腔的前后径增大;膈肌收缩→膈顶部下降→胸腔的上下径增大→胸廓扩大→肺容积变大→肺扩张→肺内压强变小→外界气体入肺→完成吸气。

呼气时:肋间肌舒张→胸腔的前后径减小;膈肌舒张→膈顶部回升→胸腔的上下径减小→胸廓缩小→肺容积变小→肺收缩→肺内压强变大→肺内气体排出→完成呼气。

三、腹式呼吸与胸式呼吸的比较

胸式呼吸又称肋式呼吸法、横式呼吸法,这种呼吸法单靠肋骨的侧向扩张来吸气,用肋间外肌上举肋骨以扩大胸廓。吸气时双肩上抬,气息吸得浅,因此又称为肩式呼吸法、锁骨式呼吸法或高胸式呼吸法等。

许多人都习惯于只用胸式呼吸,这种呼吸方式主要是胸部的扩张和收缩,横膈膜的运动较小。这样,呼吸多集中在肺部上、中部进行,肺的下部由于运动较小,下部肺泡不能进行有效扩张与收缩,导致氧气无法在人体中被充分运送到人体各个部位,无法满足中度运动时人体对氧气的需求,且时间长了会逐渐形成肺泡关闭,导致肺组织萎缩,甚至纤维化。而腹式呼吸法则有效弥补了胸式呼吸法的不足,能够使人体中下部肺叶的肺泡得到有效强化,满足人体的氧气需求,因而腹式呼吸成为中度运动最为推荐的呼吸方式。

四、腹式呼吸的辅助训练

(1)吸气。采取仰卧或舒适的坐姿,可以把一只手放在腹部肚脐处,放松全身,先自然呼吸,然后吸气,最大限度地向外扩张腹部,使腹部鼓起,胸部保持不动。

(2)呼气。腹部自然凹陷,向内朝脊柱方向收缩,胸部保持不动。最大限度地向内收缩腹部,把所有废气从肺部呼出去,这样做时,横膈膜自然而然地升起。循环往复,保持每次呼吸的节奏一致,细心体会腹部的一起一落。

五、注意事项

(1)呼吸要深长而缓慢。

(2)用鼻吸气,用口呼气。

(3)一呼一吸掌握在 15 s 左右,即深吸气 3~5 s,屏息 1 s,然后慢呼气 3~5 s,屏息 1 s。

(4)每次 5~15 min,做 30 min 最好。

(5)身体好的人,屏息时间可延长,呼吸节奏尽量放慢、加深。身体差的人,可以不屏息,但气要吸足。每天练习 1~2 次,坐式、卧式、走式、跑式皆可,练到微热微汗即可。腹部尽量做到鼓起缩回 50~100 次。呼吸过程中如有口津溢出,可徐徐下咽。

无论是吸还是呼都要尽量达到"极限"量,即吸到不能再吸,呼到不能再呼;同理,腹部也要相应收缩与胀大到极点。

第二章　延伸到运动理论领域

第一节　动作控制中的肌肉协同理论

人体运动是基于任务和环境而产生的,在固定的环境中,个体基于对自身的感知及认知产生动作以满足任务的需要。

动作的产生既受制于个体、任务和环境的相互制约,又依赖于中枢神经系统的控制。人体在运动时,由神经系统控制各关节的运动需要协调各骨骼肌产生肌肉力带动关节运动,这是一个复杂的过程,只有中枢神经系统发出准确的控制信息,人体才能做出合适的选择,并及时调整运动过程,从而做出准确的运动响应。

一、肌肉协同理论

中枢神经系统如何组织协调多肌肉、多关节以产生功能性运动,环境和个体的感觉信息如何反馈到神经系统中并应用于运动的选择和控制,是运动控制的研究目标。

肌肉协同理论描述了脊椎动物肢体运动的一种潜在的神经肌肉控制机制,即神经并不单独控制某一块肌肉,而是在脊髓层上募集多个肌肉形成肌肉协同,处于同一肌肉协同中的肌肉被同时激活。肌肉协同被认为是中枢神经系统中运动控制的最小单位。

由于神经系统的行为是难测的,而骨肌(骨骼－骨骼肌)系统的行为是易测的,所以可由骨肌系统行为表征神经系统行为,肌肉协同理论为由骨肌系统的行为解释神经系统的控制提供了可能性。

神经系统对于骨肌系统的下行指令表现在肌肉协同上,通过脊髓回路或反射反映在肌肉激活上,从而在骨肌系统中形成了力的作用,带动骨肌系统运动,产生特定的动作。

人体运动的产生来源于中枢神经系统和周围神经系统突触发出的指令,最终汇集到 α 运动神经元池中,受运动神经元支配的肌肉被募集,肌肉之间相互协调活动在骨骼系统中产生力,并与环境之间相互作用。

二、骨骼肌的力学特性

骨骼肌是一种很特殊的人体结构,因为它能将神经系统的电信号转化为"力",并引起骨骼系统的运动。根据肌丝滑行学说,力产生的原因在于收缩肌动蛋白和肌球蛋白分别存在于细肌丝和粗肌丝中,肌肉力的产生由神经信号引起,肌球蛋白分子头部的横桥以肌球蛋白表面的固定点为中心呈弧形转动,同时横桥与肌动蛋白的位点结合带动向肌节中心运动,当肌纤维中的全部肌节以"全或无"的方式同时缩短时,肌肉即完成一次收缩。

然而,当接收到神经信号时,肌肉的反应是可缩短、伸长,或者保持不变的长度,这取决于作用在骨骼肌的内力和外力。试验表明,在任何负载条件下,当接收到神经信号时,肌肉都会产生力。对于一个给定水平的神经输入,肌组织可以产生大小不同的力,肌肉力取决于肌肉激活度、收缩元的力－长度特性和力－速度特性、并联弹性元的力－长度特性。Hill 肌肉函数模型由收缩元(contractile component,CC,对应的生理结构由肌肉构成)、串联弹性元(series elastic component,SEC,对应的生理结构由肌腱构成)和并联弹性元(paralle elastic component,PEC,对应的生理结构由肌束膜、肌肉膜、肌外膜和肌纤维膜构成)三个元素组成。

肌肉－肌腱驱动器包括一条长度为 L_r 的肌腱,一条长度为 L_m 的肌纤维,α 为肌纤维角,是肌腱和肌肉纤维束之间的夹角。

三、动作控制激活

根据肌肉协同理论,潜在的神经肌肉控制层以各肌肉权重常数值的形式存储在脊髓层,为肌肉协同结构,而跟随时间变化的激活控制信号则需要根据运动进行调节,为肌肉协同激活系数,各肌肉协同结构与各肌肉协同激活系数进行线性组合可得各肌肉激活度,并产生一系列的肢体运动。

所以,肌肉协同理论提供了由骨肌系统的行为解释:神经系统控制的思想,通过肌肉协同结构矩阵和激活系数矩阵的线性组合,可以表示肌肉协同对于肌肉激活度的控制。

在运动仿真领域实际操作中,常通过肌肉的函数模型描述肌肉的力学特性,使肌肉驱动器按照此规则,实现对骨肌系统的正向动力学驱动。

在运动仿真软件平台(MATLAB)中可实现肌肉模型的构建,与骨肌仿真模型结合构建骨肌系统,分析肌肉协同的原理,由肌肉协同结构矩阵和激活系数矩阵定义,最后根据两矩阵线性组合来表示对肌肉激活度与动作的控制。

第二节　动态系统理论及其应用

动态系统理论将人类的运动看作一个复杂的系统,其系统运行机制与复杂的生物系统和物理系统相似。人体是由许多子系统经过严密组织形成的非线性巨系统,该系统是一个处于动态平衡的系统,且系统中没有一个状态或阶段是静止的,而是随着时间的延续,不断进行稳定态－不稳定态－新稳定态的循环往复,并且在每个状态或阶段都存在着变异性,也正是这种变异性打破了系统原有的状态,使其向着另一个状态或阶段发展,这便形成了一个非线性的动态系统。

一、理论框架

动态系统理论在运动领域着重研究系统在稳定态附近的行为,包括系统的稳定性、变异性、系统对内外界干扰的反应,以及系统由一个稳定态向另一个新稳定态过度的特征。动态系统理论在运动科学领域的应用及其衍生出来的非线性动态系统研究方法,已成为量化人体动态系统变异性与稳定性的有力工具。

1. 稳定性 (运动协调性)

稳定性可以被视为运动器官各元素之间稳定的、重复性高的相互关系,是其动态系统中各集合变量协调性较好的反应。

集合变量是指不同运动器官层面内多个元素运动状态的集合。例如,两个关节运动的相对时相角、两块肌肉肌电活动的时间差等。

集合变量随着控制参数的改变而产生适应性变化。控制参数包括外界环境、机体内部结构、行为任务中存在的一些约束条件。集合变量随着控制参数的动态变化出现的稳定状态被称为吸引子,它代表了运动中运动协调的特性。

2. 灵活性 (协调变异性)

灵活性是运动动态系统理论的另一个重要的概念。从一种稳定运动方式向另一种运动方式过渡时,灵活性起了非常重要的作用,它有助于解除或者建立运动器官、感觉及中枢神经之间的联系。

运动协调变异性是反映动态系统灵活性的一个重要指标,它不仅仅被视为一种误差,而且也可以被认为是一种在实现运动任务中肌肉 - 骨骼系统的适应性表现,有利于提高运动员对源自外界环境等干扰的应对能力。

灵活性与稳定性合理搭配是动态系统良好性能的一个表现,必须很好地处理这两者的关系。

二、研究进展

Lagarde 认为,高效的运动协调方式具有灵活性,但是仍旧稳定,能够应对环境变化的干扰,使能量消耗最佳化。这些不是天生的,而是通过练习获得的。在运动协调动态系统理论观点下,要着重探索运动协调自组织过程,包括研究运动协调的稳定状态、稳定状态消失而引起的过渡阶段及运动协调控制的机理等。

Gittoes 采用动态系统的观点对短跑最大速度阶段下肢各关节间协调方式进行了探索。在研究中,选取了 6 名大学运动员为研究对象,采用连续相对时相方法量化了跑阶段中髋和膝、膝和踝运动协调的变异性。结果显示,与髋和膝协调相比,在支撑阶段中,膝和踝的异相协调程度相对要高些,而且运动员间的变异性较小。在可控性高的环境中,短跑运动员倾向于使用可重复性高的膝与踝的协调方式,途中跑时最大速度的产生可能与控制这种协调方式稳定性的机制有关。因此可见,运动协调的稳定性受到运动水平的控制,在一个运动水平上具有一种比较稳定的运动协调方式来维持其运动效果。

Wilson 对专业三级跳远运动员技术水平与运动协调变异性关系的研究显示,在不同水平专业运动员中,运动协调的变异性与运动水平成"U"形关系,即相对低等水平和高等水平运动员的变异性大,相对中等水平的运动员变异性低。

研究认为,相对低等水平运动员只是获得了那些与运动方式相一致的表面特征,所体现出现来的高变异性对运动成绩是不利的;通过对这些表面特征的"精化",在中等水平体现出较低的变异性,从而使技术动作的稳定性和可重复性提高;相对较高水平运动员变异性的增加,是由于运动系统灵活性的增加,有助于抵抗干扰。

Bartlett 研究认为,优秀标枪运动员中,手臂动作对出手速度的贡献存在较大的差异,有些强调肩的水平伸展与屈曲完成对标枪的加速,有些则倾向于肩的转动作及肘伸展作为加速标枪的主要动作。运动员之间技术动作差异性对共性最佳技术模式理念提出了挑战,刻意模仿冠军运动员的技术动作可能不会带来运动成绩的提高。探索运动员个体间技术动作的差异对运动训练实践是非常有意义的,这些有利于指导训练,实施个性化训练。另外,不同的运动任务也可通过相同的一组自由度来实现,优秀运动员间运动的变异性可能是完成技术的一种能力表现,有利于自由度间协调方式的转变,实现专项技术中的各种运动任务。

三、研究趋势

(1)由于运动技术种类繁多,各自特征不同,应用动态系统理论对运动协调的研究将会涉及更多的运动项目。

(2)应用动态系统理论,进一步探索优秀运动员技术中运动协调变异性对专项技术的影响和作用。

(3)应用动态系统理论,拓展对专项技术中运动协调控制变量的研究。

(4)拓展在专项技术中关节动力学、肌肉活动等更深层面中运动协调特征的研究。

第三节 肌肉的固定方式

骨骼肌是人体运动的动力来源,但对于其中某一块肌肉来讲,其肌纤维收缩发力时,将同样大小的力作用在附着的两块或两块以上的骨上,至于最终导致哪块骨运动,并不取决于肌肉本身,而是取决于肌肉两端的固定情况,称为肌肉的工作条件。

一、近固定与远固定

四肢肌肉收缩时,肌肉的近端附着点相对固定的工作条件称为近固定,反之称为远固定。比如前臂负重弯举时,肱二头肌是在近固定条件工作;引体向上时,肱二头肌则是在远固定条件下工作(图 2 - 1)。

远端固定点越不稳定,对相关肌肉力量和控制能力的要求越高。如果是一个有规律的线条或有周期性动线,如吊环俯卧撑或收腹滚轮,对肌肉力量和控制能力要求均较高(肌肉力量不足建议利用好辅助器械),如引体向上上肢肌肉(如肱二头肌)为远固定工作。

蛙泳行进过程中躯干漂浮于水上,躯干肌肉处于无固定状态。对于上肢来说,双手前探阶段,上肢肌肉在近固定条件下工作。重点是其后的拨水前进动作,上肢向后拨水,受到水的阻力(即反作用力),推动人体向前游动,此阶段上肢肌肉可视为在远固定条件下工作,只是此时"远固定"的定点,因为水是流体并非呈完全固定状态。

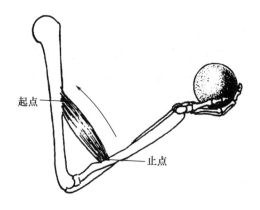

图 2-1　肱二头肌的起止点

二、上固定、下固定和无固定

躯干和头颈肌肉收缩时,肌肉的上端附着点相对固定称为上固定;反之称为下固定;肌肉两端的附着点都不固定时的工作条件称无固定。比如仰卧举腿时,腹直肌是上固定工作,仰卧起坐时,腹直肌则是在下固定条件下工作;跳远滞空阶段空中收腹动作中,腹直肌是无固定工作。

三、端固定

躯干和头颈肌肉工作时,肌肉的上、下端附着点同时相对固定,称端固定(两端固定)。如平板支撑,腹直肌的上、下端均相对固定,其收缩的目的是防止脊柱在重力作用下做"伸"的运动,维持躯干稳定。

还有一种特殊情况,四肢肌肉收缩时,部分肌肉的近固定和另一部分肌肉的远固定同时出现,可以视作近–远固定的混合。如坐姿抖腿,即可视为大腿肌肉近固定工作和小腿肌肉远固定工作的混合;再如坐姿手心向下,将上臂伸直放在面前的桌子上,前臂和上臂可以同时旋转,即前臂的旋内(远固定)和上臂的旋外(近固定)同时发生,或者反方向。

四、虚拟固定

四肢肌肉收缩时,扶墙锻炼,双手虚按在墙上,其目的并非是为俯卧撑按地的双手提供一个稳定的支撑点,而是以此为中心活动身体,此时前臂肌肉即在远端虚拟固定条件下工作。

这样的例子还有很多,如机械舞"擦玻璃",手"虚"按在空中,提供一个虚拟的固定点,上肢肌肉也即在远端虚拟固定条件下工作。

躯干和头颈肌肉工作时,如机械舞,其头部固定,颈段脊柱的运动即为头颈部肌肉在"上固定"条件下完成的,但实际上头部并未真的固定,视为虚拟固定也许更恰当。

肌肉有固定的发力点,有利于其产生更大的力量,并因为阻力对其肌纤维产生更大的刺激,如近固定或远固定条件下对具体肌肉的针对性训练。固定点越不稳定,对肌肉控制的精准性要求越高,如虚拟固定条件下收缩发力的相关肌肉。

动作的精准性要求越高,肌肉力量的要求越高,如推动一个带刻度桌面的橡皮,手腕力量即可以做到想推多远推多远;如推动的是一个重物箱子或重杠铃片,手腕力量即便能推动,但推多远很难保障。也就是说,对于要克服的阻力来说,肌肉力量要足够大(非绝对值,相对于运动环节受力来讲),才能精准完成相关动作。

第四节 多关节运动与互动力矩

前人对肢体单关节运动的控制已有较为深入的研究。然而,对单关节运动的研究结果不能轻易推断到多关节的情况,多个关节之间的协调运动控制机理仍在探索阶段。

人体肢体运动通常是多关节的复合运动,在多关节运动控制中,中枢神经系统(central nervous system,CNS)需要处理的最重要的生物力学特性信息是多关节链状系统特性。在这种链状系统中,多关节运动遵循着物体运动的一般物理定律,即在人体多关节链状结构中,作用于任何一个关节的力矩不仅会引起该关节的运动,还会立刻引起在这条链上其他关节的运动。

一、肢体生物力学特性

日常生活中,大多数人体运动的动作表现受到来自所要完成的动作任务本身,以及CNS 必须处理的肢体解剖学因素的共同影响。比如想要给一个倒扣在桌子上的玻璃杯倒满牛奶,可以按照以下步骤完成:首先,要伸出右手并且内旋前臂,使右手虎口朝下,抓住杯子;然后,提起上肢并且外旋前臂,使得杯口转向上方;最后,另一只手拿起牛奶将其倒入杯中。

假如玻璃杯正常摆放在茶几上(杯口向上),就不需要再旋转前臂来抓握杯子了。如果仍像之前一样旋转前臂虎口向下来抓住杯子,就必须以一个不协调的解剖学姿势来完成动作任务。

解剖学常提到"结构决定功能",这正反映了这种肢体的解剖结构和生物力学特性对肢体运动功能的限制,这种"限制"在日常生活中的作用是显而易见的。同样的肢体结构特性对不同的动作任务影响程度不同,但都需要运动控制系统纳入动作任务的计划之中。当一个动作受到来自特定肢体解剖学结构的影响时,肢体生物力学特性(bio-mechanical properties)等同于生物力学限制(constraints)。

人体的肢体运动通常是多关节复合运动,从生物力学角度讲,肢体运动是由关节力矩控制和决定的,而人体运动不仅受到主动肌肉力矩的影响,也受到重力、接触力和因肢体运动而产生的被动反作用力的影响,包括科式力(一种惯性力)、向心力及那些连接关节组织所产生的反作用力。

人体肢体是由多环节组成的链状系统,任一环节的运动可以对这一系统的其他环节产生反作用力。因此,虽然这一环节并没有受到主动肌肉力矩的作用,但是它会受到被动相互作用力的影响。

在日常生活中,人们每天都在利用这样的多关节肢体运动,以完成各项从简单到复杂的动作任务。比如当拿起一根铅笔,是上肢的肩、肘、腕三个关节的复合运动;而抬腿走上一层楼梯,则主要是下肢的髋、膝、踝三个关节的复合运动。

二、运动依赖型力矩

多关节运动控制中,CNS需要处理的最重要的生物力学特性信息是多关节链状系统特性,这种链状系统中的多关节运动遵循物体运动的一般物理定律,即在人体多关节链状结构中,作用于任何一个关节的力矩不仅会引起该关节的运动,还会立刻引起这条链上的其他关节的运动,这种现象称为"动力学耦合(dynamiccoupling)"。

这种被动作用具体体现在:当系统中任何一个关节运动时都会在其相邻关节产生被动力矩-互动力矩(interactive torque),影响相邻关节的运动。由于这种在多关节系统内部产生的互动力矩并不依赖于任何形式的肌肉收缩,而完全取决于相连关节间的运动,因此又被称为运动依赖型力矩。

CNS对肢体多关节的运动控制正是通过各关节主动的肌肉力矩与被动力矩(互动力矩、重力矩和接触力矩)之间复杂的交互作用来实现的。

Gritsenko完成了一个试验,设定12名受试者,利用他们的上肢去触摸可视目标。上肢动作都是在机械骨骼的支持下完成的,即伴随一个协助性互动力矩的情况下来触摸一个目标点;然后再伴随一个阻碍性互动力矩的情况下触摸另一个目标点。运动过程中不同时间的皮质兴奋性是利用对大脑的主要运动皮质区上肢M1区的单脉冲经颅刺激(transcranial magnetiv stimulation,TMS)来评价的。

结果发现,肩关节的单关节肌和肩肘的双关节肌的TMS响应在运动伴随一个阻碍性互动力矩的情况下都发生了变化。相反,TMS响应与协助性的互动力矩及共收缩并无相关,这说明下行运动命令包含了抵消被动肢体动力的信息。此外,研究结果还说明跨越肩关节和肘关节的双关节肌肉为互动力矩提供了补偿,并且在生物力学上处于提供这种补偿的有利位置。

三、肢体运动均为多关节运动

从运动中肌肉的肌电图(EMG)变化来看,似乎表明,CNS必须在运动开始前对预期产生的互动力矩做出评估,整合这些信息并向所有参与该运动的关节周围的肌肉组织传递信号,即需要多大的肌肉主动收缩来产生肌力矩以调控这些即将产生的互动力矩。即使是最简单的运动也需要对多个运动环节或关节进行同步控制,某种程度上来说,人体的运动没有绝对意义的单关节运动。

另一个试验,Gribble和Ostry曾分析了肘关节屈曲运动(肩关节固定)、肩关节屈曲运动(肘关节固定)及包含肩关节和肘关节屈曲的多关节运动。结果表明,在三种条件下,CNS都会提前对可能产生的互动力矩做出反应。

例如,在肩关节单关节运动条件下,肌电图数据表明肘关节周围肌群活动会早于肩关节运动开始的时间。这种肌肉活动,即提前的肘关节肌肉活动是为了固定肘关节,用来抵消肩关节运动在肘关节产生的互动力矩的影响,来实现单关节运动。

因此,这似乎表明 CNS 必须在运动开始前对预期产生的互动力矩做出评估,整合这些信息并向所有参与该运动的关节周围的肌肉组织传递信号,即需要多大的肌肉主动收缩来产生肌力矩,以调控这些即将产生的互动力矩。

互动力矩在人体肢体多关节运动中发挥着重要作用,极大地影响了 CNS 对肢体的运动控制。另外,互动力矩会随着肢体运动速度的增加而增大,影响肢体运动的稳定性,引起运动形式发生变化,但这种变化会朝着一个更加符合肢体生物力学特性的方向进行。

在肢体运动中,关节之间的动力学和对即将产生的力矩的预判是通过学习获得的,并且在运动过程中,来自视觉和本体感觉的反馈信号也会协助 CNS 完成对互动力矩的精细调节。协调的肢体运动是节省肌肉力量,有效地利用互动力矩来完成预期动作任务。CNS 对互动力矩的调控存在关节等级差异,每个关节处的调控策略也有所不同。运动控制的这种"交响乐特性"提示,应尝试理解对其所有组成部分的相互作用和联系的控制。

未来的研究应关注中枢神经系统如何使这些部分共同工作,而不过度强调或忽视任何单一部分的作用。另外,这种多关节肢体调控能力会随着年龄的增加,或在神经性疾病、视觉受损等情况下降低。

第五节　关节的运动方式与幅度

人体的运动,其本质是骨在肌肉的牵拉之下,绕着关节转动产生的。为方便认知和分析问题,人体关节的运动方式可根据骨绕关节运动轴的差异划分运动方式。

一、关节的运动方式

绕额状轴在矢状面内的运动,向前运动为屈,向后运动为伸(膝关节及其以下相反)。绕矢状轴在额状面内的运动,靠近身体正中面为内收,反之为外展。绕垂直轴在水平面内的运动,转向前内方为旋内,反之为旋外。肩关节和髋关节先外展 90°后,再绕垂直轴在水平面内的运动,向前为水平屈,向后为水平伸。绕中间轴的运动为环转。

二、上肢关节

按照上述规定,肩关节(盂肱关节)可以做所有的五种运动,即屈伸、内收与外展、旋内与旋外、水平屈与水平伸、环转,且在各运动方向上均有较大的运动幅度。需要说明的是,关节的运动幅度个体差异较大,本书中涉及均为正常情况,即人群中的大多数。另外,关节在主动和被动下其运动幅度也有较大差异,本书中多为主动运动,一般被动运动的幅度可适度加大。

肘关节可以做屈伸、旋内与旋外两种方式的运动。生活中经常把肩关节旋内与旋外条件下的肘关节屈伸错认为是内收与外展,其实肘关节无此功能。

桡腕关节可进行屈伸、内收与外展、环转三种方式的运动。桡腕关节无旋内与旋外运动功能,生活中容易把肘关节的旋内与旋外错认为是桡腕关节完成的,或把桡腕关节的环转错认为是旋内与旋外。

上肢的最近端,也就是上肢与躯干的连结点上,尚有一个能影响上肢运动功能的重要关节,即胸锁关节。锁骨和肩胛骨共同绕着该关节进行运动,运动方式属于多轴关节,鉴于锁骨的外侧和肩胛骨绕其运动时运动幅度最大,因此,一般以肩胛骨的运动代表胸锁关节的运动。

鉴于该关节方位上大体沿着额状轴(不像肩、肘、桡腕等关节大体沿着垂直轴),因此其运动方式名称上有所差别:上提与下降、外展(前伸)与内收(后缩)、上回旋与下回旋。

三、下肢关节

与上肢相比,下肢的骨相对更长、更强壮,下肢的关节也因为人体直立行走的关系,功能上更偏重稳定而非灵活。

与肩关节相比,髋关节也属于典型的球窝关节,但其关节窝(髋臼)更深、更大,而关节头(股骨头)相对较小,因此,和肩关节一样,髋关节可以做所有的五种基本运动,即屈与伸、内收与外展、旋内与旋外、水平屈与水平伸、环转。但在各运动方向的运动幅度上,髋关节较肩关节有较大差距,在一些对髋关节柔韧性要求比较高的运动项目上,需要着重拉伸胯关节的肌肉和韧带,发展该关节的灵活性。因此,髋关节的运动幅度有着较大的个体差异。

膝关节的主体为股胫关节,其可做屈与伸、旋内与旋外两种运动。标准解剖学姿势条件下,小腿向后为屈,小腿向前为伸,与生活习惯叫法相同,却与人体其他多数关节相反。

膝关节处于伸位条件下时,其关节头(股骨内与外侧髁关节面正下方)为两个椭圆形凸起,几乎无回旋功能;膝关节处于屈位条件时,其关节头(股骨内与外侧髁关节面后方)为两个近似球形凸起,可有较大的回旋功能。

踝关节是不典型的滑车关节,运动方式上并非单轴关节,其结构影响运动方式的成因最复杂,简单来说,踝关节可进行屈与伸、内翻与外翻、环转运动。脚尖上抬为踝关节伸(又称背屈),脚尖下压为踝关节屈(又称跖屈)。

踝关节的关节头(距骨的上关节面)前宽后窄,因此,踝关节伸位条件下内翻与外翻的幅度很小,屈位条件下内翻与外翻的幅度较大。

四、脊柱

脊柱是由椎骨通过椎间盘(23块,纤维软骨性质)、关节突关节和韧带连结形成,属于直接连结,其运动主要靠椎间盘的形变累积而产生。脊柱主要可以做屈/伸、侧屈、回旋、环转等运动。单块的椎间盘形变能力并不大,多块椎间盘形变累积后也产生了不小的运动幅度。脊柱的运动主要集中于颈段和腰段,这主要与颈椎和胸椎的两侧胸廓固定及其棘突水平向后等因素有关。

脊柱的运动方式体现出极大的复杂性,即不同节段的脊柱,其运动方式不同,比如可以在屈腰段脊柱的同时抬头伸颈段脊柱。经过特殊训练或模仿,甚至可以在颈段、腰段脊柱节段内产生不同的运动方式。

关节运动幅度和个人柔韧素质关系密切,个体差异较大。

第六节　有关运动中的变异性

变异性在人体运动中随处可见,如一个人打高尔夫时,两次尝试同一挥杆动作,即使严格控制两次动作的起点与终点,其运动轨迹也不可能完全相同,这就是最显而易见的变异性。

传统上,变异性被认为与病理同义。这种思维方式沿着两条不同的线路出发:一是患者的运动姿势系统与各种运动疾病定性充满变数;二是根据基本物理原则,变异性是不稳定性的代名词,如要避免摔倒,质心的中心必须保持在支持面内。

最近的理论和实证对变异性与病态联系提出了质疑。在许多生物系统中,目前变异性被认为是某些健康条件的标准存在;而系统的高稳定性也可能表明某种病理或疾病。这并不是意味着所有的变异都是好的,只是从某些非线性的角度来讲可以认为并不是所有的变异性都是坏的。

Van Emmerik 和 Van Wegen 发现年轻人安静站立时展现出比健康年长者更大的姿势摆动。在无倾斜测试的条件下,年轻人比老年人压力中心(COP)前后方向的变化要大一些;但是在前倾和后倾的测试条件下老年人前后方向 COP 变化要比年轻人大许多。当被要求向前倾斜时,年轻的受试者能够进一步相对倾斜到其支撑基座的边界。在同样条件下,年长者安静站立时姿势摆动相对较小,但他们在向前倾斜时,倾斜程度小且体位变化较大。从以上可以看出,可变性表现在向前倾斜时,而不是安静站立时。

在倾斜状态下,质心相对于重力线移动、转矩和姿势控制的需求增加。年轻的受试者基本上能够稳定自己的身体,满足这种新姿势的需求,可以在支撑面的边界精确控制身体姿势,从而顺利完成任务。年长者不能够尽量倾斜且姿势变异性较大,说明他们在具有挑战的情况下不能够稳定自己的身体,从而不能圆满地完成对新姿势的挑战。因此,前倾时,从老年受试者中观察到的变异实际上是不稳定和不利的。反观在平静站立状态下,年长者比年轻人呈现较小的变异性,虽然可以稳定质心,保持立姿,但不利于探索环境,从而不能适应更大的挑战。

该研究着重强调生物系统中变异性的有益性和功能性方面,这些发展与以前的观点形成鲜明对比,即变异性的减少普遍与能力、技能和健康的增加有关。尽管从提出的关于姿势和平衡的研究中可以看出,变异性在检测稳定性边界方面是很重要的,但还需要更直接的证据来证明变异性的功能及其在探索性行为中的作用。然而,相关研究清楚地显示了稳定性边界在评估由老年化和疾病引起的姿势不稳定方面的重要性。对于治疗平衡障碍的人群,如老年人和帕金森病患者,这一概念会产生很大的影响。治疗的目的不是集中在减少姿势的变异性上,而是通过刺激对稳定性极限的探索行为来提高其适应性。

第七节　螺旋线与螺旋线姿态

一、螺旋线的轨迹

螺旋线属于肌筋膜经线中的一条,其分为左右两条环绕身体的线,区分左右两条螺旋线,主要是看其起点位于颅骨的哪一侧,若起自颅骨的右侧,则称为右螺旋线;若起自颅骨的左侧,则称为左螺旋线。

螺旋线从颅骨的两侧穿过上背部连接到对侧的肩部,然后环绕肋部到身体的前面,在肚脐水平交叉回到与颅骨同侧的髋关节,从髋部沿大腿前外侧,越过胫骨到达内侧足弓,然后通过足底向上,经下肢后外侧到坐骨,进入对侧竖脊肌筋膜,沿竖脊肌向上,最终抵达非常接近其起点的颅骨的位置。

用箭头的形式来表示该肌筋膜经线的轨迹如下:

枕骨嵴或乳突→头夹肌或颈夹肌→下颈椎和上胸椎棘突→菱形肌→肩胛骨内缘→前锯肌→外侧肋骨→腹外斜肌→腹白线→腹内斜肌→髂前上棘→阔筋膜张肌→髂胫束→胫骨外侧髁→胫骨前肌→第一跖骨基部→腓骨长肌→腓骨头→股二头肌→坐骨结节→骶结节韧带→骶骨→腰骶筋膜、竖脊肌→枕骨嵴。

二、螺旋线姿态

经常将螺旋线从髂前上棘分开,分为上螺旋线和下螺旋线,上螺旋线和下螺旋线常常是单独工作的,所以经常分开进行讨论,当然,这两部分仍然是相连的,可以协同工作。

1. 螺旋线与膝关节轨迹

下螺旋线能够影响膝关节的轨迹,下螺旋线从髋的前面到膝的外侧,然后到踝关节内侧,所以这条线收缩时会导致膝的内旋。

可以通过一个简单的动作评估膝关节轨迹:让受试者双脚平行地站立,然后双膝向前弯曲,同时脚不离开地面,保持上半身的直立,既不使屁股后翘,也不朝下收缩形成胸腔后倾,然后在受试者下蹲过程中,观察其双膝关节的轨迹。如果双膝向前屈曲移动时,有一侧或双侧膝关节指向内侧,则该侧的整个下螺旋线可能处于紧张状态,需要对下螺旋线进行放松;如果膝关节在站立屈曲时向外运动,就需要增强前面下螺旋线站立时的张力。

2. 螺旋线与足弓、骨盆倾斜的关系

螺旋线中的胫骨前肌与腓骨长肌在足的下方共同组成了"马镫",胫骨前肌可使足内翻,而腓骨长肌可使足外翻。这两条肌肉有着"你松我紧"的相互关系,松弛的胫骨前肌伴随着收缩的腓骨肌共同使足外翻,此时内侧足弓呈向下的趋势;相反,缩短的胫骨前肌和松弛的腓骨肌将会使足内翻,此时,重心偏向外侧。

由于螺旋线中胫骨前肌向上与髂胫束和阔筋膜张肌相连,最终走到髋骨的最前端,

腓骨肌则经过股二头肌长头连接坐骨结节,也就是髋骨的最后方。因此,由胫骨前肌和腓骨肌形成的"马镫"将从下肢向上延伸到骨盆。

骨盆前倾会使髂前上棘靠近足部,这样胫骨前肌的张力可部分消失,导致内侧足弓有降低趋势;相反,骨盆后倾将会向上牵拉胫骨前肌,放松腓骨肌,内侧足弓则呈上抬的趋势。

下肢后面的螺旋线缩短将会引起骨盆后倾和足外翻,而下肢前面的螺旋线缩短将会引起足内翻和骨盆前倾。

3. 螺旋线与髂胫束放松

当下肢后面的螺旋线缩短而导致骨盆后倾和足外翻时,可以通过对腓骨长肌、股二头肌等肌群进行放松来改善体态姿势。

当下肢前面的螺旋线缩短而导致足内翻和骨盆前倾时,可以通过对胫骨前肌和髂胫束进行放松来改善体态姿势。

以髂胫束为例,介绍放松动作。患者采取侧卧位,通常采用尺骨的平面对髂胫束进行放松,将髂胫束想象成小提琴的琴弦,而尺骨想象成琴弓。一般来说,这个位置在第一次治疗时会相当疼痛,所以可以通过反复、多次、轻柔的操作来达到最佳效果。

髂胫束的前部和后部的张力或紧张度往往不同(前部向上与阔筋膜张肌相连,后部向上与臀大肌相连),此时可以改变前臂的角度,就像改变小提琴琴弓的角度来使其他琴弦发出声音一样,选择性地对髂胫束进行放松,既可以着重于臀大肌到髂胫束后部的连接,也可以着重于从阔筋膜张肌到胫骨前肌的髂胫束前部。

第八节 矢状面身体姿势非结构性错位

一、人体姿势准位

人体姿势通常被理解为人体各部位在直立位置之间的关系。特定的身体部位,例如头部、颈部、躯干、上肢和下肢,都与最终的身体姿势有关。

最佳的身体姿势应该呈现如下的准位:从外耳道开始(或者在颞骨的乳突处)的头线应当垂直穿过肩峰、腰椎椎体、第一骶椎体前缘(promontory),然后略微靠后到髋关节轴线、略靠膝关节轴线前方,并结束于外踝或稍前方。这条线的经过,在良好身体姿势中,重叠在连接重心与支撑区域中心点的基线上。

二、非结构性身体姿势错位

当负责保持良好身体姿势的肌肉(稳定肌)长时间没有受到刺激以抵抗重力时,例如在长时间坐着时,它们的稳定功能受到活动减退反应的干扰,导致肌肉无力。运动系统稳定性的缺陷会触发一种补偿机制——稳定功能被所谓的动员肌肉取代。然而,作为副作用,这种补偿会导致动员者的活动增加(多动)和灵活性降低,最终可能导致肌肉骨骼系统内的病理反应链,而这种病理反应链形成的身体姿势错位即为非结构性错位。

其不同于结构性错位,骨骼和软组织(筋膜、肌肉、韧带、肌腱)内不存在形态异常,而表现为肌肉骨骼系统的紊乱。简单来说,是由不良的肌肉使用而造成的体态问题。

三、非结构性错位的主要类型

儿童和成人在矢状面中最常见的身体姿势非结构性错位类型是前凸姿势、后凸姿势、平背姿势和后仰姿势。

1. 前凸姿势

前凸姿势代表一种错误姿势,与良好姿势的不同之处在于:腰椎前凸增加;骨盆前倾增加;髋关节屈曲增加;膝关节超伸;踝关节背伸增加。

前凸姿势状态下,拉长无力的肌肉包括腹肌、臀大肌、臀中肌后部、腘绳肌;短缩紧张的肌肉包括竖脊肌、腰方肌、髂肌、腰大肌、股直肌、阔筋膜张肌、腓肠肌、比目鱼肌。

2. 后凸姿势

后凸姿势代表一种错误姿势,与良好姿势的不同之处在于:胸椎后凸增加;头部前伸;下颈椎前凸变平或逆转;上颈椎前凸增加;肩胛和肩胛骨的前伸;上臂旋内。

后凸姿势状态下,拉长无力的肌肉包括竖脊肌的胸段、菱形肌、前锯肌、斜方肌的下部和中部;缩短紧张的肌肉包括枕下肌、胸锁乳突肌、斜角肌、胸大肌、胸小肌、背阔肌。

3. 平背姿势

平背姿势代表了一种错误姿势,与良好姿势的不同之处在于:腰椎前凸变平;胸椎后凸下部变平;骨盆前倾减少。

平背姿势状态下,拉长无力的肌肉包括竖脊肌(腰部)、髂肌、腰大肌、股直肌、阔筋膜张肌;缩短紧张的肌肉包括竖脊肌胸椎下部、臀大肌、腘绳肌。

4. 后仰姿势

后仰姿势代表一种错误姿势,与良好姿势的不同之处在于:头前引;颈椎上部前凸增加,下部前凸减少;胸椎后凸增加;腰椎上部前凸减少,下部前凸增加;骨盆前移,前倾减少。

后仰姿势状态下,拉长无力的肌肉包括胸上部和腰上部的竖脊肌、前锯肌、斜方肌的下部和中部、菱形肌、腹部肌肉的下部、髂肌、腰大肌、股直肌、阔筋膜张肌;缩短紧张的肌肉包括枕下肌、胸锁乳突肌、斜角肌、胸大肌、胸小肌、竖脊肌腰部(下部)、腹肌上部纤维、臀大肌和腘绳肌。

第九节　直立行走与骨形态

一、直立行走对骨的直接影响

1. 足骨

首先,人类的趾骨越来越短,直立行走的人类不再需要长的足趾抓握树枝,而短的趾骨不但有助于增强奔跑时"扒地"的力量,也有利于在追逐猎物时降低脚趾受伤的风险。

其次,跖骨和跗骨则相对越来越长,形成"足弓",相对"强壮"的跖骨和跗骨通过形成足弓,不但有助于改善长期站立或行走时足底供血,而且对增强踝关节的弹跳效果有好处。同时,足弓形成后,第一跖骨头端、第五跖骨头端和跟骨形成一个三角形,便于形成稳定的支撑(这也是上肢解放后无法协助支撑的必然要求)。

2. 小腿骨和大腿骨

直立行走的人类小腿骨(胫骨和腓骨)和大腿骨(股骨)越来越长,越来越"强壮",大腿和小腿之间的矢状面内夹角也越来越大(站立状态下,腿伸得越来越直);同时,腿长占整个身高的比例也越来越大,人类通过强壮且加长的下肢弥补无法四足着地的"运动缺陷"。

3. 骨盆

因为直立行走,髋骨、骶骨和尾骨共同参与形成的骨盆,不但要起到关键的支撑作用,而且要容纳并托起更多的脏器,其形状也越来越接近"盆"状,突出表现为其前径、后径越来越大。另外,也观察到,和其他灵长类动物比较,人类骨盆的上径、下径均减小,这应该与两侧股骨支撑起来更稳定有关,也与加大奔跑时摆动大腿的迈步效率有关系。

4. 脊柱骨

随着人类的直立行走,脊柱也参与身体支撑,因为重力的作用,越靠下的椎骨,承受的重力越大,因此也就越强壮,即腰椎＞胸椎＞颈椎。另外,为了维持直立时身体的稳定,脊柱逐渐形成了4个生理弯曲:颈曲、胸曲、腰曲和骶曲。

人类的身体支撑是如此的不易,以至于从出生到学会走路需要长约1年的时间才能完成。

二、直立行走的间接影响

1. 手骨

随着抓握树枝负重和平地协助负重的减少,手上的指骨和掌骨越来越短,腕骨也越来越小,但同时也越来越灵活,随着大脑的发育,单个手指运动灵活性加大,各手指间的配合也越来越好,手也越来越灵巧。

2. 前臂和上臂

不管是前臂骨(尺骨和桡骨),还是上臂骨(肱骨),相对都越来越短,越来越"孱弱",同时,各关节灵活性在加大,尤其回旋功能。

3. 肩带

人类锁骨和肩胛骨也越来越小,肩胛骨的另一个明显改变是越来越接近额状面,锁骨的另一个改变是越来越接近额状轴,这为肩带增大其活动幅度和协助肩关节进一步增大运动幅度提供了先决条件。

4. 胸廓

人类胸廓的前、后径明显减小,这会造成胸腔体积减小,可能与直立行走条件下内脏向下的压力增大而造成胸骨的压力减小有关。

5. 颅骨

人类脑颅骨占比加大,这有利于容纳更多的脑组织;面颅骨的占比减小,因为人类脑的发育、学会用火、双手的解放以及学会烹饪的关系,人类的食物越来越不需要强大的上颌骨与下颌骨,因此,相应骨退化明显,口腔后退而鼻梁突出成为明显特点。

第十节　骨骼肌损伤的修复与处理

骨骼肌附着于骨,为人体运动提供动力,占体重的40% ~45%。骨骼肌的基本组成是肌纤维。肌纤维的细胞质称为肌浆,包括基质和细胞器,如高尔基体、线粒体、肌浆网脂滴、肝糖原和肌红蛋白等。身体的大部分组织受损时,以瘢痕修复为主,骨骼肌组织亦然,后者的自身修复过程包括三个相互重叠的阶段:破坏阶段、修复阶段、重塑阶段。

一、骨骼肌损伤的分类

1. 急性损伤

(1)完全断裂。

(2)部分断裂。

部分断裂又分为筋膜内断裂(出血在筋膜内)与筋膜外断裂(筋膜同时撕裂,出血进入肌间隔)。肌腹的撕裂伤垂直于肌肉的长轴,这将导致撕裂远端的肌肉失去神经支配。

(3)肌肉挫伤,部分可继发骨化性肌炎。

挫伤是常见的运动相关的损伤,它的症状表现差异较大。对于钝性损伤,组织会出现局限性血肿,出现炎症反应。

2. 缺血性损伤

缺血性损伤是指肱骨髁上骨折并发的前臂缺血性挛缩和各种间隔综合征等。肌肉的筋膜腔或者肌肉夹层的压力升高,称为间隔综合征。这些间隙的压力升高,可以减少肌肉毛细血管的血流,所以这些毛细血管对组织的存活非常重要。若组织出现局部缺血,就需要进行外科手术解压,以防止肌肉和神经永久性坏死。

3. 慢性骨骼肌损伤

(1)肌筋膜炎与肌肉劳损。

在运动员中,肌肉劳损是最常出现的损伤。肌肉收缩过程中,力量过大可以导致肌肉和肌腱连接处组织的断裂,最常见于显著的向心性肌肉收缩。

(2)迟延性肌肉酸痛。

无论是普通人还是优秀运动员,从事不适应的运动负荷或大负荷运动,运动停止后24 ~ 72 h 运动肌会产生不同程度的酸痛,并伴随僵硬、肿胀和肌力下降等症状。肌肉酸痛不发生在运动期间或运动后即刻,而是在运动后 24 h 逐渐加剧,因而称为延迟性肌肉酸痛(delayed onset muscle soreness,DOMS)。延迟性肌肉酸痛一般持续 1 ~ 4 d,5 ~ 7 d 后消失。现普遍认为延迟性肌肉酸痛是不适应的运动方式,尤其是离心运动诱发的一种亚临床疼痛症状,一般不用经过临床治疗,可自行治愈。

二、骨骼肌损伤后自身恢复的机制

受损的骨骼肌愈合遵循着一个固定的模式,这个过程中包括以下 3 个阶段。

(1)破坏阶段。

在破坏阶段伴随着肌纤维的破裂和随之而来的坏死,并在破裂肌肉残端形成血肿,是一种炎症反应。

(2)修复阶段。

修复阶段机体吞噬坏死组织,肌纤维再生,生成瘢痕结缔组织,同时毛细血管长入受伤部位。

(3)重塑阶段。

重塑阶段是肌纤维再生时期,具有恢复肌肉功能的能力。

三、骨骼肌损伤后处理

在骨骼肌损伤初期,会发生如肿胀、疼痛、炎症反应,为了减轻症状,初期的治疗要遵循"PEACE + LOVE"原则。

1. PEACE

P:Protect,保护;E:Elevate,抬高;A:Avoid(anti – inflammatory modalitiies,避免使用抗炎类药物);C:Compress,压迫;E:Educate,患者教育。

抗炎类药物可以起到消炎、镇痛的作用,但是从长远看可能会影响组织的愈合。

2. LOVE

L:Load,应力,适当的应力可以促进组织愈合。

O:Optimism,乐观,乐观的心态会增加最佳恢复的可能性。

V:Vascularisation,血管功能性活动,无痛的心血管活动可增加动力并改善受伤部位血液循环。

E:Exercise,锻炼,合理锻炼有助于早期力量及本体感觉的恢复。

第十一节 肩关节稳定性与肩胛骨

盂肱关节(GHJ)是人体内最常见的脱位关节,GHJ脱位多为外伤性前脱位。GHJ不稳定经常复发(年轻男性患者5年内复发率高达85%),导致功能损害,并可引起退行性改变。肩胛骨形态与肩关节骨性关节炎和肩袖疾病的相关性已获得大众普遍认同,但其在创伤性肩关节不稳定中的作用尚鲜为人知。

一、肩关节脱位

肩关节指上肢与躯干连接的部分,包括臂上部、腋窝、胸前区及肩胛骨所在的背部区域等身体很大的一部分,由肩胛骨关节盂和肱骨头构成,属于球窝关节,是上肢最大、最灵活的关节。关节囊较松弛,附着于关节盂周缘和解剖颈。关节腔的滑膜层经纤维层膨出,形成肩胛下肌滑液囊及包裹肱二头肌长头腱的结节间滑液鞘(图2-2)。

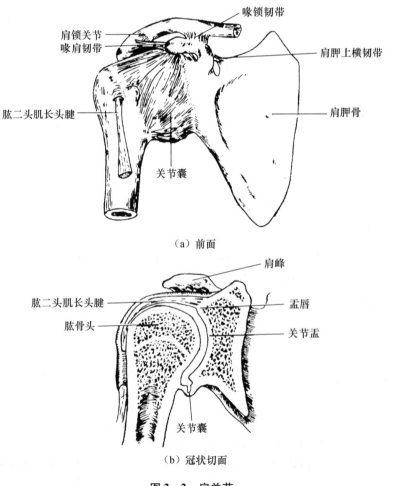

（a）前面

（b）冠状切面

图2-2 肩关节

肩关节脱位习惯上常指肱盂关节脱位,当肩部受外力打击(多为间接暴力),肩部关节骨骼与骨骼相连的关节结构发生错位,骨骼被迫离开正常位置,肱骨头突破关节囊而发生脱位,临床表现为肩部疼痛、肿胀及肩关节活动障碍等症状。

研究表明,健康人和复发性外伤性肩关节前不稳定患者的喙肩关节和肩胛骨关节盂形态不同。其中,喙肱距离较大为创伤性肩关节前部不稳定的病因之一,喙肱距离每增加 1 mm,不稳定的风险就增加 20%。此外,肩胛骨关节盂形态和肩胛关节周围解剖结构的不同等因素也深刻影响着肩关节稳定性。

根据肱骨头脱位方向,肩关节脱位可分为上脱位、下脱位、前脱位、后脱位四种,其中前脱位较多见。根据脱位后肱骨头位置不同,可分为肩胛盂下脱位、喙突下脱位、锁骨下脱位及胸内脱位。

二、肩胛骨形态与肩关节稳定性的相关性

喙肱距离增加是前部不稳定的常见病因。孤立性喙突骨折患者常反复出现前部不稳定,这进一步强调了喙突及其软组织的重要性。喙突及其软组织附着物可作为前支墩,防止肱骨头向前移位。连体肌腱可能充当安全带,在肩关节前脱位运动时,在大结节水平抓住肱骨头。

此外,研究显示复发性创伤性肩关节前部不稳定患者的肩峰方向更垂直、肩胛骨脊柱缘更靠后。垂直方向的肩峰可能导致关节盂中心后面的三角肌比例增加,从而减小三角肌对肱骨前移位的抵抗力。同样,肩胛骨脊柱缘靠后可能导致更大比例的冈上肌位于肩胛盂后方,或冈下肌和小圆肌的后向牵引,从而导致肩关节前部不稳定。

关节盂测量包括关节面后段前后曲率半径(APROC)、关节面上下曲率半径、关节盂面高宽指数($H-W$)。研究表明创伤性肩关节前部不稳定患者,关节盂形态在关节面后段曲率半径较大,$H-W$ 指数较大,向前旋转较多。

三、复发性创伤性肩关节

复发性创伤性肩关节不稳定有以下因素。

(1)喙突较短,在 12 点钟位置比 3 点钟位置更靠近肩胛盂,在上内侧角度更大,后部起点更靠近肩胛骨关节盂。

(2)肩胛骨的肩峰方向更垂直,关节盂的后部起点更靠近 9 点钟位置,而不是 12 点钟位置。

(3)关节盂更向前倾斜,在关节面后段前后方向更平坦,形状近似椭圆而不是梨形。

总体来说,这些形态学上的差异表明复发性创伤性肩关节前不稳定与肩关节后弓和基底部的旋转有关,也说明肩胛骨解剖结构在盂肱稳定中起着潜在的重要作用。

第十二节 三角肌肌纤维构筑

三角肌分为前束、中束、后束(即锁骨部、肩峰部、肩胛冈部),前、后束肌纤维排列均与肌长轴平行;中束的肌纤维呈多羽状排列(虽然减少了单个肌纤维的力量,但增大了

肌肉的生理横断面积）。

一、构成比例

三角肌各部浅、深区的Ⅰ型纤维比例存在显著差异，前、后束比较差异不显著；此外，左右侧肌之间肌纤维型比例比较均无明显差异。肌肉质量由大到小依次为中束、后束、前束；肌肉长度由大到小依次为后束、中束、前束；肌纤维长由大到小依次为后束、前束、中束；PSCA（可理解为肌力）由大到小依次为中束、后束、前束。

中束的羽状角最大（31°，不同的人羽状角有差异），前、后束的快、慢肌比例相同（年龄不同比例略有不同），中束慢肌比例高。

二、直径和横断面积

各区Ⅰ型肌纤维均比Ⅱ型肌纤维稍大，但无显著差异。各部及浅、深区之间两型肌纤维直径相近，仅中部深区的Ⅱ型肌纤维明显比其他各区的肌纤维细小。此外，肌纤维生理横断面面积（除中部深区外）无论Ⅰ型或Ⅱ型肌纤维，其右侧均比左侧稍大，然而差异不显著。

三角肌中束Ⅰ型肌纤维比例高，前、后束肌纤维构成比例无明显差异。三角肌各束深区的Ⅰ型肌纤维比例比浅层高，中束深区最高（66.9%）。

三、肌纤维构筑特性

骨骼肌分为力量型构筑和速度型构筑两种。生理横断面面积与肌重的比值（CAS/MW）越大，骨骼肌越倾向于力量型构筑；而肌纤维长与生理横断面面积的比值（FL/CSA）越大，则越倾向于速度型构筑。

影响肌肉力量的因素有肌源性和神经源性等因素，肌源性因素包括肌肉生理横断面积、肌纤维类型、肌肉初长度等。

中束主要倾向于力量型构筑；前、后束更倾向于速度型构筑；相对而言，前束生理横断面积比后束稍大，提示前束的肌力潜能比后束略高。

相对应的每个部分有不同的分法，但都是基于肌内纤维带分布的，不同的分法在功能上区别不大。

四、肌纤维内神经分布

前、后束仅有1支一级神经支支配，而中束较大，有2~3支一级神经支进入，并且三角肌中束的神经吻合较为致密，推测该部位也有着更精细的神经控制，在三角肌活动中起主要作用。

（1）三角肌中束神经支多，慢肌比例最高，生理横断面最大，力量最高。

（2）前、后束快慢肌比例差异不大，生理横断面差异不大，收缩速度比中束快。

五、三角肌训练的启示

因为力量、速度训练可使快肌纤维面积增大，而耐力训练可使慢肌纤维面积选择性增大,所以前、后束在训练时要包括力量、速度和耐力训练,质量选择上应包括3~6 RM、8~12 RM和15~30 RM的质量。而中束应以耐力训练为主,辅以力量和速度训练,质量选择上应以15~30 RM的质量为主,辅以8~12 RM的质量。理论上,三角肌后束能与前束训练一样大(不考虑基因和形态的影响),前提是后束和前束的训练量差异不大。

第十三节　肘关节的回旋功能

肘关节主要可以做屈伸运动,也可完成回旋运动(旋内或旋外,又称旋前或旋后)。其回旋功能从本质上看,是由桡尺近侧关节和桡尺远侧关节两个关节联合完成的(联合关节),即桡骨围着尺骨旋转引起的(图2-3)。

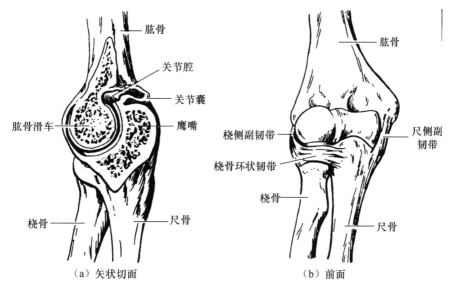

（a）矢状切面　　　　　　　　　　（b）前面

图2-3　肘关节

人体前臂内有两块骨,内侧是尺骨,外侧是桡骨;桡骨下端外侧可摸到桡动脉,尺骨内侧全程均可触及。

桡骨和尺骨其间上下两端分别是靠近肘关节和桡腕关节处两块骨挨着形成连结,即通过桡尺近侧关节和桡尺远侧关节。两个关节均为单轴的圆柱关节,可绕着垂直轴进行回旋,即引起桡骨围着尺骨转,运动幅度较大,以标准解剖学姿势为起点,可旋内近180°。

跨过肘关节并附着于桡骨的肌肉有可能带动前臂产生回旋(如肱二头肌使肘关节旋外),附着于尺骨则无此功能(如肱肌和肱三头肌)。

平时自然站立时,肘关节以旋内90°位最常见(此时旋内、外肌肉静息张力均衡而舒适),即掌心向内侧而非向前(标准姿势)。

前臂两块骨间还有前臂骨间膜,起到牵拉两块骨以防止过分远离的功能;前臂旋内90°时,该膜紧张度最高,因此,前臂受伤时进行悬吊固定,大拇指向上(旋内90°),可最大程度让前臂骨间膜紧张而防止软组织粘连影响康复后前臂回旋功能。

在自然体位下,不同个体前臂均有不同程度旋内,性别上男性前臂旋内幅度更大,应该与男性肘关节旋内的肌肉力量更强有关。一个有趣的观察点为男性和女性看表方式上的差异,男性(看)手表的方式均为旋内位(手心向下,旋内近180°),部分女性则习惯于无旋内位。

第十四节　腰椎间盘突出症与脊柱稳定性

人体椎间盘共有23块,位于枢椎至骶骨间的椎体间隔处,起到连结上、下位椎体的作用,并因其良好的形变能力在功能上起到了类"关节"的作用,增大了脊柱的运动幅度。

一、椎间盘的结构特点

椎间盘由中央的髓核及周围同心圆式排列的纤维软骨环组成,髓核柔软而有弹性,耐压性能良好;纤维环牢固连结上、下位椎体,并限制髓核的形变幅度,防止其向外"膨出"(图2-4、图2-5)。

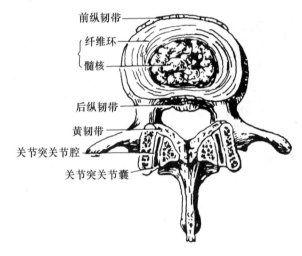

图2-4　椎间盘和关节突关节

椎间盘总厚度约为脊柱总长的1/4,因人类的直立行走,外加椎间盘具有较好的形变能力而使身高在一天中呈现"早晚有别"的差异性,可存在1~3 cm的差值,这在测量身高,尤其测试、对比分析群体间身高差异时必须要考虑到。

正常情况下,腰段脊柱可屈40°,伸30°,侧屈30°(年龄差异较大,2~13岁每侧可达62°,65~77岁每侧只有22°);下腰椎椎间盘形变幅度大于上段;随年龄的增大,各椎间盘活动度均减少。

二、腰椎间盘突出

1. 椎间盘突出容易发生在腰部

不合理的举重物动作,过度的负荷及直接暴力损伤均是椎间盘突出的损伤成因。直立行走的人体,脊柱腰部承力更大,且因为腰部较为灵活的运动幅度而对椎体间的椎

外止于同侧髂后上棘的内侧。

按照以往的规律,L2 的肌肉起于椎弓板和棘突,分别止于第 4 腰椎(L4)至 S1 的上关节突关节。考虑到 S1 以下不再有关节突关节,其他的肌肉附着在骶骨及髂后上棘的方向上。同样的,L3 的肌肉止于第 5 腰椎(L5)、S1,以及骶骨向髂骨延伸的方向。L4、L5 不再赘述。

与腰椎周围其他肌肉不同,腰椎多裂肌由每个椎体棘突发出的多束肌肉组成,层叠在一起组成一个肌群,而每个椎体(寰椎除外)都配备这样一组肌群,这便有很多肌束群在椎体的关节突,同样又有一组肌肉止于此,这种类似于斜拉桥的结构无疑提高了椎体的稳定性。

对于每个椎体来讲,每天承受的负荷均是复杂多变的。而这一组肌肉由于既有平行于矢状面的拉力,又有垂直矢状面的分量,就可以最大限度地抵消各个方向的负荷。

六、锻炼脊柱稳定性的方法

1. 多裂肌常用锻炼方法

对于多裂肌的锻炼,临床上常用的方法为"小燕飞",这是一种患者呈俯卧位,双手双脚尽可能抬离水平面的锻炼方法。该方法可以有效地发展腰部伸肌力量和耐力,但现有研究发现这种锻炼方法会产生十分大的载荷,在进行类似小燕飞动作时,椎间盘承受的压力可高达 4 000 N 以上,这对腰椎间盘患者的康复来说具有一定的风险。

单腿伸展运动是一种负荷更小、同样具有较好效果的锻炼多裂肌的方法。研究发现,单腿伸展运动时,单侧伸肌被充分激活,多裂肌得到充分刺激,同时其对腰椎的负荷仅为 2 500 N,如果想进一步加大对多裂肌的刺激,则可把同侧或对侧上肢水平抬起,虽然这可能略微增加腰椎承担的负荷,但其对多裂肌等腰部伸肌群都有着十分明显的刺激效果。

2. 腹部肌肉及腰方肌锻炼方法

对于腹部肌肉的锻炼,一般人们多想到仰卧起坐这类运动,但仰卧起坐已被公认对腰椎是十分不利的,研究表明在进行仰卧起坐运动时,腰椎所承担的负荷高达3 000 N以上。这看起来似乎并没有"小燕飞"带来的压力水平高,但是考虑到二者姿势的不同,仰卧起坐的 3 000 N 是完全作用于腰椎全屈曲状态下,会产生更高的椎间盘局部压力,所以仰卧起坐对多数腰椎病患者来说也是十分不利的。那么是否存在一种可以有效刺激腹部肌群同时避免过高腰椎负荷的锻炼方法呢?经过研究发现,侧桥运动能够符合这种需要。

做侧桥运动时,腰椎负荷往往低于 2 500 N,且对腹横肌、腹直肌、腹内外斜肌都有着充分的刺激作用,同时其对腰方肌也存在明显的刺激作用,通过肌电测得在做侧桥运动时腰方肌的最大肌力(MVC)可达 50% 以上。对于力量水平不同的人其锻炼方式可以存在变化,较为灵活。

如果想要继续提升难度,加大训练效果,可以通过交替改变支撑手、改变支撑侧方位来达到目的。上述的侧桥运动中腰大肌也会参与收缩,但对其刺激效果不明显。要想充分地刺激腰大肌，推荐采取仰卧位的空中蹬自行车的动作来达到目的，即将脊柱完全放平，抬起双腿在空中如蹬自行车一般交替划圈。这种方法可以给予脊柱充足的支撑，脊柱承受负荷较小，同时可以充分地锻炼腰大肌。

综上所述，脊柱稳定性的维持是要对特殊肌群进行充分的锻炼，保证其有较高的功能水平，避免在运动中由于功能水平的不足而发生损伤。本节中，对脊柱的损伤机制进行了探讨，阐述了脊柱稳定性模型的概念，同时对现有的锻炼方法进行了补充。脊柱稳定性的维持是一个复杂的体系，未来的研究可进一步对锻炼脊柱稳定性的方法进行探讨，从而寻找更适合、效率更高的训练方法。

第十五节　下　肢　刚　度

对于生物体而言，刚度可增加支持组织的强度，抵抗对生物体所施的作用力。生物体组织的成分和结构会影响生物体的刚度和柔韧性。对于人体而言，个体刚度值取决于肌肉、肌腱、韧带、软骨和骨骼整体。但是人体不仅具有被动成分，还具有主动成分，所以将刚度的概念应用于骨骼肌肉系统时，力和变形之间的关系不是简单的线性关系。对于人体骨骼肌肉系统的主动成分来说，刚度大小与运动形式和持续时间也有一定的关系，很多文献使用"刚度"这一简单概念来描述既有主动成分又有被动成分的肌肉骨骼系统。

下肢刚度是分析腿运动模型的关键指标。许多科学文献对下肢刚度的估测方法都基本采用地面最大反作用力（GRF）与腿压缩 ΔL 之间的比值，即 $K_{\text{leg}} = F_{\text{max}}/\Delta L$。

一、不同动作形态下刚度的作用

由于肌肉活化程度、伸展反射、关节力矩及关节角度等因素可改变人体的关节刚度，而关节刚度又将影响下肢关节角度，下肢关节角度的变化还会影响下肢长度的改变，所以很容易产生下肢刚度的变异。髋、膝与踝关节刚度的有效调控有利于提高运动功能。

1. 跑步

研究发现，跑步速度（跑速）逐渐提升时，下肢刚度与膝关节刚度也将增加，故跑步者如具有适度的下肢刚度则有利于跑速的提升；Avogadro 等人研究发现，100 m 冲刺跑的前期、中期与后期各阶段，跑速不同其下肢刚度将随之改变，当运动员从慢至快增加跑速时，动作速度越快，作用时间越短，垂直刚度与关节刚度显著提升。

2. 跳跃

Fukashiro 等人发现，踝关节对于跳跃表现产生垂直推进具有重要作用，从高台垂直落下，着地后立即反向弹跳，这时膝关节的屈伸作用是控制跳跃表现优劣的关键因素之一，其中着地时关节角度位移量影响力矩臂距离与地面反作用力参数，致使关节刚度得以适时调控。

3. 跳深

以 20 cm、40 cm 和 60 cm 不同高度跳深着地时发现：随着着地时间的缩短垂直刚度与踝关节刚度增加，说明随着高度逐渐增加，将产生高水平的肌肉预收缩，使下肢肌肉累积相当张力，在着地时的重心垂直下降位移量较小，导致腿部刚度较高，因此，着地接触时间的长短与刚度调控有关。

二、不同运动条件下刚度的作用

Self 等让受试者从 30.48 cm 高台以自然着地、直膝着地、直膝脚尖着地与直膝脚跟着地等 4 种着地技术落下，结果显示直膝脚尖着地造成跟腱应力峰值最大，而直膝脚跟着地则导致垂直力量与胫骨加速度峰值最高，该研究进一步指出 4 种不同着地技术的下肢刚度均是垂直跳与跳深等条件下刚度的 3 倍以上，故直膝着地时下肢冲击的影响作用甚大，对下肢骨骼伤害的概率最高，为避免外在冲击力所产生过高刚度，建议尽量勿以直膝方式着地，并且着地阶段应尽可能运用下肢髋、膝与踝关节的活动延长触地时间来降低垂直反作用力的冲击。触地时间越长，肌肉产生的力量越大，从而可以降低地面垂直反作用力产生的冲击。

刘晔等让受试者在跑台、柏油路、草地、塑胶跑道上进行跑步（硬度由大到小依次为柏油马路、塑胶跑道、跑步机、草地），通过肌电、肌肉加速度值和跑步录像对下肢刚度进行分析发现，地面硬度越大，下肢刚度越小，肌肉活动程度越高。

这些研究都表明人体能够根据感觉运动功能系统的感知自动地调整身体的刚度来适应外周的环境变化。

总之，当发生膝前痛时，人体的重心可能会向健侧腿偏移，从而骨盆向健侧腿倾斜，落地时健侧腿需要承受更多的体重，这时候通过神经调节，健侧腿的刚度降低，肌肉活动增加，缓冲健侧腿所增加的地面反作用力，保护健侧关节。

第十六节　股四头肌角及意义

Q 角是整个下肢生物力学异常的重要预测指标。现在比较统一的定义是股四头肌力线和髌韧带力线所构成的夹角，称为股四头肌角（qvadriceps angle，QA），简称 Q 角，股四头肌力线是由髂前上棘到髌骨上缘中点的连线，髌韧带力线是由髌骨中心到胫骨结节的连线，两者交叉形成的锐角即 Q 角。

一、Q 角的形成

Q 角是生理性的，目前许多专家认为其形成主要与伸膝机制和髋关节内旋有关。国外学者在髌股关节的动态力学分析中提到胫股关节伸直过程中的扣锁机制（通过胫骨外旋相对股骨）使胫骨结节向外移位，随着股四头肌的收缩膝关节完全伸直，髌骨从股骨髁滑车沟中滑出，此过程中的髋关节内旋、胫骨相对股骨的外旋、胫骨结节向外移位就形成 Q 角。

二、Q 角的正常值

Q 角的测量,采用十字交叉法确定髌骨中点,使用关节测量尺测量 Q 角度数。多采取卧位测量,测试时需注意足部应保持在中立位置,同时被检查者要放松下肢肌肉。

Q 角值的大小国内外研究意见不一,Loudon 研究指出男性的正常 Q 角为 $10° \sim 13°$,女性为 $15° \sim 17°$。国内关于 Q 角的研究较少,一般认为 Q 角在 $18° \sim 22°$ 之间。有学者提出 Q 角并不是平面夹角,而应是一个空间角,随膝关节屈曲角度的增大,空间 Q 角呈线性增大趋势,但当前临床上所测的 Q 角都是平面夹角。

在国内缺乏 Q 角的正常值方面的研究,国外学者将有关 Q 角正常值的文献进行回顾性研究,结果各研究者得出的正常值范围不一,在体位上,部分学者仅研究仰卧位的测量值,部分学者在研究中既考虑仰卧位也考虑站立位,但有一点相同的是几乎所有结果都显示正常女性人群的 Q 角普遍偏大。

三、Q 角改变的病因

根据 Q 角定义,髂前上棘、髌骨或胫骨粗隆位置的改变都会对 Q 角产生影响。髂前上棘位置影响股四头肌力线,女性骨盆比男性宽,使得髂前上棘相对偏外而造成 Q 角偏大。足部的旋内、旋外运动也会对 Q 角产生影响,足部位置改变使胫骨粗隆产生相对位移,影响 Q 角大小,足弓扁平,足内侧承重均会使 Q 角变大。髌骨的位置也是影响 Q 角的重要因素之一,髌骨位置的维持依赖于内、外侧支持带,Desio 等人研究发现髌股内侧韧带对髌骨外移的约束力占总约束力的 $60\% \pm 13\%$,外侧支持带作为髌骨向外侧移动的重要约束,贡献了 $10\% \pm 4\%$ 的约束力。当髌骨位置偏移时,髌骨中点和髂前上棘与胫骨结节连线角度(Q 角)发生变化。

四、Q 角的意义

Q 角可以提供关于膝关节对齐的重要信息,如果超出正常值,就可以作为过度使用受伤的前兆。股四头肌中的股直肌、股中间肌、股外侧肌和股内侧肌的部分纤维最终融合到一个肌腱,包裹髌骨,提供向上和向外的拉力。而股内侧肌的另一部分纤维直接连接髌骨,提供向内的拉力。这两股力量如果能达到平衡,就可以使髌骨在股骨下端的凹槽中上下移动。

Q 角衡量了这种力量对比。不同姿势下的 Q 角会有变化,站立时的正常 Q 角一般比仰卧时要大。正常情况下,自然站立时 Q 角的范围是($13.5° \pm 4.5°$),但有较大的个体差异,而且男性的 Q 角一般比女性小。如果 Q 角过大,髌骨的位置可能出现向上和向外的偏离,并导致髌股关节的外侧受力增加;如果 Q 角过小,则可能向内偏离,并导致髌股关节内侧受力增加。由于髌股关节有多个方向的活动度,因此髌骨位置的变化也可能在多个方向上发生,包括移动、旋转和倾斜。

临床中,Q 角可以间接反映骨盆和下肢的关系。有研究显示青年人的 Q 角和动态姿势平衡之间存在显著差异,Q 角越大受试者平衡测试得分越低。研究表明静态 Q 角与髌股关节运动学或疼痛之间没有关联,但 Almeida 研究发现患有髌股关节疼痛综合征

（PFPS）的女性表现出更大角度的动态膝外翻。Huberti 等人研究发现 Q 角增加 10°时，髌股接触面积同普通人相比没有明显变化，但当膝关节屈曲至 20°时，髌股压力增加 45%。由于 Q 角的存在，髌骨会存在一个向外的分力，但这部分分力会被髌骨内侧支持带、股内侧肌及相关韧带拮抗，维持髌骨在一个相对稳定的位置，因此，Q 角的变化会对髌骨的运动轨迹产生影响，同时会造成髌骨软骨面上的压力分布不均，Q 角增大会增加髌骨外移趋势，导致髌股关节外侧压力增高。

五、Q 角异常的危害

研究表明 Q 角过大比过小更常见，以下简单介绍一些常见的与 Q 角过大有关的危害。

（1）可能导致肌肉失衡。

Q 角过大使得股四头肌和紧绷的髂胫束产生更大的向外的拉力，而能够提供向内拉力的股内侧肌则较为薄弱，导致髌骨外移。这不仅体现在静态站姿中髌骨的位置，更重要的是在运动中髌骨的运动轨迹不再沿着股骨滑车上下，而是向外偏移。这会导致髌骨后方的软骨磨损或退化，从而引起疼痛。

（2）更大范围的代偿。

过大的 Q 角会改变运动模式，包括膝外翻、足部的过度旋前（足弓塌陷或足外翻）。代偿的运动模式又会进一步促进 Q 角增加，形成恶性循环。

（3）关节失稳。

膝关节的外翻和扭转会过度拉伸关节内的结缔组织，包括关节囊、韧带和软骨，因此会损害膝关节的稳定性。特别是前交叉韧带，在这种情况下承受很大的压力，最容易受损。

目前，对于 Q 角的相关问题还存在一定的争议，并未有一个绝对的标准来描述其具体范围，也没有明确的科学理论表明其与髌股关节疾病发生率之间有直接关联，但比较统一的观点是 Q 角通过改变下肢的力线影响了髌股关节的力学特征，从而在体育运动中容易引起髌股关节损伤的发生。

第十七节 籽骨"腓肠豆"

籽骨是一种尺寸较小的近似圆形的骨性或者软骨结构，通常位于关节周围的肌腱内。有研究认为在人体中籽骨多达 42 块，但并不是所有人都拥有同样数量的籽骨，正常人都拥有的籽骨是髌骨。

籽骨最早可以追溯到胚胎期，在胚胎 8 周左右，短屈肌腱中出现籽骨，胎儿期 12 周籽骨开始出现软骨化。有研究认为籽骨的出现受基因和外界环境双重因素调控。外界环境中随着孩子的发育，自身体重的增加，身体承受力增加导致在完成一个动作时，力的传导也随之增加。肌肉在做工时为省力（增大动力臂）肌腱内籽骨软骨逐渐钙化形成骨性籽骨。因其在发育过程中随身体发育而变化，故在做骨龄测定中，检测相应籽骨的钙化状况是检测青少年发育状况的一个重要方式。

腓肠豆作为常见的人体籽骨，它是由 Pancoast 在 1909 年发表的一篇膝关节腓肠肌内籽骨的研究时提出的，其形状与蚕豆相似，因此以其形状而命名，称其为"腓肠豆"。腓肠豆位于腓肠肌外侧头的前面，借助于夏贝氏纤维(骨外膜内的胶原纤维穿入骨组织，使骨外膜连接到骨上的一种胶原纤维)。与腓肠肌腱及膝关节后侧韧带相连。并不是所有人都拥有腓肠豆，调查发现人群中 80% 左右的人拥有腓肠豆，且左右小腿内腓肠肌同时存在。腓肠豆的大小对于不同人而言也不同，有研究认为其与受力大小有一定关系。腓肠豆的出现多数是在骨龄 12 岁左右，腓肠豆软骨逐渐钙化形成腓肠豆。

腓肠豆的出现与人类直立行走有很大关系。处于站立位的人体，下肢主要靠股四头肌、小腿三头肌维持基本站立姿势。其中，股四头肌在维持长期站立中为了省力出现了髌骨，髌骨的出现增大了股四头肌的力臂，利于长期工作；为维持长时间站立及高爆发力时稳定膝关节，小腿三头肌中相应也出现一块籽骨用于平衡关节处肌力。

腓肠豆作用是在膝关节后方的肌腱韧带处增加其张力用于维持膝关节的稳定度。腓肠豆骨作为膝关节后外侧唯一的骨性结构，可以对屈肌侧的外侧头肌腱张力起到缓冲作用，也有利于减少肌腱与骨之间的摩擦力和改变力的方向，促进肌腱滑动，增加肌收缩效率以及保持膝关节的稳定性。

腓肠豆在不同人种中出现的概率是不同的，但作为籽骨家族中的一员是为了适应环境所出现，腓肠豆在经常进行体育运动人群和长期进行体力劳动的人群中发生率较高。

第十八节　足弓形态的维持

人体足弓是由跗骨、跖骨及足部的肌腱、韧带排列组合形成的凸向上方的弓形结构。人体足弓主要由内侧纵弓、外侧纵弓和横弓组成。内侧纵弓由跟骨、距骨、足舟骨、三块楔骨及第一、二、三跖骨共同组成；外侧纵弓由跟骨、骰骨及第四、五跖骨组成；横弓由三块楔骨和骰骨组成(图 2 - 6)。

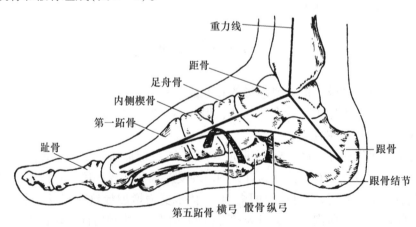

图 2 - 6　足弓

一、足弓的形态

1. 内侧纵弓

距骨是足部位置最上方的一块骨,其形状为前后凸起,内外稍凹陷且背面呈圆顶状。以距骨前后做轴发现距骨头处于矢状轴内侧约 16°且距骨头向上突出约 42°(解释足向内侧倾斜原因之一)。

跟骨作为跗骨最大的骨骼,在内侧足弓中承载下肢传递到距骨上的力,通过粗大的跟骨结节传递到地面。跟骨后面的凸起与距骨后面的凹陷相适应,相对于足本身矢状轴,跟骨体偏向于外侧,当力从下肢传导到跟骨,沿着跟骨与距骨所形成的轴进入内侧足弓。

在内侧足弓中另一个与距骨相连的是足舟骨,足舟骨近侧端的凹面与距骨头形成距舟关节。与足舟骨相连的是三块楔骨,三块楔骨前衔接第一、二、三跖骨。第一跖骨形态与其他四块跖骨形态差异较大,所以第一楔骨与其他两块楔骨也有差异。第一跖骨体粗但较短,而第一楔骨长于其他两块楔骨,以此补充第一跖骨短的不足。在内侧足弓中因为穿越跟骨、距骨所连接轴及连接内外踝尖轴都是偏向于内侧,所以内侧足弓承受由下肢传导的力较大,内侧足弓所有骨也因此发生适应性改变。

2. 外侧纵弓

骰骨有 6 个表面,远端表面与第四、五跖骨相连。跟骨远端相对较小的弧形面与骰骨相连,形成跟骰关节,骰骨关节面是凹凸结合的关节面,利于跟骨和距骨与骰骨相连形成一个防滑的锁链。跟骰关节相对于距舟关节灵活性小,因此,该关节为外侧纵弓的形成提供稳定支撑。

3. 横弓

三块楔骨和骰骨组成的横弓维持足中部的稳定,其中骰骨向内侧突出与足舟骨有一个接触面。第二楔骨相对于其他两块楔骨向上突出形成一个弓形结构。

二、足弓的运动能力

如果足骨、足底韧带或肌肉发育异常,或因足部结构受到损伤而使足弓塌陷,称为扁平足。有扁平足的人,一般走、跑及跳跃功能减弱,小腿和足易产生疲劳,甚至疼痛。

相反地,如果足弓过高,足弓曲度过大,严重的话会导致足内翻,足踝内侧压力过大,外侧张力过大,踝关节力量不均衡,步态异常,造成足部负重失衡,重心集中在脚底前、中外侧,走路时重心发生偏移,容易扭脚踝,无法正常负重行走。

三、足弓的作用

足弓的主要功能是使重力从踝关节经距骨向前分散到跖骨小头,向后传向跟骨,以保证直立时足底呈三脚架式支撑的稳固性。

当身体跳跃或从高处落下着地时,足弓弹性结构起着重要的缓冲振荡作用,能够减少地面对身体的冲击,保护体内脏器,特别是保护大脑免受振荡。

在行走,尤其是长途跋涉时,足弓的弹性对身体重力下传和地面反弹力间的节奏有着缓冲作用,同时还有保持足底的血管和神经免受压迫等作用。

为了适应力的传递,其旋转轴的偏移使其下方跗骨整体发生相应方式的变化,如承受重力大的部位骨体粗大。足弓形态中内侧足弓高于外侧足弓,是人体下肢特殊的传递力结构所导致。小腿中胫骨虽然粗于腓骨,但腓骨外踝尖比胫骨内踝尖位置靠下方约 5 mm,从而导致穿过内外踝的旋转轴偏离于额状轴(额状面约 10°,水平面约 6°),旋转轴稍倾向于前上方。

四、足弓的测量

目前测量足弓的方法中,足弓高度指数(arch height index,AHI)是一种有效、可靠的足型判别方法,是指足背高度(在足长 50% 处量取足背的垂直高度)除以截断足长(足跟最远端到第一跖趾关节的距离)。AHI≥0.356 为高足弓,0.275 < AHI < 0.356 为正常足,AHI≤0.275 为扁平足。

检测足弓是否存在异常的通用手段一般是"足印法",即用颜料涂于脚底,踩在白纸上,观察其足印比例。

五、足弓的临床意义

人体在站立时,足底受力,足弓在维持形态中出现适应性受力变化,弓形结构幅度减小,足底筋膜韧带肌肉被拉长。如果足底受力方向出现改变,力的传递越过原有弓形的轴,会出现足底受力不均。功能线改变相应形态结构也会发生变化,如蹲外翻、足底筋膜炎等。因此,维持适度的足弓形态在日常生活中有着重要作用。

有研究发现,在长距离耐力项目中低足弓者在软组织损伤、下肢内侧和膝盖处损伤的发生率更高,如髌骨肌腱炎和全身膝关节疼痛;高足弓者在长时间运动时,骨性损伤、下肢外侧部损伤和足部踝关节损伤的发生率更高,例如胫骨应力性骨折和踝关节外侧扭伤。

此外还发现,在力量型项目中扁平足者足部和膝关节部位出现疼痛症状概率高,且扁平足者足部受力不均,较正常足者更易出现运动损伤。

第三章　延伸到运动机能领域

第一节　肩带运动与方式

肩带是由上肢带骨连结形成的,连结结构包括胸锁关节(SC)和肩锁关节(AC)。SC 和 AC 的联合运动构成了所谓的"肩胛胸运动",即肩胛骨相对于胸廓的运动。

一、胸锁关节

胸锁关节由锁骨内侧端和胸骨的锁切迹形成,是一个不典型的球窝关节,可绕着三个基本轴进行较大幅度的运动,因为锁骨的横位,所以该关节的运动方式从绕的运动轴来说与常规关节不同(图 3 - 1)。

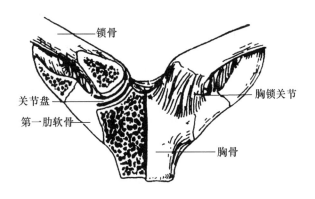

图 3 - 1　胸锁关节

胸锁关节是肩带运动的枢纽,因此,距离关节越近运动幅度越小,越远运动幅度越大;也就是说,被视作整体的锁骨和肩胛骨中,肩胛骨的运动幅度更大,为方便起见,一般以肩胛骨的运动代表整个肩带的运动。

肩胛骨可以进行上提(耸肩)和下降(沉肩):如健身锻炼中,持哑铃耸肩,肩胛骨主要做上提运动;爬绳练习拉起阶段,肩胛骨主要做下降运动。

前伸/外展(含胸)和后缩/内收(扩胸):健身锻炼中,如俯卧撑撑起阶段,肩胛骨做外展(前伸)运动;弹簧拉力器做扩胸练习,肩胛骨主要做内收(后缩)运动。

上回旋(两臂侧上举伴随肩关节外展而旋转)和下回旋(相反):一般以肩胛骨下角的旋转方向来确定,转向外上方为上回旋,转向内下方为下回旋;肩胛骨单独进行回旋的幅度较小,一般和肩关节的运动如外展相伴随时运动幅度加大。

二、肩锁关节

肩锁关节由锁骨的外侧端和肩胛骨的肩峰关节面构成，是一个平面关节，因此，从分析运动来讲，可以忽略该关节，把锁骨和肩胛骨视作一个整体，共同绕着内侧的胸锁关节进行运动。

从总体看肩带可以单独运动，也经常通过自身运动帮助肩关节加大运动幅度；另外，锁骨的横位实际上推远了肱骨和人体胸廓（躯干）的距离，也方便盂肱关节产生更大的运动幅度。在下肢，若没有类似结构的下肢带，髋关节加大运动幅度只能靠股骨颈的帮助，推远股骨体和髋骨的距离来完成。

两侧肩带的运动互不干扰，这点不同于下肢，两侧下肢带愈合形成一个整体骨盆，运动上就需要整体协调完成。

三、肩带运动模式

肩胛骨相对于胸廓的运动较为多样，包括主要绕胸锁关节完成的上/下回旋、前伸/后缩、上提/下降，以及主要绕肩锁关节完成的前倾/后倾、内旋/外旋等运动。

通常在描述 AC 和 SC 的运动时，为了方便学习，都是将二者作为一个整体，这是因为 AC 的运动幅度很小，所以常常被忽略。但是，SC 所带来的肩胛骨相对于胸廓的运动离不开 AC 的调节，例如：肩胛骨进行水平面的垂直抬高是肩胛骨遵循绕着 SC 抬高的锁骨的活动路径的直接结果，但要想使肩胛骨在抬高的整个过程中仍大致保持垂直，就需要肩胛骨在 AC 处轻微向下回旋。因此当 AC 运动功能出现障碍时，其整个肩复合体的运动必然会受到影响。所以即使 AC 的运动幅度较小，但由于其功能上的重要性，对于其所带来的运动不可忽视。

位于 SC、AC 和盂肱关节（GH）之间的锁骨和肩胛骨属于环节，而环节绕关节运动，当手臂在肩胛平面抬高时，上肢运动链属于开环运动，环节围绕近端关节进行转动，即锁骨围绕 SC 进行运动，肩胛骨围绕 AC 运动。

在一项针对没有肩关节运动功能障碍的年轻人的试验中发现，当受试者手臂在肩胛骨平面由 30°外展至 90°时，锁骨在 SC 发生了平均 6°的上抬、6°的后缩以及 10°的后回旋；由于肩胛骨在 AC 处与锁骨相连，因此锁骨围绕 SC 的运动也会为肩胛骨带来相对于胸廓的运动。

在该试验中，锁骨 6°的后缩带给肩胛骨相对于胸廓 6°的外旋运动；锁骨 6°的上抬带给肩胛骨相对于胸廓 1.5°的上回旋和 4.5°的前倾运动；锁骨 10°的后回旋带给肩胛骨相对于胸廓 7.5°的上回旋和 2.5°的后倾。

将锁骨三个平面运动所带来的肩胛骨运动进行相互叠加或抵消后，可得肩胛骨因锁骨在 AC 处的运动发生了共 6°的外旋、净 2°的前倾以及净 9°的上回旋运动。

分析完 SC 所带来的运动后，再将注意力放在 AC，AC 处的运动较 SC 处简单，只是单纯的肩胛骨运动。当上臂在肩胛骨平面由 30°抬高至 90°时，肩胛骨在 AC 处发生了 4°的内旋、4°的后倾以及 7°的上回旋。

当综合 SC 处运动所带来的肩胛骨相对于胸廓的运动和 AC 处肩胛骨的运动时，可得出关于肩胛骨相对于胸廓的整体运动,即2°的外旋、2°的后倾以及共16°的上回旋运动。

四、肩带运动实践

(1)当上臂在肩胛平面上抬(可以理解为"外展")时,锁骨在SC处上抬、后缩及后回旋。

(2)在上臂外展时,锁骨在SC处的运动将带给肩胛骨相对于胸廓的运动,如果将AC视为不动关节,则肩胛骨会发生前倾、上回旋和外旋,但事实上,肩胛骨相对于胸廓的运动为后倾、外旋和上回旋,因此肩胛骨在AC处的运动是不可被忽视的。

(3)在上臂外展时,肩胛骨在AC处发生了后倾、内旋和上回旋,综合锁骨绕SC运动时所带来的肩胛骨相对于胸廓的运动,在整个肩胛平面上抬过程中,肩胛骨相对于胸廓发生的运动为外旋、后倾和上回旋。

(4)在上臂外展时,肩胛骨主要通过在AC处的活动来向后倾斜,通过SC处的活动来向外旋转,通过SC和AC处的共同活动进行上回旋运动。

肩带运动模式在发生撞击的部分患者中发现的肩胛骨后倾的减少就是由于AC处减少的后倾或者SC处锁骨的过度抬高。

在记录肩外展过程中肩胛骨的运动时,有些描述肩胛骨发生了内旋,有些则描述肩胛骨为外旋。这是因为,若基于肩胛骨在SC与AC处运动的净旋转来判定,则肩胛骨为外旋转;若仅仅基于肩胛骨在AC处的运动来判定时,则肩胛骨为内回旋。肩胛骨在AC处任何潜在的内旋通常被SC处更大的缩回幅度而抵消(SC处的缩回可带来肩胛骨的外回旋)。

第二节 肩带肌附着点与肩外展

人体的肩带(肩膀),又称上肢带,包括锁骨和肩胛骨两块骨。因为锁骨和肩胛骨间的连结点"肩锁关节",关节面从形状上看是一个典型的平面关节,所以从运动角度看,其属于"微动"关节,即运动幅度非常小。

也正是因为这一点,通常把锁骨和肩胛骨视为一个整体,可以称其为"肩锁骨"。该骨的内侧骨连结"胸锁关节",与其外侧骨连结"肩关节(盂肱关节)"均属球窝关节,即多轴关节,沿各基本轴均可以参与运动,且运动幅度均较大。

一、锁骨上的肌肉附着点

止点在锁骨上的肌肉只有两块,即斜方肌和锁骨下肌。斜方肌的上部肌纤维,有一部分止于锁骨外侧1/3的上面,近固定条件下,可以使肩胛骨上提、内收、上回旋。

起点在锁骨上的肌肉包括胸大肌(上部)、三角肌、胸锁乳突肌和胸骨舌骨肌。胸大肌上部纤维起自锁骨内侧半,远固定条件下,使锁骨内侧/躯干向上臂靠拢;三角肌前部肌纤维附着于锁骨外侧半,远固定条件下,可使肩锁骨和肱骨靠拢(肩关节内收夹角变小,即肩带绕肩关节内收);上固定条件下,胸锁乳突肌可协助锁骨内侧及胸骨上抬,帮助吸气。

二、肩胛骨上的肌肉附着点

止点在肩胛骨上的肌肉有斜方肌、胸小肌、前锯肌、肩胛提肌和大/小菱形肌。斜方肌中部纤维止于肩峰和肩胛冈，近固定条件下，可使肩胛骨内收；下部纤维止于肩胛骨肩胛冈内侧，可使肩胛骨下降、内收、上回旋。胸小肌止于肩胛骨喙突，近固定条件下，可使肩胛骨下降、前伸、下回旋。前锯肌上部纤维止于肩胛骨内侧缘前面，近固定条件下，可使肩胛骨前伸；下部纤维止于肩胛骨下角前面，可使肩胛骨下降、上回旋。

起点在肩胛骨上的肌肉包括三角肌、冈上肌、冈下肌、小圆肌、大圆肌、肩胛下肌、肱二头肌、肱三头肌、喙肱肌和背阔肌。三角肌中部纤维起自肩峰，远固定条件下，可使肩锁骨和肱骨远离（力臂较小，即肩带绕肩关节外展）；后部纤维起自肩胛冈，可使肩锁骨和肱骨靠拢（肩关节内收夹角变小）。肱二头肌长头和短头分别起自肩胛骨盂上结节和喙突，远固定条件下，可使肩锁骨和肱骨远离（力臂较小）。肱三头肌长头起自盂下结节，远固定条件下，可使肩锁骨和肱骨靠拢（力臂较小）。上肢很多肌肉的起点距离关节较近，因此，远固定条件下力臂较小，再加上上肢肌肉体积较小，力量不足，因此其远固定功能经常不提及。

三、对肩带运动的影响

整体上，锁骨和肩胛骨可视为一个整体，肩锁骨，锁骨位于内侧，肩胛骨位于外侧。止点在肩锁骨上的肌肉，多数位于外侧的肩胛骨上（肌肉收缩时，牵拉肩锁骨绕胸锁关节运动，止于肩胛骨，有助于最大限度地增大肌肉收缩的力臂），仅有的斜方肌上部纤维，也是止于锁骨的外侧1/3。起点在肩锁骨的肌肉，分布较为均匀，肩胛骨属于扁骨，可提供更大的肌肉附着面，因此，起点在肩胛骨上的肌肉数目更多（图3-2）。

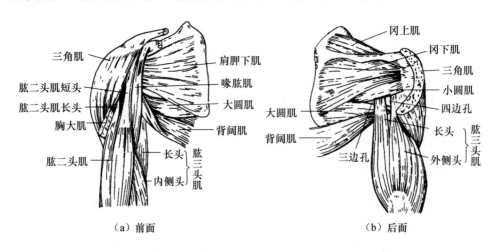

图3-2 肩肌

跨环节（肩带）肌肉，即起点和止点大多都不在肩锁骨上，但又能影响肩带运动的肌肉,如胸大肌中下部纤维和背阔肌。

胸大肌中下部纤维既跨过胸锁关节,也跨过肩关节;在肩关节保持不动时,近固定时,其可使肩胛骨前伸,下部纤维可使肩胛骨下降;远固定时,其可使躯干向上臂靠拢,下部纤维还可提肋助吸气。背阔肌亦同时跨过胸锁关节和肩关节,近固定条件下,肩关节保持不动,可使肩胛骨后缩、下降。

四、冈上肌与肩外展

冈上肌肌腹主要位于冈上窝内,体表可触及,其起自冈上窝,向外侧止于肱骨大结节(肱骨上方的外侧),该肌肉亦跨过肩关节,近固定条件下,主要牵拉肱骨绕肩关节做外展运动。

冈上肌的杠杆分析相对简单,动力点在肱骨大结节,阻力点仍约在菱形标识处,关键是支点。冈上肌收缩时,其肌肉收缩很像是牵拉一个球体(肱骨上端)上的一点,让这个球体旋转一样。旋转的支点约在关节窝的中心点,此时的杠杆也不是肱骨整体本身,而是从支点到大结节连线的骨质。

因此,基本在肩关节外展的启动阶段,支点向冈上肌收缩方向做垂线,也是有明显的收缩力臂的。肩关节外展一定角度后,力臂仍然存在,只是力臂较起始处有所减小。

五、三角肌与肩外展

三角肌位于肩部前、外、后方,位置表浅,其起点较宽泛,包括锁骨外侧、肩峰和肩胛冈,支点在肱骨外侧的三角肌粗隆。该肌肉跨过肩关节,近固定条件下,其主体部分(尤其中束),可牵拉肱骨绕肩关节做外展的运动。

近固定条件下,三角肌中束收缩牵拉肩关节使其做外展运动杠杆分析,标准解剖学姿势条件下,阻力(自由上肢的重力)点位于菱形标识处(肱骨中轴线偏外侧,因为前臂提携角的存在),阻力方向必然垂直向下(重力);动力点位于三角肌粗隆,动力方向大体上从止点指向起点。

三角肌收缩时,肱骨整体作为运动杠杆存在,其支点的位置确认就非常关键,其支点应为肱骨的整个上端,而非肩关节关节窝的中心点。冈上肌麻痹或断裂时,通常很难,甚至不可能完成完全外展(很难启动)。

这个道理类似于自然垂下一个木棒,用绳子系其中部,如果用力的方向也是从下向上的(自起点拉止点),那么这个木棒很难被拉起。

如果三角肌麻痹,冈上肌可以完全外展肩关节,只是扭矩会减小。如果三角肌和冈上肌合并麻痹,则不可能实现主动外展。

鉴于三角肌和冈上肌的上述特点,锻炼其力量时,如持哑铃小角度侧平举练习,主要锻炼到冈上肌;持哑铃上举动作,主要锻炼到三角肌。

第三节　斜方肌运动平衡比与肩胛肌练习

肩关节复合体包括肩胛盂、肩锁关节、胸锁关节和肩胛胸关节,肩胛骨和肱骨会不断地相对于彼此改变位置,这使得它们协调工作的能力对于维持盂肱关节的稳定性至关重要。越来越多的研究发现肩胛骨位置和运动障碍与撞击症状、肩袖功能障碍有关。许多人认为,肩胛骨运动障碍可能与肩胛–胸肌整体无力有关,但另一些人将肩胛骨运动障碍归因于肩胛骨肌肉力量的不平衡,而不是绝对的肌肉力量不足。尤其是上斜方肌(UT)的过度激活,以及中斜方肌(MT)、下斜方肌(LT)和前锯肌(SA)的控制减弱,被认为是导致肩胛骨运动异常的原因(图3-3)。

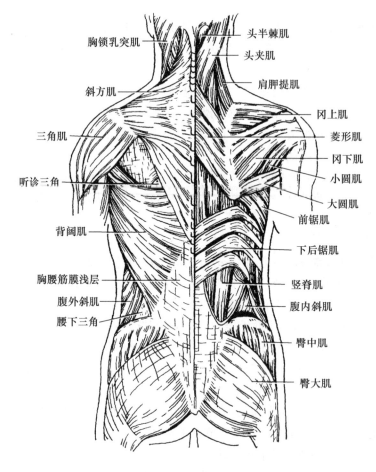

图3-3 背部肌浅层

一、斜方肌运动平衡比

三维(3D)肩胛骨运动学特性是上、中、下斜方肌及前锯肌平衡力产生的结果,而肩胛骨肌肉不平衡现今也被认为是肩膀疼痛的一个诱因。在有关肌肉激活不平衡肌电图的研究表明,肩痛患者的上斜方肌发现存在激活水平的增加。

因此,对于肩胛骨肌肉不平衡的患者,应当选择性激活较弱的肌肉部位,如下斜方肌、中斜方肌和前锯肌激活的运动;较少激活过度活跃的肌肉,如上斜方肌,这些都是减少不平衡的重要因素。由于大部分人都是右利手,左胸肌、中斜方肌和下斜方肌缺乏活动,常伴有右胸肌过度使用,因此平衡比值 UT/LT、UT/MT、UT/SA 尤为重要。

二、肩胛肌练习

鉴于经常会出现肌间和肌内失衡,需要确定几种常用的肩带强化练习的 UT/LT、UT/MT、UT/SA 肌肉比例,以便了解哪种练习最适合优化肩胛肌肉平衡。

有研究利用肌电图(electromyography,EMG)测量 UT、MT、LT 和 SA 的肌肉活动。在斜方肌不平衡的情况下,某些运动因 UT/LT 和 UT/MT 比值较低而优于其他运动。所以在针对每个肌内斜方肌比例(UT/LT、UT/MT)的 12 种不同的运动中,最终选择 4 种运动进行肌肉平衡恢复。

根据这些标准,选择侧卧前屈、侧卧外旋、水平外展伴外旋作为 UT/LT 比值较低的相关练习。对于 UT/MT 比值,除了俯卧伸展运动外,还根据该比值再次选择侧卧前屈和侧卧外旋。

恢复肌内斜方肌平衡的练习方式有:侧卧位前屈(A);侧卧外旋(B);水平外展带外旋(C);俯卧伸展(D)。经试验,A、B、C 运动是恢复 UT/LT 肌肉失衡的最佳运动方式,A、B、D 运动是恢复 UT/MT 肌肉失衡的最佳运动方式。

肌内斜方肌平衡康复的最佳方法有侧卧外旋、侧卧前屈、俯卧水平外展伴外旋和俯卧伸展,但在 UT/SA 比值方面,这些方法均未达到最佳肌间平衡恢复标准。

关于低 UT/LT 比值的运动,侧卧外旋、侧卧前屈、俯卧水平外展伴外旋。以往的研究表明,侧卧外旋运动可增强冈上肌、冈下肌、小圆肌和三角肌后肌的活动。有研究人员发现,当患者俯卧位肩关节向外旋转时,LT 肌肉的肌电活动水平较高。在侧卧位进行这项运动可能通过消除重力来减少 UT 的活动,从而最大限度地减少该肌肉的姿势作用。可能出于同样的原因,侧卧前屈使得 UT 活动最小。此外,UT/LT 失衡患者不应在站立位进行前屈运动,因为 UT 活动过度。

对最佳 UT/MT 比值的练习进行分析,结果有 3 个练习,其中 2 个练习是根据低 UT/LT 比值选择的。事实上,这两种练习,侧卧外旋和侧卧前屈,都能以最小的 UT 活动最佳地恢复 MT。基于低 UT/MT 比率选择的第三种运动是俯卧伸展。有研究人员发现,在俯卧伸展运动中,MT 被高度激活的结果证实了这种运动在最小的 UT 激活情况下训练肌肉部分的准确性。

事实上,所有为低 UT/LT 或 UT/MT 比率而选择的练习都是在平躺姿势下进行的,如俯卧或侧卧。然而,最新的文献强调功能性锻炼的重要性,类似于日常或运动特定的手臂功能,并将肩部康复锻炼纳入功能性运动中。当患者俯卧或侧卧时,这些功能性锻炼的治疗目标相较而言难以实现。

基于斜方肌运动平衡比的研究结果,建议使用侧卧外旋、侧卧前屈、俯卧水平外展伴外旋和俯卧伸展运动来促进 LT 和 MT 活动,同时最小化 UT 部分的激活。这些运动方式可能有助于治疗肩胛肌失衡。

第四节　腕部形态结构

腕关节从解剖学角度分为桡腕关节与腕骨间关节(也称腕中关节)。在人体中腕骨由8块形状不一的不规则骨组成,经关节囊包绕组合后形成近远两侧列骨。近侧列骨包括手舟骨、月骨、三角骨、豌豆骨;远侧列骨包括大多角骨、小多角骨、头状骨、钩骨。

一、关节

桡腕关节由近侧列腕骨与桡骨远端,由近侧列腕骨中手舟骨与月骨形成一个凸向桡骨的弧面,而桡骨本身是一个凹面,形成桡腕关节是一个椭圆关节(图3-4)。桡腕关节的凹面中桡骨茎突向尺侧倾斜了25°,尺骨茎突向桡侧倾斜了10°。凸面中腕骨主要是手舟骨与月骨与凹面的桡骨相连接,所以在承力中主要是这几块骨。因此,举重运动员常出现的腕部损伤是手舟骨、月骨骨折。

腕骨间关节是由近侧列腕骨和远侧列腕骨结合而成,因其排列组合紧凑,而且腕骨间关节韧带丰富,腕骨间关节活动度小。

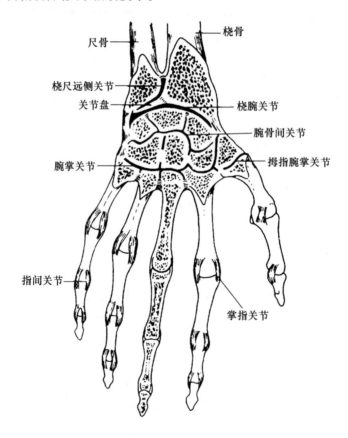

图3-4　手关节

二、肌肉

维持腕部稳定除了骨性结构,还需要肌肉、韧带的加固。与腕骨远侧列相接的是掌骨,与腕骨近侧列相接的是尺桡骨,所以加固腕部的肌肉除了附着经过尺桡骨附着在腕部以外,还有经过腕部止于掌骨处及指骨处的部分。

其中有附着在腕部掌侧面豌豆骨上的尺侧腕屈肌,附着在掌骨掌侧面第二掌骨的桡侧腕屈肌、第五掌骨的尺侧腕屈肌。附着在掌骨背侧面第二掌骨的桡侧腕长伸肌、第三掌骨的桡侧腕短伸肌、第五掌骨的尺侧腕伸肌。举重时背侧与掌侧的肌肉发力时共同维持腕部稳定。

三、韧带

在腕部关节囊,韧带的与众不同也在于有效维持腕部稳定,腕部韧带多是较小的且难以分离,主要分为囊外韧带和囊内韧带。囊外韧带较为粗大,包括桡腕背侧韧带、桡腕尺侧韧带、桡侧副韧带、尺侧副韧带等。囊内韧带包括短韧带、中间韧带、长韧带。短韧带通过掌侧、背侧、骨间连接远排腕骨;中间韧带有舟月韧带、月三角韧带、舟大多角韧带;长韧带是两条呈倒 V 字形韧带,从头状骨出发一条到舟骨、一条到三角骨上。所有的韧带共同包绕,加固腕部,维持腕部形态结构的稳定。

形态结构制约着功能的发挥。人类腕部的结构造就了其功能独特性,运动员长期、高强度地使用某一部位,容易破坏关节原本的形态结构,因此,维持其形态结构的稳定十分重要。

腕部的运动形式主要是屈、伸、内收、外展,其中以第三掌骨和桡骨做轴,腕部可内收范围在 0°～40°,外展范围在 0°～20°,屈腕范围在 0°～85°,伸腕范围在 0°～70°。除此之外,腕部存在的一个重要功能是旋转。在前臂的作用下,人类腕部绕矢状轴可以旋转 130°～160°。

人类众多运动都是在前臂旋前的状况下进行的,举重运动的握杠铃的手形是在解剖学姿势下前臂旋前下进行的,此时,旋前方肌收缩,尺、桡骨发生位移,腕部手舟骨、月骨与桡骨结合更加合适。提杠时的大重力可使尺桡骨连接处发生撕裂;翻腕时高冲击力使手舟骨、月骨与桡骨之间传递力出现问题,造成该部位损伤。

第五节　斜方肌功能与激活

斜方肌是肩胛骨的主要稳定肌肉,通常与前锯肌协同工作。前锯肌、斜方肌的协同工作,产生肩胛骨、锁骨的多运动,二者互相协调合作,使得肩部的运动自然柔和。

一、解剖学因素

斜方肌是肩胛胸廓肌群中最明显、最表层的肌肉,由上、中、下三部构成。

上部起自枕骨、项韧带、C1～6 颈椎棘突,垂直向下外走行,止于锁骨远端 1/3 后缘。中、下部起自 C7～T12 棘突,中部水平走行,止于肩峰、肩胛冈;下部斜向上走行,止于肩胛冈内侧根部。

运动神经接受脑神经Ⅺ的支配,感觉神经接受神经根 C2、C3、C4 分支,神经位置相对暴露,损伤可能导致斜方肌、胸锁乳突肌麻痹、明显无力,导致"肩带下垂"(肩胛骨、锁骨凹陷、前伸),伴随肩胛骨过度下回旋。

二、功能因素

斜方肌的主要功能如下。

(1)上部。

近固定,抬升、后缩锁骨,上提、后缩、上回旋肩胛骨。远固定时,伸、侧屈颈椎。

(2)中部。

远固定时,同侧屈、对侧旋转胸椎。近固定时,后缩、外旋肩胛骨。

(3)下部。

远固定时,同侧屈下位的胸椎。近固定时,外旋肩胛骨、下压肩带、与前锯肌和上斜方肌共同上回旋肩胛骨。

1. 上斜方肌

上斜方肌收缩,在胸锁关节处对锁骨产生强烈抬高、回缩的拉力。上斜方肌的止点附着于锁骨,直接控制肩胛骨上回旋的能力较小,但对胸锁、肩锁关节运动很重要,从而间接影响肩胛骨运动。锁骨抬高占肩胛骨前倾的75%,占肩胛骨上回旋的25%。锁骨后缩占肩胛骨外旋的100%。

上斜方肌收缩对肩胛骨上回旋有一定贡献,对外旋有重要贡献。上斜方肌麻痹(很少见)会使肩带失去支撑,肩胛骨过度内旋、前伸;而上回旋受影响较小,因为前锯肌产生了代偿。

2. 中、下斜方肌

肩外展、屈曲时,中下斜方肌产生的外旋力非常重要,同时还要抵消前锯肌激活产生的侧向平移拉力(前伸肩胛骨)和内旋力。

下斜方肌、前锯肌是肩胛骨的主要上回旋肌,尤其是肩外展的早、中阶段。中下斜方肌可以协助肩胛骨后倾,但主要还是由前锯肌完成。

三、经典斜方肌手动肌力测试

1. 测量上斜方肌

方法:受试者呈坐位,头部微侧屈,受试者手动施加阻力,对抗头部的伸、侧屈与肩胛骨上升。

判断:如果肩胛骨肩峰无法向头部靠近,上斜方肌无力。

2. 测量中斜方肌

方法:受试者俯卧,肩外旋(拇指向上)、外展90°,受试者手动施加阻力,对抗肩部进一步水平外展。

判断:如果肩胛骨内侧缘远离脊柱、突出(肩胛过度内旋),中斜方肌无力。

3. 测量下斜方肌

方法:受试者俯卧,肩外旋(拇指向上)、外展至与下斜方肌纤维平行(约120°),受试者手动施加阻力下压手臂,受试者抵抗向下的阻力。

判断:如果肩胛骨下角突出,则下斜方肌无力。

四、斜方肌的选择性激活

1. 适应证

以下几种情况出现的中下斜方肌的"无力"需要进行加强并针对性激活。

长期久坐,如IT工作者、学生、司机等人群,这类人群一般以错误的坐姿久坐会导致背部肌肉一直处于拉长状态,而前侧肌肉又比较紧张,出现上交叉综合征、翼状肩胛、左右肩胛位置不对称;由于各种因素(如较长时间的体力劳动:背、扛、抬)损伤到副神经(第11对颅神经)之后,引起的中下斜方肌功能障碍;运动导致的肩峰撞击、肩胛功能障碍,引起了肩胛运动异常(肩胛后倾减少、内旋增加、上提增加),进行肩胛运动的纠正训练;而上斜方肌通常都会由于中下斜方肌的无力而代偿,出现僵硬、长期被拉长的情况,通常是对其进行松解。

2. 激活动作

在徒手肌力测试检查和分析后,一般会针对紧张肌群进行松解,提高"无力"肌群的肌力、肌耐力。目标不是引起肌肉肥大,所以中、低水平阻力的训练用以优化目标肌群的肌肉控制是较好的治疗方法。

研究通过测定肌电等指标,发现下面动作对特定肌群刺激效果较好:手过顶耸肩、俯卧手臂水平外展、手臂外旋后外展、侧卧肩部外旋等。

(1)上斜方肌:开始位置,练习者双手举过头顶,手臂靠墙。进行耸肩,然后返回初始状态。

(2)中斜方肌:练习者俯卧,肩外展90°、外旋90°(拳眼朝上),在此基础上进行肩水平外展。

(3)中、下斜方肌:开始位置,练习者站立位,屈肘,双手握弹力带,肩外旋30°拉紧弹力带。双臂在肩胛面外展(抬高),同时保持弹力带的张力。

(4)中、下斜方肌:开始位置,练习者侧卧,肩部处于中立位置,屈肘90°。在肘部和躯干之间垫一块毛巾,进行肩部外旋,并避免其他部位代偿。

第六节　前锯肌功能与激活

一、解剖学因素

前锯肌是贴附在胸廓侧壁的一块扁薄肌肉,起点:上9块肋的外侧部,附着点呈"锯齿状",肌束向后走行;止点:肩胛骨内侧缘的前表面。其中,起点常与腹外斜肌起点相连,止点常与肩胛下肌的止点相连(图3-5)。

前锯肌由胸长神经(来自臂丛神经的C5~C7神经节)支配,3条神经根合并成一根神经,下行至SA最上部的肌纤维,并在附着于前锯肌外表面的薄纤维鞘(fibrous sheath)中行进,在下降时支配肌纤维。它的神经路径相对较长,且暴露,容易受到外伤、上肢相关过度拉伸的伤害,产生机械性神经病变;前锯肌可能因病理、损伤颈神经根或脊髓而无力、瘫痪。

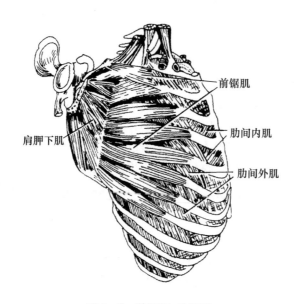

图3-5 前锯肌、肋间肌

二、功能因素

前锯肌的主要功能:前伸、上回旋肩胛骨,这些功能对肩关节复合体的运动至关重要。其中,肩胛骨前伸在日常生活中能够帮助将物体推离身体;与下斜方肌结合时,能产生向前下的推力。

前锯肌与斜方肌3个部分作为主要力偶相互作用,在三角肌中束外展肱骨(肩胛骨平面内)时配合完成肩肱节律,即在肩外展、前屈时上回旋肩胛骨。除了主要功能,在手臂抬高期间,前锯肌与斜方肌共同使肩胛骨后倾、外旋。

有研究表明,肩胛骨上回旋时,前锯肌功能中的后倾合并较小程度外旋可以维持、增加肩峰下间隙,减少患有肩峰下撞击综合征的可能性;还有研究表明,加强前锯肌、斜方肌中、下部的肌肉控制能减轻肩关节撞击、盂肱关节病变等问题。

前锯肌的功能为肩关节屈、外展提供了基础,从而最大限度地发挥上肢的功能。

三、经典的前锯肌手动肌力测试

两个临床中常用的前锯肌手动肌力测试方法如下。

（1）手法1。

肩关节外展测试中,受试者外展到120～130°时;检查者给予最大阻力抵抗肱骨在肩胛平面的外展、肩胛骨的上回旋。

判断:SA无力会导致肩部过早进入内收,因为肩胛骨无法对抗检查者的手去进行大量上回旋。

（2）手法2。

受试者坐姿/仰卧,屈肩至90°～100°,肘伸直;检查者给予最大力量使得肩胛骨后缩,受试者抵抗阻力。

判断:SA无力会导致受试者肩胛骨被推到后缩、内旋的位置上,使得肩胛骨内侧缘远离胸廓(翼状肩胛),翼状肩胛的严重程度与SA的无力程度相关。

四、前锯肌的选择性激活动作

有研究就各种运动对肩胛动力障碍(scapular dyskinesia,SD)者、肩袖功能障碍者肌肉的激活程度进行了测量,这能够帮助临床医生选择合理且高效的训练动作来锻炼有问题的肌群。

（1）弹力带动态环抱。

练习者双手持弹力带,绕过背部,借弹力带的阻力进行最大程度的肩胛前伸。

（2）毛巾墙滑行。

练习者站立用毛巾抵住墙面,从肩胛骨中立位置开始,到肩胛面最大外展合并肩胛最大前伸结束。

（3）肩胛俯卧撑。

练习者俯卧撑位准备,然后尽力前伸肩胛,将躯干远离地面,在不稳定平面进行练习。

第七节　肩 袖 间 隙

一、肩袖间隙的位置

肩袖的前上部有喙突穿出,致使冈上肌腱前缘与肩胛下肌腱上缘分开,形成的解剖间隙被称为肩袖间隙(rotator interval,RI)。

具体位置:冈上肌肌腱前缘与肩胛下肌肌腱上缘在肩关节前方形成的三角形间隙区域(内侧缘:喙突根;上侧边:冈上肌肌腱前缘;下侧边:肩胛下肌肌腱上缘),其前方被喙肩韧带、喙突的钩部遮挡。

长期以来对RI结构和功能的研究不足,导致运动中RI损伤和相关病变难以得到及时合理的治疗而影响预后。

二、肩袖间隙的组成

有研究对样本肩部进行解剖,发现RI的结构包括喙肱韧带(CHL)、盂肱上韧带

（SGHL）、肩关节囊前部、从中穿行的肱二头肌长头腱。

从矢状面自上至下测量 RI 的厚度，最上方为肱二头肌长头腱的部分，位于 SGHL 的上方，紧贴关节囊并形成明显压迹，厚度为（1.69 ± 0.16）mm。中间由 CHL、关节囊、SGHL 组成，厚度在 RI 中最大，为（2.77 ± 0.33）mm。最下方仅由关节囊构成，平均厚度为（1.12 ± 0.22）mm，是 RI 中最薄弱的部位，提示该位置发生损伤的可能性最大。

三、肩袖间隙的分层

目前，一般对 RI 的结构分层，将其划分以下为 4 层。

（1）最浅层 A。

由 CHL 的浅层纤维组成，止于 SSP（冈上肌）、SSC（肩胛下肌）肌纤维的止点。

（2）中层 B。

由 SSP、SSC 的肌纤维组成，它们互相融合并与 CHL 相结合，其中一些 SSP 纤维穿过结节间沟并与 SSC 纤维融合并止于小结节。浅表的 SSC 纤维止于大结节，组成肱横韧带。

（3）深层 C。

由 CHL 的深层纤维组成，大部分止于大结节，小部分止于小结节并覆盖肱二头肌长头腱。

（4）最深层。

由 SGHL（盂肱上韧带）、肩关节囊组成。

四、RI 的稳定作用

有研究发现，在肩关节外展 0°时，向远端牵引肱骨造成的肱骨头下移位量，切断 RI 前小于切断 RI 后；在肩关节外展 0°时，通过在肱骨上施加力使肩关节产生被动外旋的幅度，切断 RI 前小于切断 RI 后；随着肩外展角度的增大，切断前、后的位移、旋转差距逐渐减小；以上三种情况下，分析得出 RI 在限制肱骨头下移位，肩关节外旋运动中起着重要作用。

Harryman 等人也发现，在切除部分 RI 区域的关节囊后，盂肱关节较切除前出现更多的关节不稳和下脱位，而缝合加强这部分关节囊会使得肱骨抵抗下平移、后位移的阻力更强，从侧面说明 RI 在维持盂肱关节后下部稳定性很重要。

CHL 是 RI 中的主要结构，CHL 附着的关节囊部分在关节内增厚形成了 SGHL，矢状面上由 CHL、关节囊和 SGHL 组成的部分在 RI 中厚度最大。有研究者认为在 RI 中存在 SGHL – CHL 复合体，且此复合体为肩关节前方维持稳定的主要结构。而 Gohlke 等人利用电镜观察到 CHL 与 SGHL 之间的胶原纤维有交织，说明该复合体结构确实存在。

五、RI 相关病征

RI 常与肩关节相关问题联系密切，Nobuhara 等把肩袖病分为 2 类：

Ⅰ类：RI 表面组织因组织感染产生的挛缩（冻结肩）。

Ⅱ类：RI 损伤所致的脱位性疾病、炎症反应；运动撞击、病理导致关节囊病变，可能会造成盂肱关节下脱位。

其中,第Ⅱ类肩袖病在运动中出现的比例较高,RI 的病变会造成肩峰撞击综合征、喙突下撞击征等。在排球、羽毛球、网球等需要肩关节带动前臂产生巨大内旋的运动中尤为明显,击球或掷球时肩袖肌群做高速离心性收缩(保持肱骨头在正常位置),并且动作重复次数多,速度快,使得肩袖和周围的结构常处于离心性超负荷状态,并反复碰撞,最终可能造成 RI 损伤并导致相关肩部问题。

总之,RI 在肩关节稳定中尤为重要,尤其是在内收状态下的外旋与外展中的抵抗下脱位起着重要作用。该区域由于缺乏肌性组织,所以较为薄弱,在运动中容易损伤产生疼痛。另外,大多肩关节疾病也与 RI 的病变密切相关。

第八节　不同方式引体动作肌动特征

引体向上是指依靠自身力量克服自身体重向上做功的垂吊练习,在完成一个完整的引体向上的过程中需要众多背部骨骼肌和上肢骨骼肌共同参与做功,是一项多关节复合动作练习,是所有发展背部骨骼肌肌力和肌耐力的练习方式中参与肌肉最多、运动模式最复杂也是发展背部骨骼肌的肌力和肌耐力最有效的练习方式。

根据环节运动的变化趋势及动作的发展方向,可将引体向上分为上引阶段和下放阶段,通过引体向上主要刺激的背阔肌、菱形肌、大小圆肌、肱肌、二头肌和肱桡肌为肘屈提供动力,下斜方肌迫使肩胛骨下沉,而腹直肌也会在引体向上中激活,用来保持身体的稳定,防止运动过程中躯干过度后伸。

一、握杠方式

引体有多种变式,最常见的就是通过握杠方式划分的正手引体和反手引体,其中,正手是举起手来,手背朝向自己,反手是手心朝向自己,引体向上采用正握和反握的不同握法,肌肉工作的用力程度不同,从而肌肉得到锻炼的效果也有一定的差异。

1. 正握和反握引体向上的共同作用

训练肩带下回旋和后缩的肌群,肩关节伸和内收的肌群,屈肘肌群,屈腕肌群以及屈指肌的力量;训练有关的躯干肌和下肢肌的控制能力,对于背阔肌来说,二者并无明显差异。

2. 正握和反握引体向上的不同作用

正握时前臂内旋,训练旋前圆肌、旋前方肌和大圆肌的力量;反握则训练旋后肌、小圆肌和冈下肌的力量;反手主要是激活前链肌群,适合做正弓引体,正手主要是激活后链肌群,适合做反弓引体。

反手引体向上之所以做着比正手引体简单,是因为肱二头肌在正握引体向上时,由于前臂旋内而使肌拉力线的方向发生变化,力的传递受到一定影响尤其是肱二头肌的止点中,前臂筋膜的一个附着点的肌纤维被斜向拉长(产生分力),因而主要靠桡骨粗隆附着点的力量作用于屈肘动作,导致肱二头肌的收缩力量不能充分发挥;而反握引体向上,特别是前臂先旋外再屈肘,肱二头肌止点的两个附着点的力量同时作用于屈肘动作,不产生水平向外的旋转分力,只有一个垂直向上的合力,力更集中。因此,反手引体向上对肱二头肌的刺激要强于正手引体。

二、握距

不同的握距,对肌肉的刺激程度也不同,比较正手宽握距与正常握距,试验对比 8 块肌肉,斜方肌、胸大肌、背阔肌、肱二头肌、肱桡肌、三角肌、桡侧腕屈肌和尺侧腕屈肌,通过肌电信号的采集得出引体向上动作的肌电特征。

结果显示,宽握距与中等握距时,胸大肌与背阔肌差异明显,这是因为握距变宽,主要是发展肩关节内收的肌群的力量。但并不是握距越宽越好,1.5 倍肩宽被认为是比较理想的距离,因为如果过宽,一是减少了背阔肌收缩的行程,二是给肩关节造成了巨大的压力,尤其是超过120°夹角后,手臂杠杆变长了很多,肘屈功能基本丧失,背阔肌行程缩短,基本都是靠肩关节附近的小肌肉群在稳定,身体为了更好地稳定肩胛骨和肱骨,作为支点的肩关节还有附近韧带必然会承受更大的压力,增加了受伤的风险。

以上只是从单个因素分析了不同方式引体动作的差异性,但在实际应用中,由于用表面肌电指标反映肌肉的工作特征具有较大的个体差异性,启示不能简单地把各块肌肉孤立开来考虑每个运动员采取何种方式的训练动作,而是要与个人特点相结合把每块肌肉的训练方式进行辨证论证与综合运用。

第九节 骶 髂 关 节

骶骨是脊柱与骨盆的桥梁,担负着上半身的质量,而两侧与髂骨相连,也承受着巨大的局部应力。而骶髂关节作为力传递的枢纽,其位置形态、角度及运动模式都与人的健康息息相关。据统计,骶髂关节问题引发的腰痛占腰痛总人数的30%左右,是不可忽略的重要因素。

一、骶髂关节的解剖结构

骶髂关节由骶骨和髂骨的耳状面构成。髂骨上的关节面位于髂骨的后上方,由一个垂直向的短臂和一个相对横向的长臂构成。骶骨侧面上也有一个垂直的短臂和横向长臂,与髂骨的相吻合,就像拼图一样拼在一起。

骶髂关节周围有多条韧带加固,与骶骨直接相连的韧带有骶结节韧带、骶棘韧带、骨间韧带和骶髂背侧长韧带等,此外,还有一条髂腰韧带维持腰椎和骶髂关节的稳定(图3-6)。

(1)骶结节韧带。

骶结节韧带分为三束,内侧束由尾骨连到坐骨结节,外侧束由髂后上棘连到坐骨结节,上束由髂后上棘连到尾骨,作用为限制骶骨"点头"。

(2)骶棘韧带。

一端附着于骶骨、尾骨外侧面,一端附着于坐骨棘,作用为限制骶骨"点头"。

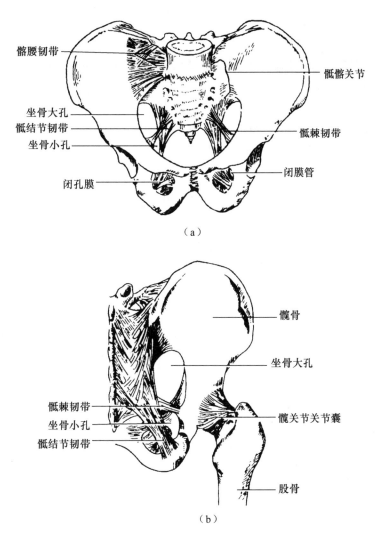

（a）

（b）

图 3 - 6　骨盆各骨间的连结

（3）骨间韧带。

位于骶骨与髂骨之间,从骶结节到髂骨呈水平走行,作用是防止骶髂关节分离。

（4）骶髂背侧长韧带。

韧带从骶骨中外侧连到髂后上棘,作用为限制骶骨"反点头"。

（5）髂腰韧带。

髂腰韧带是一条坚韧的韧带,从 L4～L5 的横突连接到髂骨的内侧缘,作用为稳定骨盆和下腰椎。

二、骶髂关节的运动方式

骶髂关节的运动具体是指骶骨相对于髂骨的运动;躯干的前屈和后伸可引起骶骨的双侧运动,髋关节或下肢的屈伸引起骶骨的单侧运动。

1. 骶骨的双侧运动包括"点头"与"反点头"

(1)骶骨的"点头"运动。

表现为骶骨的基底部向前、向下运动,骶骨尖向后、向上运动。此时,骨在关节面上沿短臂向下滑动,沿长臂向后滑动。

(2)骶骨的"反点头"运动。

表现为骶骨的基底部向后、向上运动,骶骨尖向前、向下运动。此时,骨在关节面上沿短臂向上滑动,沿长臂向前滑动。

2. 骶骨的单侧运动

走路过程中,骶骨一直在做一侧"点头"和另一侧"反点头"的运动;此时,骶髂关节即在做单侧运动。

要了解这种运动模式,需要在骶骨上作出左右两条斜轴,左斜轴从骶骨的左侧基底部连到骶骨的右下外角,右斜轴从骶骨的右侧基底部连到骶骨的左下外角。

这种运动模式骶骨围绕斜轴运动,可再细分为生理性斜轴运动与非生理性斜轴运动。

生理性斜轴运动为骶骨沿左斜轴向左旋转(LonL),与骶骨沿右斜轴向右旋转(RonR)。非生理性斜轴运动为骶骨沿左斜轴向右旋转(RonL),与骶骨沿右斜轴向左旋转(LonR)。

三、骶髂关节的稳定性因素

骶髂关节的稳定性主要由这些坚强的韧带提供。直接附着在骶骨上的韧带包括骶结节韧带、骶棘韧带、骨间韧带、骶髂背侧长韧带(骶骨后韧带)。其中,除背侧长韧带限制骶骨后旋以外,其他韧带均限制骶骨前旋。事实上骶骨前旋时是较为稳定的姿态原因,除韧带较紧之外,也与关节之间契合较为紧密有关。

稳定性因素包括结构锁定机制与力锁定机制。

1. 结构锁定机制

结构锁定机制包含三个方面:

①骶骨是楔形的,能在髂骨间获得稳定,类似罗马拱门的拱顶石,并通过作用其上的韧带保持在"悬浮状态后。

②骶髂关节的关节软骨不平滑,是不规则的。

③青春期后大多数人的骶髂关节面会形成月牙形的凸起,贯穿整个髂骨表面,骶骨有相应的凹陷,互补的凹凸结构增加了骶髂关节的稳定性,并且随着年龄的增加,关节的凹面会不断加深,关节会变得更稳定。

2. 力锁定机制

力锁定机制主要通过连接处的压缩力来实现,压缩力产生的主要结构是骶髂关节周围的韧带、肌肉和筋膜。而压缩力是由两部分产生的:

①通过骶骨的"点头"动作,此时骶结节韧带、骶棘韧带等拉紧。由于骶骨和髂骨仅

有 1/3 的面积相连,关节周围的韧带为其余面积提供了稳定性。

②通过内部和外部的核心肌的激活,内部的核心单元包括腹横肌、多裂肌、膈肌及盆底肌。

外部的核心单元为肌筋膜链系统,它们在人体走路、跑步等运动中维持骶髂关节稳定性起重要作用。4 条起作用的肌筋膜链包括:

①后深链肌群(对侧竖脊肌、骶结节韧带、股二头肌、腓骨长肌)。

②后斜链肌群(臀大肌、对侧背阔肌)。

③侧链肌群(对侧腰方肌、同侧臀中肌和臀小肌、同侧髋内收肌)。

④前斜链肌群(站立腿内收肌、同侧腹内斜肌、对侧腹外斜肌)。

以后深链肌群为例,解释肌筋膜链维持骶髂关节稳定性的机制:

①在足跟着地之前,胫骨前肌发力,使股二头肌和腓骨长肌激活,增加后纵链的筋膜张力,股二头肌在坐骨结节处与骶结节韧带相连,把这种筋膜张力传递到骶结节韧带来稳定骶髂关节。

②通过筋膜与对侧的竖脊肌和多裂肌相连。

四、骶髂关节的活动性

骶髂关节能否活动,活动度有多大? 从公元前的希波克拉底至今,人们从未停止对这个问题的研究。19 世纪中叶,Zaglas 认为大部分骶骨围绕一个横向的轴旋转,这个轴位于第二骶椎的水平线。

然而许多学者依然认为骶髂关节无法运动,理由是其关节表面十分粗糙,且有发达的韧带。Chamberlain 在 1930 年发表的文中称,分娩时大量的骨盆运动导致了骶髂关节病变。Gray 在 1938 年称,骶髂关节轻度碰撞活动是疼痛的根源。

活动导致了疼痛,还是二者仅仅为伴随关系? 这个问题如今依然是个谜。不过至少在现代已经基本确认,骶髂关节是有活动度的。这是通过大量的解剖年轻的遗体得出来的结论,因为上了年纪的人骶髂关节会退化乃至于长在一起。

当今大量的解剖案例证实,骶骨相对髂骨有多个自由度的旋转,角度大致分布在 1°~4°,微小却不可忽略,因个体差异而定。这可以说是一个众望所归的结果,因为他的结构看起来如此地适合滑动,其厚实的关节面既有抗冲击的成分,也有适合滑动的成分。而其形态,某种程度上也与肩胛胸壁关节有些相似。至于为什么活动度如此有限,除了关节面上一些崎岖不平的结构增大了摩擦,更重要的原因在这里。

骶骨可以围绕冠状轴做前旋和后旋(点头和抬头)。前旋过程大抵是,骶骨 L 型关节窝的竖直部分相对髂骨 C 型关节突向下滑动,而水平部分相对向后滑动,造成的骶骨整体向前旋转,旋转至相关韧带拉紧时结束。后旋过程与之相反。

人体上半身做前屈时,第五腰椎和软组织骶骨一个向下转的力矩,与此同时竖脊肌也给骶骨一个向前的拉力,使得骶骨前旋。

事实上,骶骨的运动远非如此简单,人体的各种姿态中都有骶骨的参与。下面以步行为例分析骶骨绕斜轴的运动。

以右腿着地为例,足跟触及地面时,身体后纵深链收缩,股二头肌收缩,进而牵拉到骶结节韧带。右髋随之旋后,骶骨右下侧被锁定。与此同时,左侧竖脊肌收缩,将左侧骶骨下方向上牵拉。骶骨在侧向力作用下发生沿斜轴的旋转,右侧骶髂关节向前轻微滑动。左腿着地时与之相反。

骶髂关节的运动模式还有很多,其运动机制也十分复杂。

第十节　梨状肌的功能转换

以人体标本下肢肌肉附着点、关节转动中心在相应环节基准坐标系的坐标为基础,通过相应计算机软件对髋关节肌群、力臂的变化规律进行分析,提出了肌肉功能转换角的概念。

关节活动起止位和整个运动范围内,肌肉长度变化曲线呈抛物线形状者(向上或向下开口),抛物线顶点为肌肉功能的转换点,肌肉功能转换点所对应的关节角度,称为肌肉肌肉功能转换角。肌肉的肌肉功能转换是相对于解剖基准位的功能发生转换。

一、梨状肌的解剖

梨状肌属臀肌中较小的肌肉,位于臀区中部,位置较深,与臀中肌处于同一平面(图3-7)。

(1)位置与形态。

位于小骨盆内,呈梨形,向外穿出坐骨大切迹至股骨上端。

(2)起点。

起于骶骨前侧面。

(3)止点。

止于股骨大转子顶端。

(4)功能。

近固定时,使大腿外展和旋外;远固定时,一侧收缩,使骨盆向对侧回旋,两侧同时收缩使骨盆后倾。

从肌肉的起止点看,梨状肌在解剖位起到髋关节旋外作用,从髋关节旋转轴和它的肌拉力线可以证实,此时可以看到梨状肌拉力线位于髋关节旋转轴的后方。

人体的运动是需要离开解剖位,肌肉的位置、关节的角度时刻都在变化中,超过一定角度时,肌肉的功能就会发生变化,梨状肌同样会因为髋关节的位置变化而产生不同功能。

当髋关节处于屈曲位(屈髋60°以上时),梨状肌的拉力线从髋关节旋转轴的后方转移到旋转轴的前方,此时梨状肌收缩可使髋关节产生旋内动作,这时它由一块髋旋外肌转变成一块髋旋内肌。

二、功能转换在梨状肌拉伸中的应用

梨状肌综合征是引起急慢性坐骨神经痛的常见疾病。一般认为,腓总神经高位分支,自梨状肌肌束间穿出或坐骨神经从梨状肌肌腹中穿出。当梨状肌受到损伤,发生充

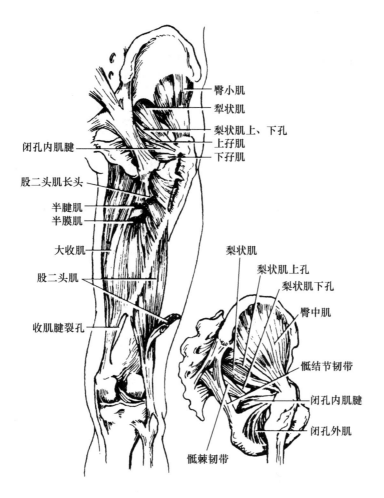

臀小肌
犁状肌
梨状肌上、下孔
上孖肌
下孖肌
闭孔内肌腱
股二头肌长头
半腱肌
半膜肌
大收肌
股二头肌
收肌腱裂孔

梨状肌
梨状肌上孔
梨状肌下孔
臀中肌
骶结节韧带
闭孔内肌腱
闭孔外肌
骶棘韧带

图3-7 臀部深层肌

血、水肿、痉挛、粘连和挛缩时,该肌间隙或该肌上,下孔变狭窄,挤压其间穿出的神经、血管,因此而出现的一系列临床症状和体征称为梨状肌损伤综合征。包括梨状肌在内的外旋肌群的紧张,是臀部疼痛的常见原因之一。

研究显示对梨状肌进行针对性的拉伸练习有助于梨状肌综合征患者的康复。拉伸运动通过主动或被动的将肌肉起止点在生理范围内牵拉到一定长度而起到放松肌肉的作用。通过肌肉收缩相反方向的运动来拉伸肌肉是拉伸放松的普遍方式,而梨状肌在近固定情况下能够使大腿旋外,因此此时如果想要拉伸梨状肌进行拉伸需要进行大腿旋内动作。而患者仰卧位下进行旋内动作时患者自我感觉髋关节处有卡压,且旋内角度较小,梨状肌并没有较明显的拉伸感。

从功能转换角度来思考,在髋关节屈曲下进行梨状肌拉伸可以很好地避免上述这些问题。

三、梨状肌的自我拉伸

患者仰卧,治疗侧(以左侧为例)髋关节和膝关节均屈曲90°,向右肩方向拉。右下肢放在床面上休息。患者保持骶骨在床面上,确保梨状肌的起始位置。然后左下肢外旋(保持髋关节屈曲的同时,左足贴近右肩)。治疗师一手放在患者的膝关节外侧方,另一手在踝关节外侧,协助患者找到牵伸梨状肌的下肢位置。确定患者保持骶骨在床面上,从起始姿势开始进行拉伸。

同样自己也可以进行自我拉伸。从起始姿势开始,患者向左下肢方向推压右侧下肢,等长收缩梨状肌6 s。结束后放松,上述动作重复2～3次。

对于拉伸过程中髋关节内收和外旋先后顺序问题,Gulledge 等人研发了一种计算机程序,用于探索更有效的梨状肌的拉伸动作,其方法是在髋关节位置上绘制梨状肌长度,通过程序分析两种拉伸方式对梨状肌拉伸量的影响。两种拉伸方式分别为 ADD 拉伸(仰卧位,髋关节屈曲,内收,然后外旋)和 EXR 拉伸(髋关节屈曲,外旋,然后内收)。结果表明,EXR 拉伸过程中,平均角度测量值为外旋69°±5°,内收36°±4°,ADD 拉伸过程中外旋38°±6°,内收50°±4°。但最终结果表明 EXR 和 ADD 拉伸使梨状肌拉长约12%,两者并无明显差异。

第十一节　股骨的形态与机能

股骨是人体最长、最粗壮的长骨,全长约占身高的1/4,有诸多肌肉附着,也在承重和运动过程中起着重要作用。

一、股骨上端

股骨上端半球状的股骨头作为关节头参与构成髋关节,后者为典型的球窝关节,可绕着额状轴、矢状轴和垂直轴等多轴进行运动(图3-8)。

髋关节运动方式多样,理论上肩关节可以完成的运动方式髋关节亦可以做,但因股骨头较小而髋臼深且大,故其运动幅度较上肢对应部位的肩关节小得多。

股骨颈的存在增大了股骨头和股骨体之间的距离,这有助于增大髋关节的运动幅度(使大幅度的髋关节屈/伸、内收/外展成为可能)。因股骨颈较细,且与股骨体长轴存在夹角(受剪切力)而易受伤,尤其是老年人骨质疏松情况下,易因摔跤或滑倒造成股骨颈骨折,进而形成股骨头坏死。

股骨上端的外侧(略偏后)有一明显的骨突起(体表可触及)大转子,在标准解剖学姿势条件下进行侧踢腿,大转子会严重约束髋关节的外展幅度(<90°),因此如要求大幅加大外展幅度,如旁腿,则需要大腿在外展时预进行适度旋外后方可完成(旋内亦可,只是难度更大)。

二、股骨下端

股骨下端膨大,且明显分为内/外侧两半(称内/外侧髁),正下方形成膝关节的主体

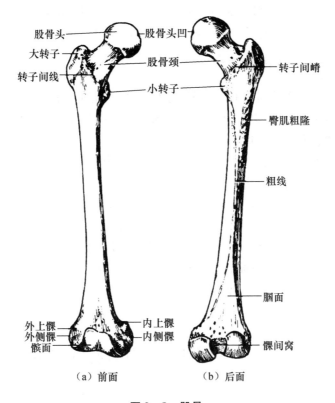

图 3 - 8　股骨

"股胫关节"的关节头,呈两个并列的椭圆形,视为椭圆关节。股骨下端的前面形成股髌关节的关节窝髌面,近"V"形滑车状凹面,为单轴滑车关节。

膝关节屈/伸状态下,进入关节窝(胫骨平台)的关节头有较大差异;伸位关节头呈两个并列的椭圆形,且较大,因此关节稳定无法回旋;屈位关节头呈两个并列的圆球形,且较小,因此关节不稳定可适度回旋(两个"小"圆球形关节头在相应的两个"大"椭圆形关节窝内滑动)。

膝关节处"屈 + 回旋"位(如排球预备接球位),如果出现屈大于伸位的突然转变(突然蹬腿),则容易因为关节头的突然变大,挤压膝关节内"来不及复位"的软组织结构(如半月板),而形成损伤。

三、股骨的整体形态

股骨是典型的圆柱体、长管状长骨,对腿部形态、承重和运动都有着重要影响。大腿前群的肌肉力量显著强于大腿后群,因此,从整体上看股骨中段向前突起,应该与对抗过强的大腿前群肌肉力量有关。尽管股骨体中段并不在一条直线上,但股骨周围肌肉发达且多见羽状多关节长肌,因此大腿的形态沿其长轴多呈大体平直、均匀变细的形态(这与小腿形态差别显著)。

因为骨盆的存在,股骨上端分开较远,股骨下端的内侧髁较外侧髁向侧方凸起也更明显,因此股骨体长轴和小腿骨长轴存在明显的夹角,该夹角不仅呈现于额状面(典型如"X"或"O"形腿),亦可呈现于矢状面(如膝关节过伸)。

四、股骨上的肌肉附着点

止点在股骨上的主要肌肉有髂腰肌(小转子),梨状肌、臀中肌/臀小肌(大转子),闭孔内/外肌(转子窝),股方肌(转子间嵴),臀大肌(臀肌粗隆),耻骨肌(耻骨肌线),短收肌、长收肌(股骨粗线),大收肌(股骨粗线和收肌结节)。

近固定条件下,使髋关节内收/外展的肌肉主要附着于股骨,且外展肌止点离关节相对更近。使髋关节屈/伸的肌肉中股直肌、缝匠肌、阔筋膜张肌,以及股二头肌、半腱肌、半膜肌等均不止于股骨,止点距离关节中心点较远。

起点在股骨上的主要肌肉有股中肌(股骨体前面)、股外侧肌(转子间线外上部粗线外侧唇)、股内侧肌(转子间线内下部粗线内侧唇)、腓肠肌(内/外侧髁后面)。

近固定条件下,使膝关节伸的股四头肌,各头起点距离关节中心点均较止点远得多(便于远固定条件下产生更大的伸膝力量),使膝关节屈的腘绳肌,各部也存在类似现象,腓肠肌则刚好相反。

第十二节　髌下脂肪垫与膝关节运动

一、髌下脂肪垫简介

髌下脂肪垫(infrapatellar fat pad,IFP)又称为 Hoffa 脂肪垫,是一种位于股骨髁的前下方、胫骨平台前上方、髌骨下方及髌腱后方之间,填充于膝关节前方间室的关节囊内滑膜外的一团脂肪组织。髌下脂肪垫损伤的主要表现为脂肪垫肿胀和增厚,以及膝关节过伸站立时酸痛无力,髌韧带及两膝眼(髌韧带两侧凹陷处)的部位肿胀、膨隆,有压痛等。

1. IFP 解剖结构

IFP 为一块区别于传统脂肪组织的特殊脂肪组织,以一种弹力纤维作为其网状支架结构的基础。IFP 看起来类似于一个三角形形状,两个边缘的侧角沿着髌韧带的内、外两个侧缘向上方逐渐延伸,体积逐渐变薄,分别与外、内侧半月板前缘相连接。

2. IFP 血液供应

IFP 有着丰富的血管供应网络,主要由围绕在髌骨下半部后方的膝上内侧动脉和膝上外侧动脉的分支及垂直供应髌腱后方 IFP 的膝下动脉的分支等构成,这些动脉血管分支互相吻合形成一种位于髌骨远端 1.4 cm,髌腱后方 1.0 cm,髌骨内、外侧缘 0.5 cm 区域之内的"密集血管网"向 IFP、髌骨、髌腱及周围的滑膜等组织供应血液。

IFP 具有丰富的血液供应,有助于 ACL 及 IFP 其他周围组织的愈合,但也会促进 IFP 损伤后其炎症反应及纤维化的进程,进而形成纤维瘢痕组织,从而影响膝关节活动。

3. IFP 神经支配

IFP 具有多种神经共同支配,主要包括股内侧神经、股外侧神经、闭孔神经的终支、隐神经的髌下支以及腓总神经的一些分支,这些能产生疼痛的自主神经主要密集分布于髌下脂肪垫的中央和外侧部分以及周围的滑膜组织,而这种神经分布可以支持这些结构是膝关节前方疼痛的来源的观点。

4. IFP 功能

目前关于 IFP 的确切功能及作用机制尚不完全清楚。Chuck paiwong 研究发现在人体极度消瘦病例中,即使皮下脂肪组织基本消耗殆尽 IFP 并没有如同其他脂肪组织一样基本消失,这表明 IFP 与结构性脂肪作用不同,IFP 是具有特殊生理功能的脂肪组织。

(1)生物力学作用。

IFP 和胫骨的距离比较近,且随着膝关节屈曲角度的增大,IFP 和膝关节中的一些结构的接触面积也越来越大,能够降低膝关节内受到的冲击载荷并吸收部分通过膝关节产生的力,同时 IFP 还具有一部分与内、外侧半月板功能相似的部分,可以减少机械力量过载。

(2)润滑关节面协助关节运动。

当股四头肌产生收缩时,向上牵拉髌骨及髌腱,IFP 内的压力也随之升高,形成了一种较为坚硬的实体结构,填充于各关节面之间残留的剩余空间,可以相对限制膝关节,避免其过度活动,同时还可以避免或者减少摩擦和刺激,具有润滑和缓冲等作用。

(3)本体感觉功能。

IFP 含有丰富的血管神经,而这些神经分布位置是疼痛常见的表现位置,因此有学者认为 IFP 具有本体感觉功能。

(4)干细胞来源。

与其他干细胞相比,髌下脂肪垫衍生干细胞(IFP - ASCs)具有增强的、与年龄无关的分化能力,这使得它们在基于干细胞的再生治疗中成为非常有前途的候选再生干细胞来源。

二、IFP 在膝关节运动时的变化

有关 IFP 的研究较少,传统理论认为 IFP 只占据膝关节前侧未填充的空间,其运动时形态变化与关节腔的形状变化一致,有助于膝关节运动时的润滑。Stephen 等人通过 36 具标本解剖发现,IFP 最宽处(于内侧副韧带与外侧副韧带的附着点之间)为(69.2 ± 10.3)mm,同时研究还发现 IFP 中叶底部有一部分借 LMuc 与 ACL 前部纤维相连,伸膝时将 IFP 拉伸至关节上方。屈曲时,髌腱与胫骨前缘的夹角减小,脂肪垫向后移位。膝关节伸直时,IFP 从胫骨前移开。

在膝关节逐渐伸直过程中,IFP 受到股骨和胫骨前部、半月板前角和韧带间的压迫,IFP 压力增加,这一情况可以解释为何髌下脂肪垫撞击患者不喜欢负重状态下伸直膝关节。

Bohnsack 利用液压装置测试膝关节从屈曲 120°到伸直状态下髌下组织压力,在膝关节屈曲大于100°和小于20°时,髌下压力显著增加。髌下空隙容积在屈曲120°和伸直状态下最小,此时IFP于间隙内分布最广,表明在极限状态下IFP具有稳定髌骨的作用。

三、移除IFP对膝关节的影响

因IFP在手术中会遮挡视野,影响假体安装,所以髌下脂肪垫被全部切除或大部分切除。由于髌下脂肪垫的作用逐渐得到认识,切除髌下脂肪垫后可能会导致获得性低位髌骨,出现膝前痛等并发症,因此,近年来有学者认为术中不应该切除髌下脂肪垫。

完全切除髌下脂肪垫可使膝关节全屈曲角度下的髌股作用力减弱,这种减弱在屈曲20°~120°之间尤为显著,同时髌下脂肪垫全部切除后,膝关节全屈曲角度下的髌股接触面积显著减少,髌股接触压力显著减小,且髌股接触压力峰值平均下降15%~25%。

房传武等人在全膝关节置换术中保留髌下脂肪垫,结果显示保留IFP能够有效改善膝关节活动度,膝关节功能恢复良好,对髌腱的影响小,未发现与髌腱相关的并发症,可以有效地防止髌腱短缩,膝前痛发生率低。

有学者应用有限元分析,探讨不同屈膝角度IFP的接触力学变化及切除IFP后膝关节接触力学变化趋势。研究发现不同屈膝角度下切除IFP相较于保留IFP对于髌股关节接触力学无显著影响。但当髌下脂肪垫全切除后,将导致髌股接触面积显著减小,IFP切除一定程度提高了股四头肌腱的生物力学效率,降低了髌股滑动阻力。

第十三节 · 足踝部承重与膝关节机能

足踝部位于身体远端,站立负重情况下会对膝关节产生解剖学和力学上的影响。

足踝部的作用包括保持身体稳定,控制小腿倾斜程度;吸收冲击振荡;路面刺激感受器。

作为负重时与地面直接接触的部位,倾斜小腿(足内外翻)可以有效地控制身体重心。当小腿倾斜受限时,上半身重心发生变动以适应支撑面的重心控制,在这种情况下将对膝关节产生力学应力。

当足外翻时,重心向支撑侧下肢移动,地面反作用力线由膝关节中心向外侧移动,膝关节承受外翻应力。膝关节外侧承受压缩应力,内侧承受伸展应力容易导致内侧副韧带的损伤。

当足内翻时,重心向对侧移动,地面反作用力线从关节中心移向内侧,膝关节承受内翻应力。膝关节内侧承受压缩应力,外侧承受伸展应力,股二头肌及外侧副韧带受到牵拉。

足部、踝关节在负重时可以吸收冲击振荡,从力学角度来看足部需要有刚性和柔软度两种机能。足弓的存在可以很好地将二者结合起来,足弓由内侧纵弓、外侧纵弓及横弓组成。

吸收冲击时距下关节旋前,足弓下降,研究发现在站立状态下,足踝旋前(旋后),胫骨也随之向内(向外)旋转,继而引起膝关节的扭转并承受胫骨旋转所产生的应力,影响膝关节腔隙,这种扭转会沿着力线继续向上传导,引起 Q 角的改变、髋关节的代偿等。

　　足部承重情况下,足弓的高度与弹性不同,吸收冲击的能力不同,如果足弓不能保持适当的高度且弹性较低,此时容易受到较大冲击进而上传影响膝关节功能。

　　下肢负重时,足部与地面接触,产生足底压力,将刺激信息传输到中枢系统,而后身体做出相应调整。来自于足底的信息反馈快于前庭,如果足部无法保持相应功能,将地面刺激正确传导到中枢系统以控制姿势,此时受限的刺激传输导致身体做出错误的姿势控制判断,膝关节容易受到风险冲击。

　　上述三种情况任一情况出现问题都可能导致膝关节损伤的出现。膝关节会因为各种原因遭受应力,同时由于本身形态结构和机能状态等情况也可能会对下方足踝部机能状态产生影响,如膝关节疼痛时进行下肢运动一般会出现避痛步态,此时小腿倾斜程度、足部关节姿势及足底压力分布受限,足部异常加重同样反作用影响膝关节机能状态。

　　足部承重造成的足弓形态学改变,整个足弓都会变平和拉长,跟骨结节外侧突被压低 1.5 cm,跟骨载距突被压低 4 mm;距骨移动到跟骨上;足舟骨逐渐靠近地面并爬升至距骨头上;骰骨向下移动 4 mm,第五跖骨结节下移 3.5 mm;横弓变平,曲度减少,从第二跖骨两侧展开;第一和第二跖骨间距离增加 5 mm;第二和第三跖骨间距离增加 2 mm;第三和第四跖骨间距离增加 4 mm;第四和第五跖骨间距离增加 1.5 mm,前足增宽了 12.5 mm。

　　另外,距骨头向内移位 2~6 mm,跟骨前突向内侧移位 2~4 mm。这导致足在跗骨关节处发生运动学变化:后足向内侧旋转,前足向外侧旋转。后足内收内旋并轻度跖屈,前足相对外展外旋并轻度背屈。

第十四节　跖趾关节

　　在描述下肢运动时,一般都只讲髋、膝、踝三个关节产生的各种运动;对于足的运动也只谈距上关节和距下关节,而且多以足跖屈为主。

　　在实际下肢运动中,尤其是以走、跑、跳运动为主的蹬离地面的动作中,由于各运动环节是被原动肌在远固定条件下牵拉而运动的,这样足也必须作为一个运动环节参与下肢运动;所以只谈踝关节的运动是不够的,跖趾关节的作用也不容忽视,特别是跖趾关节的背屈及其背屈肌的作用很有必要引起足够的重视。

　　跖趾关节属于足关节的一部分,由跖骨头与近节趾骨底构成,属椭圆关节,能绕额状轴做屈(足跖屈)、伸(足背屈),或者绕矢状轴做少量(运动幅度较小)的外展(五趾骨展开)、内收(五趾骨并拢)运动(图 3-9)。

一、跖趾关节的背屈及其背屈肌的作用

　　在走、跑、跳等运动中,经常要求足跟提起或保持提起。对于足来说,要提起足跟,运动的发生必定是在跖趾关节上。这时运动环节应是除趾骨部分外的足的其他部分,

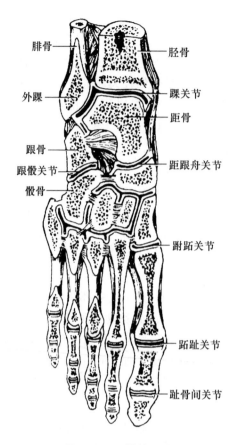

图3-9　足骨的连结

足的背屈肌在远固定条件下收缩完成跖趾关节的背屈运动。

在所有落地缓冲动作中,由于前脚掌着地,体重和重力加速度的作用迫使足在跖趾关节跖屈,这就需要足背屈肌在远固定条件下做离心工作以保持足跟提起,使运动中支撑反作用力在足弓的传递过程中逐渐减少,从而防止足跟在重力矩作用下着地或着地过早而造成足关节的损伤和对人体的直接冲击。

美国的菲利普·J·拉希和洛奇·K·柏克在他们合著的《运动学和应用解剖学》中论述到踝关节和足的非固有肌一章时,指出"胫骨前肌、趾长伸肌、第三腓骨肌和姆长伸肌通常称为脚的屈肌(背屈肌),在走路、奔跑和类似的所有动作中起着提高足趾和足的前部,不让它们碰擦地面的作用,胫骨前肌和趾长伸肌还起着提高足弓高度的作用,姆趾伸肌起配合作用,这组肌肉失效的人每走一步,足都会在地上擦一下。"

二、跖趾关节的背屈在提踵动作中的作用

关于提踵动作,运动解剖学普遍认为完成提踵动作的原动肌是小腿三头肌,那么提踵动作的发生是在踝关节还是在跖趾关节?

实际上,运动是同时发生在踝关节和跖趾关节上的。因为小腿三头肌只是附着在跟骨结节上,跨过的是踝关节,在下肢做远固定的工作时,踝关节上发生运动的环节应

是小腿而不是足；此时，小腿三头肌在远固定条件下拉动小腿绕踝关节的额状轴向后运动，使踝关节跖屈；提踵动作要求踝关节的跖屈使小腿与足背基本在同一平面上，小腿三头肌能满足这个要求。

但在这样的情况下，若没有跖趾关节的背屈运动协助，由于小腿向后，人的重心后移超过了人的支撑面，整个人体就会因重力作用向后倒下，根本无法完成提踵动作。

可见，只有跖趾关节同时做背屈运动，由踇长伸肌、趾长伸肌、第三腓骨肌以及使足背屈的胫骨前肌一起，在远固定条件下拉足（趾骨部除外）向前上方做背屈运动，配合踝关节的跖屈运动，才能完成提踵运动。

因此，提踵动作的原动肌在踝关节是小腿三头肌，在跖趾关节是背屈肌群。

三、跖趾关节的背屈肌群在蹬地起跳动作中的作用

对小腿和足来说，蹬离地面之前的下蹲运动是小腿三头肌在远固定条件下做离心工作完成的。以维持踝关节跖屈发力，使小腿不向前倒的状态，同时足背屈肌也在远固定条件下做离心工作，维持跖趾关节背屈，使脚跟呈不着地状态。

蹬离地面时，小腿三头肌在远固定下做向心收缩，使踝关节跖屈，对于足来说，此时蹬离动作的足不是发生在跖趾关节，而是以末端趾骨所接触地面那一点为转动中心，是脚前掌部分向前上方运动，这时足运动的方向与外力作用方向相反，故原动肌应是环节运动方向同侧的足背屈肌，这些足背屈肌群使足在蹬离地面动作中属于速度杠杆的运动。

上述肌肉同臀大肌、股四头肌、小腿三头肌等一起，在远固定条件下进行爆发式收缩，使髋伸、膝伸、踝跖屈，足背弓的连续运动给地面一个强大的作用力，从而获得同样强大的支撑反作用力，使人体离开地面腾于空中，从而完成蹬离地面跳起动作。

第四章　延伸到运动选材领域

第一节　常见站姿分析

学习解剖学尤其是运动解剖学必须要认识标准解剖学姿势。人体的结构是有空间方位的,同时人体结构的空间方位又是可以变换的,不同姿势条件下,人体结构的相对位置不同,比如眼睛和鼻子哪个在上哪个在下的问题,不同的人体姿势会得到不同的答案。

一、标准解剖学姿势

为方便学习和交流,必须规定标准解剖学姿势。

标准解剖学姿势:身体直立,面向前,两眼平视正前方;两足并拢,脚尖向前;上肢垂于躯干两侧,掌心向前。

所有认知人体形态结构和运动的出发点或参考均应为标准解剖学姿势。尽管讨论运动机能时,"非标"条件更为常见,但仍需还原为标准解剖学姿势理解和分析。也就是说,哪怕是倒立或平躺姿势,眼睛也被认为是在鼻子上面。

二、典型"非标"站姿分析

生活中常见的站姿以舒适的自然站立和有特殊要求的职业站姿为主。以下对典型"非标"站姿的讨论均以标准解剖学姿势为参照进行对比分析。

1. 立正

上肢肩关节适度旋内(肘心朝前内侧);肘关节伸(直)、适度旋内(掌心朝正内侧);手部各关节略屈;下肢髋关节适度旋外(脚尖朝前外侧)。

2. 双足自然站立

下肢髋关节略外展,双侧支撑保持适度旋外位(臀大肌、髂腰肌等使髋关节旋外的肌肉力量更强,适度旋外保持两侧肌张力平衡);双上肢自然下垂,胸锁关节稍前伸(前锯肌、胸小肌等使胸锁关节前伸的肌肉力量强于后缩),肩关节、肘关节略屈、旋内位,手部各关节略屈(使肩、肘关节屈,旋内的肌肉力量更强)。脊柱各段略屈(靠脊柱自身结构韧性对抗重力,节省伸肌力量,个体差异较大)。

3. 单足重心自然站立

下肢重心侧髋关节略内收、旋外;对侧髋关节略外展,旋外角度一般更大,膝关节略屈,踝关节放松。脊柱略屈,且明显向重心侧侧屈,使上段脊柱和头部靠近重心线,维持稳定。

4. 特殊站姿

（1）芭蕾：髋关节。髋关节保持明显的旋外位（单侧髋关节旋外接近90°），这应该与髋关节旋外位条件下更容易做出更大幅度外展、屈/伸幅度有关。

（2）礼仪：胸锁关节。胸锁关节（肩胛骨）保持后缩位协助挺胸和脊柱正位。抬头（伸颈段脊柱）并长时间保持平视位。面部有表情要求而用筷子协助练习。

（3）模特：肩关节。胸锁关节（肩胛骨）保持后缩位的同时，肩关节保持肘心冲前位（旋外，相对于自然站立）。肱骨绕肩关节适度旋外有助于带动锁骨后缩，并帮助挺胸展示身材。

舒适站姿条件下，水平面内关节保持回旋的角度一般和旋内 - 旋外对抗的肌张力不平衡有关。人体亦可借助骨连结自身的韧性对抗重力，维持姿势过程中节省部分力量。左右单足交换支撑可以让肌肉间歇放松，生活中更常见。但长期的放松站姿尤其单侧支撑，对于人体形成良好的身体姿态和气质培养不利。

三、良好站姿的节能维持

从生物力学角度理解为肌肉与骨骼维持一种平衡的状态，正常站立时重力作用线通过人体的脊柱时，使其花费能量最小，从而不必通过身体不断调整位置去抵消重力。不良姿态时身体为补偿其重力作用线偏移的力，需要拉长或缩短一部分肌肉或肌群从而导致连锁反应，多年累积下极容易造成由姿态异常引起的各种物理性疾病。如常见的上交叉综合征等。

直立姿势条件下，人体承受的压力平均分散于每个关节面，软组织不需要增加张力，肌肉也不需要额外做功以调整姿势变动。如果人体结构排列偏离该"理想姿势"，韧带的拉力就会增加，从而需要肌肉额外做功以平衡。如果有习惯性排列位置的偏离现象，则会产生不良身体姿态，甚至不利的结构性变化。

关节呈现"完美"排列时，韧带会对抗关节的屈或伸，以抵消身体各个方向的倾倒力量。韧带无法完成时，肌肉会被激活对抗关节位置偏移。也就是说，人体正常姿势维持是非常"节能"的，肌肉只有在关节位移的非常靠前或靠后（离开重心线），或被要求不定期稳定不平衡姿势时，才会增加能耗。

关节的回旋运动，发生在水平面上，因此，其能耗大小主要和旋内、旋外对抗方向的肌肉力量平衡有关。

四、前方标准姿态的特点

（1）锁骨。

正常锁骨的位置以平顺的曲线和缓和上扬的角度从胸锁关节向外侧延伸。锁骨上升角度增大，意味着肩膀抬高（耸肩）。惯用侧锁骨位置一般较非惯用侧略低。

（2）肩部。

圆肩更容易从侧方观察到，前面亦会有所表现，肩关节旋内程度的增大，可观察到较多的手背表面。

（3）肘关节外偏角。

指肱骨长轴和前臂长轴与额状面构成的夹角。男性正常外偏角约 5°，女性外偏角较大，可达到 10°甚至更大。不正常的外偏角会影响上肢的负重能力，如俯卧撑。

（4）骨盆。

两侧髂前上棘应该等高，判定骨盆有无侧倾，后者可致腰椎弯曲。

（5）膝外翻或内翻。

膝盖位置的内翻和外翻，不仅会影响膝关节本身，也会影响相关支持肌肉。外翻的个体，大腿外侧的肌肉较短而内翻刚好相反。

骨关节炎和半月板退化更容易发生在压力更大一侧（内翻内侧受压更大，外翻外侧受压更大），软组织过度牵拉则更容易发生在对侧。

六、不同运动体姿

由于不同个体在发育过程中不同部位之间的发育不协调，因此个体间存在姿态差异。正是因为人体姿态差异，所以在体育项目中会出现运动员选材，选取某些体征符合相应运动项目的力学变化结构。

不同身体姿态，由于骨的排列及肌肉的配布，有的利于速度或爆发力，有的利于平衡能力，有的则是在进行某些运动时省力，因此，人体姿态对运动技术和成绩是有影响的。

以下选取一些常见项目进行体姿对比。

田径中优秀的短跑运动员通常是骨盆和臀部突出，骨盆突出导致其悬挂的大腿更向前，在快速奔跑中更加有利；臀部突出与其臀大肌丰厚有关。

小场地项目运动中（网球、羽毛球等）具有倒置脚型的运动员可以在短距离内快速移动，原因是倒置脚可以使胫骨扭转，胫骨扭转导致股后肌群进一步缩短，使他们采用小碎步进行移动，避免迈大步的运动。

篮球、排球等都是需要急速爆发力的项目，要求有较高的身材、较强的跳跃能力、快速的变相能力以及急停急起能力。内翻足从理论上是有利于快速移步和保持平衡的，但实际运动中的内翻不属于病态，而是相对于正常足形的相对内翻。

具体到各运动项目由于先天因素及后天训练都会出现不同人体姿态的改变，但运动员因为有运动项目的存在及高强度的训练，姿态虽不同，但仍属于其自身的良好姿态。

第二节 骨龄及测量

一、骨龄的定义

骨龄是通过测定骨化中心萌出的时间、顺序、大小、形态、结构以及相互关系的变化反映体格发育程度，并通过统计处理，以年龄的形式、以岁为单位进行表达的生物学年龄。

人类骨骼发育的变化基本相似,每块骨骼的发育又有其连续性和阶段性,表现出不同的形态特征,骨龄很大程度上代表了儿童、青少年真正的发育水平,能比较准确地反映个体生长发育水平和成熟程度。

二、骨龄的应用意义

1. 判定儿童青少年的发育程度,并对其进行生长发育评价

对临床骨龄数据进行分析后一般得出三种情况:骨龄延迟、骨龄适合实际年龄、骨龄提前。

骨龄延迟:骨龄－实际年龄的差值小于－1,即发育落后。

骨龄提前:骨龄－实际年龄的差值大于1,即发育提前。

骨龄异常的状况需要进行正确的医学诊断,造成这种异常的原因主要有内分泌疾病、慢性非内分泌疾病、精神疾病和营养等。因此可以通过骨龄的测定,对儿童、青少年的生长发育进行评价,排查是否存在某些疾病,尽快进行治疗。

2. 运动员选材

骨龄与儿童、青少年的身高有很大的相关性,各个年龄阶段的身高和成年后身高也有高度相关性,因此可以通过骨龄进行身高预测。除此之外,还可以了解儿童、青少年的生长发育潜力和性发育趋势。这是进行运动员选材很重要的参考依据。

3. 儿童、青少年分龄赛的分组

通过骨龄测定确定真实年龄,避免虚报年龄,保证比赛的公平性。

除此之外,法医学通过骨龄鉴定进行活体年龄推定,通过骨龄测定作为定罪的依据等也是骨龄的常见应用领域,还有一些国家的政策执行也需要骨龄的介入,比如国际移民等。

三、骨龄的测量方法

尽管多年以来已经存在多个身体部位的标准化测定的研究,但手腕和膝盖部位还是代表了黄金标准,3 岁以下的儿童采用膝关节评估更好,而 3 岁以上的孩子更适合采用手部和腕部的评估方式。

通常的骨龄评估是对被测试者的手部和腕部进行 X 光摄像,然后对 X 光片进行解读,目前在世界范围内广泛使用的有 G－P 图谱法、TW3 评分法等。但由于这两种方法都是依据国外群体资料进行研究开发的,也有基于 TW 法的中国改良版本,如中华05 骨龄评分法、叶氏骨龄评分法等。

1. G－P 图谱法

Greulich 和 Pyle 评估了 1 000 名白人手部和腕部的 X 光片,分别设置了 2 套标准模板,男性 31 幅和女性 27 幅,通过将被测试者的 X 光片与特定性别的图像进行对比,先评估最接近实际年龄的,再评估相邻标准,然后根据图谱文本的说明,按照相应骨龄对各个骨段进行检查。

优点：比较简单快速，评估大约需要 1.4 min。应用广泛，大部分儿科分泌学家和放射科医生更喜欢采用，成为筛查儿童生长发育疾病的依据。

缺点：主观性比较强，图像之间的对比无法完美匹配，还有个体之间手腕骨发育的不平衡和差异也会限制其准确性。

2. TW3 评分法

TW 评分法是使用欧洲儿童获得数据开发的，在 TW3 之前有 TW1、TW2 两个版本，多年来不断进行更改和优化，将手腕部 20 个骨骺根据发育程度分为 8 或 9 期，从 A 到 I，将每个骨骼都与处在不同成熟阶段的一组标准骨骼进行比较，根据被测者的成熟度和性别为每个骨骼打分，将分数相加后对比评分表确定骨龄。

优点：测试结果与每个骨块的评估都有关，很大程度上减少了主观和个体差异带来的影响，精确性和可重复性上有明显优势。

缺点：耗费时间长，难以在临床应用中进行广泛使用。

3. 中华 05 骨龄评分法

2006 年，基于国际通用的 TW3 法，以当代中国儿童为样本，新的骨龄标准《中国青少年儿童手腕骨成熟度及评价方法》，被批准为中华人民共和国行业标准（TY/T 3001—2006），针对不同领域进行深度开发，符合多个领域对于骨龄应用的要求，广泛应用于医疗、文体和司法等领域。

当然，依托于计算机和大数据，也有更先进测量骨龄的方式，通过一些计算机系统的应用软件，采用某种算法测量骨龄，还有通过超声波来进行骨龄的测定，但是不管采用什么方式，都需要不断优化和改良相关方法，消除可能存在的误差，使骨龄的评估变得更精准。

四、骨龄状态的影响因素

影响骨龄的因素有很多，其中包括遗传和种族、生活环境、营养、体育运动、疾病、性别、体重及身体成分等。

1. 遗传和种族因素

遗传和种族因素是影响骨龄的内在因素，但骨的生长发育也可以通过外在环境进行改变。

2. 生活环境因素

若生活在有不良家庭和社会环境、学习紧张等因素的条件下，更易引发精神心理方面的问题，可能会导致抑郁症，从而影响骨骼发育。

3. 营养因素

营养是影响骨龄的重要因素。营养不良和营养过剩都是不可取的。长期营养不良可能影响骨骼的发育，使骨龄延迟。而营养过剩，如大量进食高蛋白食品、服用各类营养品等可能会使骨龄提前。

4. 体育运动因素

研究发现,在儿童青少年时期进行有规律的运动会使骨密度增加,促进生长发育。运动组学生骨龄会普遍高于实际年龄且具有显著差异性。

不同的运动对骨骼的影响大不相同,各种运动可以大致分为重力量型竞技项目,如举重、摔跤;技能主导类表现难美型项目,如体操、花样游泳;大球类运动项目,如篮球、足球、排球;小球类项目,如乒乓球、羽毛球、网球这几类。对重力量型竞技项目来说,运动员骨密度都较大,骨龄也比其他项目运动员大。对于难美型运动项目来说,骨骼发育相对晚于其他运动项目。有研究发现,足球和田径比网球、毽球和太极更能促进骨龄的发育,其中足球项目教学对身体发育的影响更明显且出现较早。

除了不同的运动项目会对骨龄产生影响外,训练年限也与骨龄密切相关,随着训练年限延长,骨龄提前幅度增大。

骨发育提前者的形态、机能和运动能力都会在同一实际年龄的人群中占据较明显的优势。但在运动能力相近时,选择骨龄偏小的运动员,其身高和运动能力发挥潜力更大。

5. 疾病因素

各种各样的疾病都可能会对骨的生长发育产生影响,其中甲状腺机能减退、生长激素缺乏症、性腺机能减退等内分泌疾病,肠道慢性疾病、腹腔疾病等慢性非内分泌疾病,厌食症、抑郁症等精神疾病和 21 三体综合征等遗传疾病都可能造成骨龄延迟。而甲状腺功能亢进、性早熟、卵巢肿瘤等则可能造成骨龄提前。

6. 性别因素

女性生长发育的时期普遍早于男性,不管消瘦还是超重肥胖,女童骨龄异常的风险都会大于男童。

7. 体重及身体成分因素

消瘦是骨龄延迟的危险因素,超重肥胖是骨龄提前的危险因素。

在儿童、青少年体成分对骨龄发育的影响因素的分析中发现,超重肥胖男女生的骨龄较同龄、同性别、体重正常儿童的骨龄提前而且具有显著差异性。骨骼肌含量对骨龄发育起抑制作用,体脂肪含量和身体水分含量对骨龄发育起促进作用。

有相关研究认为超重肥胖儿童骨龄可能与体成分和内分泌状态改变有关,脂肪组织的增速越快,骨骼发育速度越快。脂肪组织过量可能会产生更多芳香化酶,芳香化酶可诱导雄激素转化为雌激素,高浓度雌激素水平可促进生长板软骨细胞的成熟和凋亡。

第三节　桡骨骨龄标准

骨龄在运动员科学选材、青少年训练和竞赛等重要的体育活动过程中有着其独特而重要的作用。目前,现行的骨龄测定标准为国家体育总局于 2006 年发布实施的《中国青少年儿童手腕骨成熟度及评价方法》(后面简称国家骨龄标准)。据此标准,判读骨龄,需要测评桡骨、尺骨、掌1、掌3、掌5、近节指1、近节指3、近节指5、中节指3、中节指5、远节指1、远节指3和远节指5等共13块骨的发育等级。

本节主要介绍桡骨的等级划分。

等级0-"无":骨化中心尚未出现,仅见桡骨干骺端。国家骨龄标准中并无该等级,后补充。按照G-P骨龄图谱,男孩1岁前(含1岁)、女孩9月前(含9月),其桡骨骨骺并未开始钙化。

等级1-"点":骨化中心仅可见一个钙化点,极少为多个,边缘不清晰。骨骺形状呈现点状或小圆球状。

等级2-"缘":骨化中心清晰可见,为圆盘形,有平滑连续的缘。骨骺形状呈椭圆形,宽度未及骨干宽度一半。

等级3-"半":①骺最大直径为骨干宽度的一半或一半以上;②骨骺外侧端增大、变厚、圆滑,内侧端为锥形;③骨骺近侧面的1/3变平,并稍致密,骨骺和骨干之间的间隙变窄,约1 mm。骺≥1/2骨干(同时距离4/5尚远),且骺明显呈楔形(尖朝向内侧)即可。鉴于冲洗胶片或数字大小可调,干骺间隙实际上也和拍摄时手腕部姿势有关,骨龄标判定准中不应出现具体如"1 mm"等绝对长度的描述,当为笔误。

等级4-"远缘双影":骨骺远侧缘出现致密白线,为掌侧缘,在其远侧为背侧缘。骨骺远缘亮线特别宽亮,且宽度接近4/5,可能出现远缘双影不明显的情况。

等级5-0-"近缘致密+干远缘同":①骨骺近侧缘可区分为掌侧面和背侧面,掌侧面为该缘上不规则的致密白线;②骨骺内侧端向内侧和近侧生长,大部分近侧缘的形状和骨干一致。骨骺宽度达到骨干宽度4/5以上且内外侧均未达到"等宽"即可,近缘双影常不明显。

等级5-2-"内等宽":骨骺内侧端与骨干等宽。内侧端实影或虚影达等宽均可,多为虚影。等宽的判定依据当为骨干中轴做平行线为准,而不应以单纯根据上下划方向线。

等级6-"等宽":①骨骺背侧面出现月骨和舟骨关节面,以一个小驼峰相连接;②骨骺内侧缘出现与尺骨骺相关节的掌侧面和背侧面掌侧面或背侧面向内侧突出;③骨骺近侧缘稍凹。干、骺融合面等宽,而非干、骺外侧缘等宽。骨骺的最外缘已经宽于骨干,但骨骺的干骺融合面较骨干稍窄,不能判定为等宽。

等级7-0-"单盖":骨骺在一侧(通常在内侧)覆盖骨干。内侧端实影或虚影出现向下覆盖趋势的"锐角"均可判定。

等级7-2-"双盖":骨骺在两侧覆盖骨干。外侧"锐角"常不明显,接近90°,有锐角倾向即可。

等级8-0-"开结":骨骺和骨干开始融合。有骨小梁贯通骨骺和骨干为准,需要区分融合和遮挡情况。

等级8-1-"结1/4":骨骺和骨干融合1/4。融合程度判定,一般以骺软骨阴影线长度为准,断续阴影线可累计。

等级8-2-"结1/2":骨骺和骨干融合1/2。

等级8-3-"结3/4":骨骺和骨干融合3/4。

等级8-4-"全结完":骨骺和骨干完全融合(大部分融合线消失,但仍可见部分残余的致密线)。注意内、外侧融合口凹陷,如果有骨密质亮线贯通,即便呈凹状亦判定全结完。

第四节　骨龄与训练

一、训练对骨骼及骨龄的影响

通过运动训练,可以促使骨的长度增长,直径增加,骨密度加大,其生理目的是使骨组织具有较大的抗应能力,骨组织的有机物和无机物增加,骨骼具有更好的抗力作用。另外,运动训练对体内激素水平有显著影响,特别是生长激素和性激素的水平的提高大大地促进蛋白质合成,促进骨皮质的增厚与钙化,使骨骼的发育提前。

不同的运动项目有着不同的训练方法和侧重点,因此对骨骼的影响也大不相同。例如,对于重力量型竞技项目来说,如举重、摔跤、柔道等项目,在训练中专门发展肌肉的爆发力和绝对力量至关重要,长期的极量负荷训练是必不可少的。骨骼本身是一种具有强度固定和可致疲劳的物质,重复进行较重的机械负荷可使骨骼产生积累性的微骨折和微骨裂等微结构损伤。人类骨骼的强度从能对付重复机械应力到产生微骨折变化的范围较为有限,并不需要太大的负荷即可产生疲劳性损伤,这些微骨折在修复过程中必然带来骨质增生、钙盐的沉积增多以及骨密度的加大。同时,运动训练促进骨密度的正效应对全身骨骼所起的作用并不平均,主要对运动时应力作用增强的一些骨骼作用明显,具有鲜明的专项性。经常运动受到应力作用的部位,骨密度增加、骨皮质增厚、骨小梁排列与整齐与应力作用方向一致。而对其他的训练项目来说,力量训练只作为一般素质训练,因而,重力量项目青少年运动员的骨密度较其他项目运动员更大,而其他项目如体操、跳水等技能主导类运动项目,其骨骼的影响就没有重力量项目运动员变化大。

二、骨龄在训练中的应用

骨龄在运动训练中的主要作用是用于青少年训练指导。运动能力与骨龄密切相关,应该根据运动员的发育类型进行安排训练。了解选手发育程度,教练员才能对症下药,给予适当的训练负荷和计划,才能充分发挥选手的潜能。

青春期是人的快速成长期,此阶段生长激素分泌旺盛,平均身高生长会达到7~20 cm/年,身体各方面机能形态也会发生较大的变化。如果教练员能够把握选手的最佳运动成绩发展期,运动成绩的后势发展才会更加突出。青春期时,青少年的最大摄氧量快速增长,这是由青少年生长发育特点决定的。研究显示,孩子在11岁之前(此段年龄表述为生物年龄,并非生活年龄),可以通过提高柔韧、速度、协调、灵敏、平衡和技术来提高运动成绩。女孩在11~13岁、男孩在13~14岁开始有氧、无氧混合训练,促进最大摄氧量和无氧阈的提高。女孩在13~14岁、男孩在14~15岁可开始发展无氧能力和乳酸耐受能力。在上述生物年龄前,不当地进行无氧训练对孩子将来的发展和技术都有负面影响。在青春发育期(女孩在 14～15 岁,男孩在 15～16 岁),也就是在发育敏感期后期,开始专项力量训练。在发育敏感期前,肌肉约是体重的 27%,此时,如果进行力量训练,肌肉的增长较为有限。肌肉的增长主要是激素的作用,在发育敏感期后期,人体各项激素得到提高,此时发展力量素质可达到事半功倍的效果。

因此,可以根据骨龄对训练进行以下的指导工作:

(1)通过骨龄评判,可了解选手发育状况,可根据选手发育状况进行有针对性训练,可用骨龄作为分组训练区别对待的依据之一。建议每年对所训练的重点选手进行骨龄评判。

(2)通过骨龄评判,可了解选手实际生长发育程度,了解青春期的开始。在青春发育的突增期及时加强营养补充,有助于维持营养素的均衡,发育会更好,长得更高,训练效果会更好。

(3)不同发育类型运动员的训练特点。

由于骨骼发育年龄受到多方面的影响,如遗传、环境、饮食等,都会对骨龄产生一定的影响,所以在青少年成长发育的过程中就出现了"早发育型""正常发育型"以及"晚发育型",而对这三种发育类型又可以分得更加细致,根据发育高峰的持续时间长短进一步分为缩短型、正常型以及延长型。

①早发育型。缩短型由于其开始发育年龄早,形态、机能和素质起点低,发育期短,提高与改造的幅度小,运动能力得不到充分的发展,所以,他们仅仅是儿童组的"强者",很难成才;正常型其特征与缩短型相似,也很难有"输送率";而延长型的运动员虽然提早开始发育,但他们形态、机能和素质水平起点高,发育持续时间的延长可以弥补早发育的不足,可以最后成才,但在人群中的比例较少。

②正常发育型。该类型的儿童青少年在体校中比例最高。缩短型由于比一般少年提早成熟,运动能力较早得到体现,容易成为少年组的"强者";不过,调查发现,该类型的少年运动员往往由于持续时间的缩短,常常表现为后劲不足。延长型由于持续时间的明显延长,形态、机能和素质的"自然增长"明显加大,这样,潜在运动能力得到充分的表现,十分有利于后天训练的诱导,故成才率最高。由此可见,发育高潮持续时间越长,训练的诱导作用越强,成才的概率就越高。

③晚发育型。开始发育的时间推迟,一般都能具有瘦长的体型(形态生长期的延长),但是,由于比正常型和早发育型推迟进入青春期,势必会造成肌肉、内脏系统发育的延迟,干扰或错过了运动能力干预的敏感期,其结果会降低成才率。此外,值得注意的是,晚发育的个体有时会伴有部分医学问题,如甲状腺功能低下等,在选材时要高度重视。

由此可见,在日常的训练中要对不同类型的运动员进行细分化的训练,根据他们的发育状况制订针对性训练计划。

第五节　生长发育与年龄

生长发育不是人类独有的现象,而是每个生命从诞生、长大乃至成熟所必然经历的过程。个体通过生长发育,经历自己独特的生长轨迹,最终达到身体形态和机能的最终成熟状态。了解生长发育的基本过程与规律,是开展此年龄阶段人群运动训练和运动员科学选材相关研究的基础。

一、生长发育

严格来讲,生长和发育有细微差异,生长更强调量变而发育更强调质变,即生长更强调连续性(不易察觉,比如自己孩子每天都处于生长之中,但天天相处倒感觉不是很明显,反而是出差一段时间后再见面,会明显看到孩子长高),而发育更强调阶段性(新生儿期、婴儿期、幼儿前期、幼儿期、童年期、青春期、青年期等阶段的划分,显然参考了发育的阶段性)。在日常生活中,生长和发育经常并称为生长发育,不做严格区分。

二、年龄

年龄是认识和判断生长发育状态的前提,就如看到一个男孩身高 120 cm,如果不知道他的年龄,是无法判断这孩子的生长发育状态到底如何,偏高、偏低,还是一般。只有了解了这个孩子的年龄,比如已满 8 周岁,才能得出结论:身高偏低。

而提到年龄,为准确评价孩子的生长发育状态,进而准确预测其未来运动能力的发展趋势,必须对年龄进行细化。

1. 生活年龄

从出生时刻到当前时刻所经历时间的长短,一般以年、月、日为单位计算,准确反映个体生命存续的时间,基本不受遗传、环境变化的影响。这也是学校特定年级的孩子基本是同龄人,青少年体育比赛进行细致年龄分组的理论基础。

需要提出的是,生活年龄与生活中提到的"周岁"接近,只是更精确;周岁一般指出生后按零岁开始计算,过一个生日加 1 岁,计算的年龄,一般低年龄段算至月,以后直接报岁即可。虚岁则一般是出生时为 1 岁,意为出生后第一年,也有人认为是把孕期的 10个月算在内。

2. 生物年龄

按照人体发育程度所制定的年龄,有机体内凡是能被识别或测定,有一定演变过程,有特定成熟状态的结构或组织均可作为判断尺度,准确反映个体生命的发育程度,受遗传、环境变化的双重影响,从出生到成熟所需要的时间呈现显著的个体差异。

在生活中也可以看到,学校年级教育中同年级的孩子虽然基本同龄(前一年 9.1 至后一年 8.31),但其性格形成、学习能力的培养呈现很大的差异性。最明显的例子,鉴于男孩发育一般晚于女孩,因此观察到学校表现上,女孩明显优于男孩的现象。同样,青少年比赛年龄分组一般以 2 岁为差值,也造成取得优秀成绩的孩子中年龄较长者占多数的现象。

最常用的生物年龄判定指标为骨龄,目前已经广泛应用于生长发育判定。

3. 心理年龄

心理年龄一般指根据标准化智力测量表测得的智力水平,表示心理发展的绝对水平。

4. 训练年龄

运动员从事某项专项时间的长短,反映个体参加运动训练的时间长短和运动能力发展过程的快慢。一般认为和个体的训练敏感性有关。

第六节　青少年骨质疏松

每年 10 月 20 日被定为骨质疏松日,由于不爱运动,或是饮食不当等原因,越来越多的年轻人患上骨质疏松症,轻则腰腿酸痛,重则轻轻一动便发生骨折。

一、青少年骨质疏松概况现状与解释

根据 1994 年世界卫生组织(WHO)定义,骨质疏松症是一种以骨量低下、骨微结构破坏导致骨脆性增加、易发生骨折为特征的全身性骨病。2001 年美国国立卫生研究院(NIH)将骨质疏松症定义为是骨强度下降导致骨折危险性升高的一种骨骼疾病,骨强度主要由骨密度和骨质量来体现。骨质疏松症可分为原发性骨质疏松、继发性骨质疏松及特发性骨质疏松。原发的骨质疏松症可以分为绝经后骨质疏松(Ⅰ型)和老年骨质疏松(Ⅱ型),继发性骨质疏松又称Ⅲ型骨质疏松。Ⅲ型骨质疏松是由内分泌代谢疾病、结缔组织疾病、药物等引起的疾病。骨质疏松症是以骨组织显微结构受损,骨矿成分和骨基质等比例地不断减少,骨质变薄,骨小梁数量减少,骨脆性增加和骨折危险度升高的一种全身骨代谢障碍的疾病。

二、青少年骨质疏松病因

1. 营养因素

已经发现青少年时钙的摄入与成年骨峰量无直接关系。钙缺乏可导致 PTH(由甲状旁腺的主细胞分泌而来,其生理作用主要是升高血钙、降低血磷,调节钙离子水平)升高和骨吸收增加。低钙饮食者易发生骨质疏松。维生素 D 的缺乏导致骨基质的矿化受损,可出现骨质软化症。长期蛋白质缺乏可造成骨基质蛋白合成不足,要想预防和改善,必须注意补钙,同时添加维生素 D。

2. 内分泌因素

女性病人由于雌激素缺乏造成骨质疏松。男性则为性功能减退所造成睾酮水平下降引起。骨质疏松症在绝经后妇女比较常见。雌激素减少是骨质疏松的重要因素。

3. 遗传因素

骨质疏松症以北欧人多见,其次是亚洲人,而黑人少见。骨密度为诊断骨质疏松症的重要指标。骨密度值主要取决于遗传因素,其次受环境影响,骨密度与维生素 D 受体多态性密切相关。

4. 废用因素

肌肉对骨组织产生机械力影响。肌肉发达,骨骼强壮,则骨密度高。由于老年人活动较少,骨骼强度减弱,机械刺激少,骨量减少。肌肉强度减弱和协调障碍时,老年人较易摔跤,伴有骨量减少时易发生骨折。

三、青少年骨质疏松三大危害

1. 疼痛

疼痛是原发性骨质疏松症最常见的症状,以腰背痛多见,占疼痛患者的 70% ～ 80%。疼痛沿脊柱向两侧扩散,仰卧或坐位时疼痛减轻,直立时后伸或久立、久坐时疼痛加剧,日间疼痛轻,夜间和清晨醒来时加重,弯腰、肌肉运动、咳嗽、大便用力时加重。

2. 身长缩短、驼背

身长缩短、驼背多在疼痛后出现,脊椎椎体前部几乎多为松质骨组成,而且此部位是身体的支柱,负重量大,尤其第 11、12 胸椎及第 3 腰椎,负荷量更大,容易压缩变形,使脊椎前倾,背曲加剧,形成驼背,随着年龄增长,骨质疏松加重,驼背曲度加大,致使膝关节挛缩显著。

3. 骨折

骨折是退行性骨质疏松症最常见和最严重的并发症,它不仅增加病人的痛苦,加重经济负责,而且严重限制患者活动,甚至缩短寿命。据我国统计,老年人骨折发生率为 6.3%～24.4%,尤以高龄(80 岁以上)女性为甚。BMD(骨密度,即衡量骨质疏松的重要指标)每减少 1.0DS,脊椎骨折发生率增加 1.5～2 倍。

四、运动防治骨质疏松的机制

1. 运动提高性激素效应

性激素与骨代谢关系密切,近年来的研究又进一步表明,适度中等强度的运动训练,特别是各种力量性训练,可以使血雌二醇、睾酮水平明显升高,从而刺激成骨细胞的增殖,促进新骨形成,使骨密度增加。

2. 运动对骨的机械应力效应

在骨细胞及骨祖细胞中存在一种机械刺激的感应传感器,运动的机械刺激借助于这个传感器,可促进骨祖细胞的增殖和分化,对骨的形成起到促进作用。

3. 运动提高钙吸收利用效应

运动时骨血流量的增加可能也是引起骨钙沉积和形成增加的机制之一。由于运动增加了骨皮质血流量,骨内血液保持中性,防止了骨钙溶解。另外,运动时骨血量的增加使钙和更多的营养物质运送至骨细胞,骨祖细胞成骨细胞活性升高,骨矿化加快,进而促进骨形成。

五、进行合适体育运动,有效预防和治疗骨质疏松

1. 运动方式的不同对骨密度有显著的影响

通过骨组织纵向或侧向应力的能量,如冲击性训练和抗阻力运动被认为是最有效

的干预作用方式。Nillson 等对运动员进行骨密度测定显示,从举重运动员、投掷运动员、赛跑运动员、足球运动员至游泳运动员,骨密度有一个逐渐减少的趋势。多数研究认为,进行对骨骼有负载作用的抗重力或抗阻力性运动有利于骨的形成,运动可能对受刺激部位的骨骼产生局部的力学效果,如网球运动员的持拍手、划船运动员的脊椎骨密度比舞蹈和径赛运动员高,游泳是非重力而且为侧向应力运动,对骨密度的增加作用较差。

一般来说,网球、篮球运动效果对骨质疏松体育运动疗法更好。同场对抗项目训练(例如篮球、网球)通常含有几种练习方式组合,如采用冲击性运动＋抗阻运动、抗阻运动＋有氧运动等,其练习手段较为多样,能多方位刺激骨的生长和骨密度增加,同时网球与篮球运动量适中稍大,兼具力量性运动和冲击性运动对骨密度增加明显,它们也是对抗力量与技能主导项目,对速度力量有较高要求,对骨的刺激也略胜一筹,故综合来看,网球与篮球相对其他运动更能综合地提高 BMD。

2. 运动强度是影响骨密度的另一个重要因素

只有一定强度的运动才能达到刺激阈值引起反应。在一定对骨组织张力和压力的作用下,可以刺激骨重力小梁和张力小梁的生长。机械负重大的运动比负重小的运动对骨密度增加更有利和更明显,并且大负重(即对骨骼施加大的压力)短时间比小负重长时间更能使骨密度值显著增加,运动虽然能预防骨量丢失,但运动强度不是越大越好,当张力或重力增加到一定程度时会抑制骨的形成。

第七节　骨盆前倾的筛查与改善

骨盆前倾是指骨盆向前病态的偏移,造成腰椎不正常的生理前凸。比起正常人,前倾者的骨盆位置稍稍前移一些。骨盆前倾最常见的就是感觉自己臀部后凸,腹部向前顶,前挺后撅,更形象一点说就是"身形呈 S 形曲线"。

骨盆是人体躯干的底座,位于身体中心,连接脊椎和下肢。骨盆与脊椎在骶骨处通过骶髂关节相连,这个关节是一个微动关节,一般认为运动幅度只有 1～3 mm;骨盆与股骨通过髋关节相连,这个关节是一个多轴球窝关节,有三个运动面的运动自由度,在日常生活中常做的弯腰、抬腿等都是这个关节在活动。

骨盆指的是一个区域,包含多个骨骼:两块髋骨、一块骶骨和尾骨。其中,髋骨由髂骨、坐骨和耻骨三块骨骼组成,在刚出生时,这三块骨骼通过 Y 形软骨联合连接到一起,在生长发育过程中,部分软骨发生骨化,形成新骨,最终转变为坚固的骨性联合。

两块髋骨在耻骨处通过耻骨联合相连接,另一侧通过骶髂关节和骶骨相连接。由于这些连接只有非常小的活动范围,也就是说这些连接把整个骨盆的多块骨骼紧密地连在一起。因此骨盆的动作往往是整体动作,而不是组成骨盆的骨骼各自的动作。

骨盆的这个位置决定了它承担着连接下肢和躯干的重任,因此它对于体态和运动来说至关重要。在自然站立时,正常情况下,身体的重心位于骶骨前 2～3 cm。虽然每个人都会有不同,但大致都在这个范围。

在判断骨盆位置时,最常用到的三个解剖特征点是髂前上棘(ASIS)、髂后上棘(PSIS)和耻骨联合,这几个位置用手都能很容易地摸到。正常情况下,ASIS 和 PSIS 接近在一条水平线上,或是 ASIS 略低。由于正常站立时,股骨垂直于地面,因此 ASIS 和 PSIS 的连线应垂直于股骨,否则就会产生骨盆的前倾或后移。

导致骨盆前倾的主要是竖脊肌、髂腰肌、腹直肌,这些肌肉处于紧绷状态,极易出现活动性损伤。它们的对抗肌群是臀部、大腿后方肌肉以及腹部肌群,例如臀大肌、臀中肌、腘绳肌等,这些肌肉处于无力被牵拉的状态。

一、筛查

目前较为流行的方式是贴墙壁站立,使臀部和背部贴在墙上,如果腰部只能插进去一个手掌,就表示骨盆位置正常;如果能插入一个拳头,那就说明有骨盆前倾现象,但是如果臀部发达或有训练经历使用这个方法就不太准确。所以,较为推荐的方法如下。

1. 三角平面测试

把两个手掌放在小腹上,掌根外侧突起的地方放在髂骨(骨盆最突出的位置)的位置,大拇指指尖相对,中指放在耻骨的正上方,两只手合拢成一个倒三角形。三角形垂直地面为正常,三角形掌根位置高于手指则指示有骨盆前倾。

2. 站立位角度测量

通过量角器测量髂前上棘和髂后上棘角度的角度,正常情况下男性骨盆前倾0°~5°,女性5°~15°都是正常的。如果超过这个范围,那就提示存在骨盆前倾。

3. 动作筛查

动作筛查采用托马斯试验,该方法并不是用于检测骨盆前倾的,而是用于检测髂腰肌、股四头肌和髂胫束的紧张程度。但通常骨盆前倾的人髂腰肌也都比较紧张,所以如果测试出髂腰肌过紧,就有一定的骨盆前倾可能性(并非必然)。该方法如下:平躺,抱起一条腿,使其尽可能贴近身体,另一条腿自然放平,若可以正常放平,则髂腰肌正常;若无法正常放平,膝关节位置高于髋关节,则说明髂腰肌过紧,需要放松。髂腰肌过紧是久坐人群的通病,久而久之易引起骨盆前倾。

4. 自我感觉

在睡觉时,长时间仰面很难。站立时,身体有些前倾,会出现腰痛,并习惯性地捶腰。站立时,容易不自觉靠着墙。坐在椅子上,会不自觉地把腿盘起来。走路时容易绊倒,左右鞋底的磨损程度不同。跑步后腰特别容易酸痛。走路时,容易 O 型腿或膝盖向外屈。腹部向前突,臀部后翘,腰部曲度较明显等。

二、改善训练

1. 背部拉伸

双腿并拢,跪坐在瑜伽垫上,低头将双手放在体前,尽可能向前伸,停留30 s拉伸背部肌肉。

2. 加强臀部肌肉

平躺在瑜伽垫上，屈膝双脚分开与肩同宽，膝盖始终朝向脚尖反向，双手放在身体两侧，腹部收紧，臀部夹紧发力向上顶起，使身体的肩、髋、膝成一条直线。呼气发力，吸气下降。

3. 平板支撑

俯卧在瑜伽垫上，双肘弯曲与肩同宽支撑在地面上，保持肩、肘垂直于地面。双脚踩地，臀部夹紧，腹部收紧腰背挺直，发力使身体离开地面。保持髋关节的稳定，使头、肩、髋、踝保持在同一条直线上。

4. 髂腰肌的拉伸

单膝跪地成弓步，腰背挺直腹部收紧，上半身直立不要前倾，前侧的腿保持大腿和小腿之间屈膝成90°，膝盖不要超过脚尖，后侧的腿尽量向后拉，将重心放在前腿上，感受髂腰肌的拉伸。

第八节　髋关节挛缩与伸展

一、髋关节挛缩

长期保持弯曲的髋关节通常会发展成弯曲挛缩。这种情况可能与髋关节屈肌的痉挛状态、伸肌的整体较弱、疼痛，或者发炎的关节囊、关节慢性半脱位，或者受限的坐姿有关。

随着时间的推移，髋关节屈肌和囊韧带就会产生适应性缩短，从而限制髋关节的完全伸展。

髋关节弯曲挛缩的一个直接后果是，站立的正常生物力学受到破坏。

通常，从新陈代谢的角度而言，人类直立行走相对爬行更有效。健康人群的直立行走，通常能够维持相对较小的跨髋关节的肌肉活动。两个方向相反的力矩间的相互作用，可以被动地伸展髋关节。

伴随髋关节完全伸展的站立，通常使承受体重的力向后转移到髋关节的旋转轴上；因此，承受体重的力量被转移到髋关节伸展扭矩中。伸展的囊韧带，如髂股韧带，产生的被动弯曲的力矩则使髋关节无法进一步伸展。

正常的直立姿势往往可以调整髋关节，这样，较厚的关节软骨区也会重叠，从而为基本的软骨下骨带来最大的保护。

在安静站立时，重力和伸展的结缔组织之间的静态平衡使对新陈代谢及消耗能量的肌肉活动的需求降至最低（节能）。当然，在需要时，尤其是身体受到潜在的、不稳定的外部力量影响时，髋关节的肌肉可以强力地收缩以提供更高的稳定性。

当人试图直立时，髋关节依然可以保持部分弯曲，即屈曲挛缩，这个姿势将承受体重的力量传到髋关节的前方，从而产生髋关节屈曲扭矩。虽然站立时重力通常会延伸至髋部，但是它充当了髋关节的屈肌，为了防止髋关节完全垮掉和膝部的弯曲，需要髋关节伸肌提供主动力。

所以,此种情况站立时所需要的新陈代谢值就会增加;随着时间的流逝,某些人就需要坐下休息;而一般情况下,久坐会导致永久性的屈曲挛缩。

伴随着髋关节屈曲挛缩的站立姿态,妨碍了髋关节以最佳的方式分散跨髋部压力的能力,髋关节力量增加,以回应支撑弯曲姿势的更大肌肉需求。此外,当髋关节部分屈曲时,站立重新调整了关节面,这样一来,较厚的关节软骨区将不再呈现最佳重叠,这种排列方式在理论上增加了跨髋部的压力,随着时间的推移,它可能会增加关节面的磨损程度。

二、髋关节伸展

一般而言,强化髋关节的伸肌和拉伸髋关节的屈肌、囊韧带可以最大限度地实现这一目标。

通过骨盆前倾而产生的腹肌活动也可以促进髋关节伸展。完全可伸展的髋关节才能实现"送髋"。所谓"送髋",是指跑动过程中人体骨盆在中枢神经系统的支配下,主动积极地围绕支点的垂直轴进行转动的动作过程,这一动作过程贯穿于跑的每一动作周期的各个阶段中。良好的"送髋"技术可以改善跑的步长、步频,提高人体的位移速度,并使跑的动作协调、自然、省力。

从解剖角度分析,髋关节前送程度可以有效增加步长。同一长度的腿长,在主动送髋与不"送髋"的情况下,步长能相差约 10 cm,在短跑中将会成为胜负关键,并且髋关节的快速伸展、前送缩短了单步中各阶段的时间,因此,也能在很大程度上提高步频。

支撑腿髋关节的快速伸展,可以减小蹬地时腿与地面的夹角,使蹬地反作用力的水平分力加大,产生更大的加速度,从而加速了后蹬动作。摆动腿髋关节的积极前送,带动同侧腿快速前摆,也可以减小支撑腿的后蹬角度,增大水平速度,缩短了支撑腿后蹬的时间。支撑腿蹬离地面的一瞬间,同侧髋的积极前送可以带动大腿快速有力地前摆,摆动腿髋关节积极伸展,可以使同侧大腿积极地下压,从而形成两大腿以髋为轴的快速"剪绞"动作,缩短人体腾空的时间。

在跑动中,强调髋关节的积极快速的伸展、前送,符合人体大关节带动小关节,大肌肉群带动小肌肉群的全身性运动原则。从而使全身的骨骼、关节和肌肉都能合理工作和休息,使跑的动作更加协调、轻松。

髋关节的快速伸展、前送可以加强腿部用力的连续性,使身体重心在垂直方向上波动较小,始终保持较高的重心,从而使跑的动作更省力。

第九节　腿型的判断与矫正

腿型对人的形象影响占有很大比例,有些人的腿不直,会对运动能力产生一定的影响。多数人的腿天生就是直的,腿不直的原因都是长期的不良姿势造成的,如坐姿、跷二郎腿、盘坐或跪坐这些不正确的坐姿,长久都会改变腿的形状。饮食,特别是儿童,骨骼还未定型,如果不能保证摄入足够的钙供身体所需,也会影响腿型的正常生长。还有就是运动,像一些运动中的变相动作,如果膝关节长期受到向外的冲力,就会导致 O 型腿的产生。最后还有一些是佝偻病引起骨头弯曲而成的,并非天生。这些不良的姿势都让腿发生了改变,出现了如 O 型腿、X 型腿、XO 型腿等。

腿型一般来说分为四种:O 型腿、X 型腿、XO 型腿、正常腿型。如何判断自己的腿型,以及如何预防和调整不正常的腿型呢? 以下简单地的介绍几种腿型的判断方法及其纠正办法。

一、正常腿型

自然站立,膝盖、小腿和脚自然并拢,为正常腿型。

二、O 型腿的测评和调整

1. 判断方法

自然站立下,如果两脚并拢,膝盖间距离小于 3 cm,是轻度的 O 型腿;如果膝盖间的距离是 3 ~ 6 cm,则属中度;如果是 6 ~ 10 cm,属于重度范围;如果大于 10 cm,则属于极重度。当膝盖屈膝 15°时,膝盖可以并起来,说明是功能性的,可以通过锻炼治疗,如果并不起来,说明是结构性的,不可改变。

2. 产生的原因

遗传和缺钙;走姿、站姿、坐姿及一些运动(走路外八字脚、长期穿高跟鞋、盘坐、跪坐、蹲马步等)会给膝关节向外的力量,而这种力量会牵拉膝关节外侧副韧带,长期如此,就会导致膝关节外侧副韧带松弛;外伤导致(如外侧副韧带的损伤)。

3. 伴随的问题

O 型腿又叫膝内翻,外侧副韧带松弛,内侧副韧带紧张,牵引胫骨向内旋,形成膝内翻;股骨外旋,髋关节外展移位,导致双腿间的缝隙变大;关节位置不正,身体质量就过多集中于膝关节内侧关节面上,过度的压力会导致膝关节内侧软骨面磨损,胫骨平台塌陷,继发骨性关节炎;降低身高;鞋子更容易外侧磨损。

4. 矫正原理及方法

O 型腿的肌肉状态为臀中肌、臀小肌和缝匠肌收缩紧张,大腿外侧紧张,内收肌、内旋肌无力。内侧副韧带紧张,外侧副韧带松弛。非手术矫正方法,可通过强化肌力康复练习和松弛膝关节内侧副韧带、加强外侧副韧带来恢复髋关节和膝关节内外侧的稳定结构,从而使胫骨恢复正常位置,达到矫正目标。

矫正方法:①坐在地上,臀部着地,小腿和脚掌往后翻,双手放在脑后,上身往前压低,然后往上,重复这个动作,以强化内旋、内收肌,拉伸韧带;②夹物下蹲练习,双腿直立微开,将物品放在两膝之间,两膝用力将物品夹紧,身体前屈,然后屈膝缓缓下蹲,两膝用力并拢,使所夹之物不掉落,保持 5 s 左右再还原。

三、X 型腿的测评和调整

1. 判断方法

如果膝盖并拢,但是脚分开 4 指,为 X 型腿。

2. 产生的原因

遗传和后天营养不良,幼儿时期坐、走姿势不正确;不良的坐姿站姿,盘坐、跪坐、跷二郎腿,内八走路等;缺乏锻炼及不良的运动习惯。

3. 伴随的问题

膝关节压力过大,膝盖的软骨和韧带都会有磨损,形成膝关节的疼痛和炎症;带动骨盆前倾,出现腰曲过大,产生腰疼、腰肌劳损等。

4. 矫正原理及方法

髋关节内旋内收,带动骨盆前倾,如屈髋肌群(髂腰肌、股直肌)收缩紧张;股骨内旋内收,内收肌、阔筋膜张肌、半腱半膜肌收缩紧张。髋关节内旋内收,带动骨盆前倾,导致拉长无力的肌肉,如大腿后侧伸髋肌群(臀大肌);股骨内旋内收,导致被拉长无力的肌肉,如外展外旋肌(臀小肌、臀中肌、股二头肌),外侧副韧带紧张,内侧副韧带松弛。非手术矫正方法,可通过强化肌力康复练习和松弛膝关节外侧副韧带、加强内侧副韧带来恢复髋关节和膝关节的稳定结构。

矫正方法:①双腿脚底贴紧坐地,膝盖向外撑贴近地面。双手抓住脚踝,上半身向前压低,保持动作 15～30 s。然后重复这个动作,练习髋关节外旋、外展肌并拉伸外侧副韧带。②侧身躺下,可以在大腿之间放一个枕头或者其他柔软的东西,缓缓抬起左腿,往上抬。然后换另外一条腿,也可使用弹力带增大阻力,增强外展外旋肌力量。

四、XO 型腿的测评和调整

1. 判断方法

如果脚和膝盖都可以并拢,但小腿胫骨分开 4 指为 XO 型腿。

2. 矫正方法

XO 型腿其实是两种腿型的综合,X 型和 O 型腿的矫正方式都需要做。

一般膝内外翻可分生理性和病理性两种。生理性膝内外翻是小儿发育阶段的正常生理过程。在学步年龄,多数幼儿都有轻微内翻,因为内翻是一种稳定状态,便于站稳。1～2 岁,这种内翻会改变为外翻。一般 2 岁内小儿腿不直,若是非常轻度,多是生理性的膝内翻。超过 2 岁,小儿腿部肌肉发育,平衡能力明显提高,生理性轻微的膝内外翻会自然矫正。后期由于不良坐姿、运动等原因导致的腿形改变,可以及时地通过强化肌肉练习等协助手段进行矫正,如果不及时加以矫正,出现双膝间距超过 10 cm 的膝内翻或两内踝间距超过 10 cm 的膝外翻,就要考虑进行骨科手术。

病理性膝内外翻的原因有很多,如佝偻病、外伤炎症及一些先天性疾病等,就需要医疗干预。

第十节　扁平足的检测

检测和评估扁平足的方法和仪器有很多。传统的简单的检测扁平足的方法主要是足印分析。随着科技的进步,先进仪器的测量逐渐得到普及,足底压力测试在生物力学中的应用越来越广泛。此外,也可应用动态足踝模拟器模拟步态进行分析以详细地研究平足情况或进行治疗后效果的监测。足姿势指数(FPI)运用评分系统具体量化评价足部情况,是临床数据收集中简单、迅捷、可靠的指标。足部的标准 X 射线摄片,结合临床检查,是很有效的工具,特别是对于需要手术的患者,更应在术前摄片了解足部结构。若需要大样本调研,3D 激光扫描仪在国外已经开始应用于快速的临床筛选和治疗后效果评价,避免了使用 X 射线进行数据收集所带来的辐射影响,亦省略了人为测量角度之类的工作,提高了效率。

一、足印分析

足印分析时收集足印的方法通常有:让受测者赤足蘸水或滑石粉,身体重心平衡站立在干燥的地面上,得到足印;或让受测者赤足先踏上浸有 3% 的三氯化铁溶液的脱脂棉,再站在浸有 3% 的亚铁氯化钾溶液的试纸上,烘干试纸后获得足印;也可以让受测者赤足刷颜料踩于白纸上留下足印。然后依靠比例法、三线划线法等分析足印,对扁平足进行诊断及严重程度分级。

二、比例法

沿大踇指内侧至足跟内侧缘划切线,过足印最凹处做最凹处切线的垂线,并延长与两侧相交,令所测量的足弓空白区宽度为 a,足印最窄宽度为 b,正常足 $a:b=2:1$,轻度扁平足 $2:1>a:b>1:1$,中度扁平足 $1:1>a:b>1:2$,重度扁平足 $a:b<1:2$。

三、划线法

画足弓内缘切线(第一线),自第三趾中心至脚跟正中画线(第二线),一、二线相交成角,画该角的等分线(第三线)。三线将足印分成内侧、中间、外侧。正常足足弓内缘在外侧部分,轻度和中度扁平足的足弓内侧分别在中间和内侧,重度患者足弓内缘超出内侧部分。

四、足底压力测试

足底压力测试是在换能器、传感器基础上发展起来的足底压力测量系统,可检测正常足与扁平足的足底压力分布。测试方式可分为静态和动态足底压力测试。其中,静态足底压力测试是让受测者光脚自然站立于测试仪器上,多次取平均值;动态足底压力测试是让受测者光脚自然放松地以正常步态及速度行走于测试仪器上,以取得左右足底压力分布及相关数据。最后借助其软件可以进行自动数据分析,目前广泛应用的为德国 NoverEmid 测力板和瑞士 Kistler 测力台。

此外,还可将传感器安置在鞋或鞋垫中,借助于足底的压力转换垫片进行各种步态、时相的测量。目前运用广泛的有比利时 FootScan 测力鞋垫和 Peder 测力鞋垫。

五、可视化复印

在一块玻璃的两端安置光源,玻璃上放置橡胶等弹性垫,当脚踩在弹性垫后,由于光在玻璃内全反射,受压的弹性垫即可在玻璃下产生一清晰的足印迹,印迹的光强度正比于压力,通过光强度的不同,辨别足底各部位的压力大小。

六、足姿势指数

足姿势指数(FPI)包括 6 个项目:距骨头触诊、外踝曲率、跟骨内翻或外翻、距舟关节区域、内侧纵弓一致性、前足外展或内收。每个项目以 − 2、− 1、0、+ 1、+ 2 的等级评分,将最终评分相加,总评分范围为 − 12 ~ + 12,负值越大表明高弓足越严重,正值越大表示扁平足越严重。足姿势指数分型:0 ~ 4 分为轻度;5 ~ 8 分为中度;9 ~ 12 分为重度,它可以量化脚的旋前或旋后的程度,是一种相对简单快速的方法,具有良好的可靠性。

负重位侧位 X 射线片上常规评估平足的四个角度,包括距骨 ~ 第一跖骨角度(TM-TA)、跟距角、跟骨角和跖骨角。根据距骨 ~ 第一跖骨角度分型:1° ~ 15°为轻度畸形;16° ~ 30°为中度畸形;角度 > 30°为重度畸形。

近来有研究报道称利用计算机辅助测量跟骨与第五跖骨角(CA − MT5)方法具有比常规方法更高的灵敏度和特异性,节省了时间和人力,大大减小了人为误差。

六、磁共振成像

利用磁共振成像(MRI)形成的图像,通过计算机对骨组织结构和外形进行三维重建,再与微机图像处理系统、视频录像设备相结合,建立起一套完整的足底应力图像测试分析系统。该系统可以找出扁平足与正常足在骨结构形态学指标上的差异,以利于深入研究扁平足形成的原因以及扁平足的形态特征。

七、3D 激光扫描

3D 激光扫描仪通过高速激光扫描测量,利用激光测距的原理,可快速复建出被测目标的三维模型及线、面、体等各种图件数据,有利于扁平足的快速筛查和疗效评价。

足印分析法的优点是操作简易方便、成本低、耗用小,但因部分患者是由足底软组织肥厚所致,而非足弓塌陷,所以印记法只能做较为粗略的检测和判断,准确性低;足底压力测试可判断脚部各部位的受力情况,其中测力鞋和鞋垫由于鞋或鞋垫与足底贴服,可以测量“足 − 鞋界面”压力的连续参数,并可连续记录行进中多个步态时相的压力,进行实时监测和反馈,但缺点是操作较为复杂、成本较高。X 射线、磁共振成像均可以准确再现足主要结构及形态,检测较准确,还可检出用其他方法无法检出的畸形足,但成本较高、后期处理较为复杂。最后 3D 激光扫描既避免了辐射的影响,又便于进行模型的建立和数据的分析,但仪器十分昂贵。

第十一节　扁平足和高弓足的评定

人们通常在结构上根据足内侧纵弓高度将足分为高弓足、正常足和扁平足 3 种类型。

扁平足是足部畸形的一种,在解剖学层面上是足内侧纵弓的塌陷或消失,且伴随着跟骨外翻和距骨下沉,是 3 种主要的足型之一。扁平足通常分为柔性和僵硬性扁平足,柔性扁平足在负重状态下足内侧纵弓塌陷或消失,在非负重状态下恢复为正常足弓;僵硬性扁平足在负重和非负重状态下足内侧纵弓都处于塌陷或消失状态。

高弓足是 3 种主要足型之一,指足内侧纵弓异常增高为主要改变的足部畸形。高弓足通常分为先天性和后天性高弓足,先天性高弓足指受到遗传因素所造成的高足弓症状;后天性高弓足是由于一些病理原因或意外损伤等因素所造成的高足弓症状。

一、形态学足弓测量法

形态学足测量出足长、足背高即可。A 表示足舟骨至地面的距离,B 表示大蹈指最前端至跟骨最外缘之间距离,可以利用 $A/B \times 100$ 评定,计算值小于 25 为重度扁平足;介于 25 ~ 27 之间为轻度扁平足;介于 27 ~ 29 为正常足;大于 29 为高弓足。

二、足印法

1. 足弓指数

足弓指数是在静态站姿下取得足印,a 为前脚印最突出处,b 为后脚跟最突出处,ab (L) 与 cd 垂直,将该足印不含脚趾的脚掌长度 L 等分为三段且与 cd 平行,然后量测各区域的面积,分别为后足面积(A)、中足面积(B)与前足面积(C)。足弓指数 AI 的计算方式为中足区域面积与足部全部面积(不包括脚趾)之比值,即足弓指数 $AI = B/(A + B + C)$。当足弓指数 AI 的数值小于 0.21 为高足弓(high arch);数值介于 0.21 及 0.26 为正常足弓(normal arch);数值大于 0.26 为扁平足(flat foot)。

2. Clarke 角

Clarke 角定义为前足和后足足印的内侧切线与第一跖骨内侧点和腰窝内侧凹陷点连线的夹角。当 Clarke 角 < 42° 为扁平足;Clarke 角 > 48° 为高弓足;Clarke 角在 42° ~ 48° 为正常足。

二、足印分类法

STAVLAS 等在研究中根据腰窝部位足印内侧缘轮廓宽度 x 与腰窝部位足印外侧缘轮廓宽度 y 的长度之比将足印分为 6 种类型。Ⅰ 型表示重度高弓足,$x = y$;Ⅱ 型表示轻度高弓足,$y > x \geq 3/4y$;Ⅲ 型表示正常足,$3/4y > x \geq 2/4y$;Ⅳ 型与 Ⅲ 型类似,$2/4y > x \geq 1/4y$;Ⅴ 型表示扁平足,$1/4y > x \geq 0$;Ⅵ 型表示重度扁平足,$x > y$。

三、放射学评估法

通常以 Meary 角测定为判定标准,即足部负重侧位 X 射线片,距骨长轴中线与第一跖骨长轴之间的夹角。在正常负重状态下,距骨纵轴中线与第一跖骨的长轴汇成一条直线。Meary 角的正常范围是 $-4° \sim +4°$。Meary 角大于 $+4°$ 则为高弓足;Meary 角小于 $-4°$ 则为扁平足。

四、人体测量学检查法

后足角即跟骨外翻角,定义为在矢状面上小腿平分线与跟骨平分线上的夹角。外翻角度在 $-4° \sim 4°$ 为正常足;外翻角度在 $5° \sim 20°$ 为生理性扁平足;外翻角度大于等于 $20°$ 为病理性扁平足;外翻角度小于等于 $-5°$ 为高弓足。

足印法操作便捷、成本低,并且不会对受试者产生不良的影响,作为一种简单便捷的方式在足部的研究中广泛使用。但不同的足印评估指数对不同足型的分类会产生不同的结果。足印分类法和人体测量学检测法对足部形态的测量具有较高的准确性,但通常耗时较长,涉及皮肤标记和烦琐的手工测量。因此,人体测量学评估法比较适用于小规模的研究群体。放射学评估法检测准确,但由于暴露于辐射环境下的潜在风险、成本高昂和操作流程复杂等原因,体育测量中使用较少。

第五章　延伸到运动评估领域

第一节　颈椎病分型与体育运动

调查显示,中国约有10%～15%的人患有颈椎病,且颈椎病的发病率逐年增长,而近几年来青少年颈椎病的发病率也呈持续增长态势,甚至有广泛发病的趋势。可以说,颈椎病已成为影响我国大众健康的重要疾病。

颈椎病又称颈椎综合征,是颈椎间盘组织退行性病变及其他继发病理改变累及周围组织结构(神经根、脊髓、血管、交感神经等)出现相应的表现。表现为颈椎间盘退变本身及其继发性的一系列病理改变,如椎间松动、位移、屈度增加;髓核突出或脱出;骨刺形成;韧带骨膜下血肿和继发的椎管狭窄等。与颈椎病发病相关的因素有退变、创伤、劳损、颈椎发育性椎管狭窄、炎症及先天性畸形等诸多方面,其中以退变和创伤最为常见。

一、颈椎病的分型及表现

1. 颈型颈椎病

颈型颈椎病是颈椎病中最轻的一型,也是最常见、最容易诊断的一种,约占所有颈椎病的40%。此型多发于长期低头工作学习的人,常见于青壮年。本型大多由于风寒、潮湿、枕头不适或卧姿不当、颈肌劳损、头颈部长时间单一姿势等造成颈椎间盘、棘突间关节及肌肉、韧带等劳损所致,有时外伤也起重要作用。在以上因素的作用下,导致颈肌的痉挛、劳累或肌力不平衡而出现颈椎生理曲线的改变,造成颈椎关节囊及韧带的松弛,颈椎小关节失稳,此类改变刺激了颈神经根背侧支及副神经而致发病。此型表现为经常性的头颈、肩背部疼痛,且按压时疼痛加重,甚至转颈活动受限或活动时作响,颈背部肌肉紧张、痉挛、僵硬、双肩发沉、头部发紧。

2. 神经根型颈椎病

神经根型颈椎病较为常见,发病率约为30%。因颈椎的骨赘或退变的椎间盘组织刺激支配上肢感觉、运动的脊神经根所致,其表现为与脊神经根分布区相一致的感觉、运动及反射障碍,预后大多较好,约90%以上的病人可以自愈。本型患者的典型表现是上肢放射性疼痛和麻木。由于疼痛症状是从颈部向远侧手腕部放射,因此又称为“下行型颈椎病”。而改变头部位置时出现头颈肩部隐痛,或受到突然碰撞时有剧烈的闪电样锐痛,并伴有不明原因的手指胀麻,则为神经根型早期信号。随着对神经根的长期压迫,患者的上肢将出现发沉、酸软、乏力、握力减退或持物容易坠落,手指动作不灵活,晚期可出现肌肉萎缩。

3. 脊髓神经根型颈椎病

脊髓型颈椎病较为少见,占全部颈椎病的 10%～15%。脊髓型颈椎病是由于颈椎椎骨间连接结构退变,如椎间盘突出、椎体后缘骨刺、钩椎关节增生,后纵韧带骨化、黄韧带肥厚或钙化,脊髓受压或脊髓缺血,继而出现脊髓的功能障碍,因此脊髓型颈椎病是脊髓压迫症之一,可严重致残。此型表现为间歇性、缓慢性、进行性的双下肢麻木、发冷、疼痛、乏力、沉重感、抬步缓慢、步态不稳、双脚有踩棉花感,容易跌倒。一侧或者双侧上肢麻木,感觉无力,手的动作笨拙,细小动作失灵,系鞋带、系衬衣扣子、写字、使用筷子等精细动作困难,持物易脱落。

4. 椎动脉型颈椎病

椎动脉型颈椎病是因各种机械性与动力性因素致使椎动脉遭受刺激或压迫,以致血管狭窄、折曲而造成以椎基底动脉供血不全所致。此型表现为眩晕、头痛、恶心、呕吐、耳鸣、听力减退、视力下降、复视、失明等,以及颈部酸痛麻木、按压痛和僵直状,甚至有运动、感觉障碍和精神症状。这些症状都是突发性的、可逆性的,具有复发倾向,反复发作时每次症状都不完全相同。

其他还有交感神经型和食管压迫型颈椎病,临床上相对少见。

二、颈椎病是运动员的职业病

颈椎病不仅影响大众健康,在许多体育运动中,颈椎病是严重影响运动员生涯的职业病。如在乒乓球运动中,运动员在运动时颈椎顺时针、逆时针两个方向受力不均匀,在颈椎关节之间形成一个剪切力,由于运动的长期性和过度疲劳,继发椎间盘的炎症,引起椎间盘的过早退变。乒乓球运动的技术动作,需要头、颈、肩之间的相对运动以维持平衡,这是导致乒乓球运动员颈椎间盘损伤的主要原因。而乒乓球运动中需要长期做单面挥鞭样动作,引起椎间关节的炎症反应是颈椎间盘退变的始发原因,是造成乒乓球运动员颈椎病多发的主要原因。

在跳水运动中,运动员每天反复多次做高台跳水动作时,水对其颈部的冲击力是造成颈椎急慢性损伤的重要因素之一。以密度与人体接近的木头制作成 50 kg、160 cm 压水花的手掌面积为 10 cm×23 cm 的模拟人来进行入水压力测试,试验表明,模拟人在 10 m 高台跳下水时颈部受到的轴冲力最大值要超过 400 kg,但是如果有手掌压水花且身体垂直入水的话,颈部受到的轴冲力就非常小,仅仅是 20 kg 左右,并且颈部受到的轴冲力并没有伴随 3～10 m 高度的变化而明显变化。因此,正确的入水姿势是保护颈椎的先决条件。

在花样滑冰、自由式滑雪空中技巧、速度滑冰等运动项目,由于其特定的运动姿势,如空中转体、前后翻转和团身抬头等,并随着这些动作难度的不断加大和长时间超负荷的训练,从事这些项目的运动员发生颈椎病的概率非常高。

三、颈椎病人推荐的运动方式

1. 游泳

尤其推荐蛙泳,游泳时,人体颈椎受力较站立时小,抬头换气的动作与平时的低头动作相对抗,有助于锻炼颈部肌肉,同时游泳也有利于减轻全身脊柱负担。

2. 颈椎操

颈椎操可以通过拉伸肩颈部的肌肉来对抗不良姿势,起到放松颈部肌肉、恢复颈椎曲线的作用,不受场地和天气等客观原因的限制,比较容易坚持。

3. 放风筝

放风筝时,抬头动作主要是拉伸颈阔肌和胸锁乳突肌,放松颈部后方肌肉,能缓解平时低头动作引起的肌肉酸痛。

4. 小燕飞

标准的小燕飞动作可以加强颈部肌肉的锻炼,同时也可以加强腰背部肌肉的锻炼。

5. 瑜伽

合理的瑜伽姿势可以有效缓解颈部肌肉紧张,减缓关节压力,缓解颈部疲劳。

第二节　脊柱侧弯

脊柱作为人体重要的骨骼结构,负载日常的生活和行动,然而,根据调查显示,绝大多数人的脊柱都有程度不一的不正常的偏移。脊柱侧弯是危害青少年和儿童的常见疾病,关键是要早发现、早治疗。研究表明,我国有10%以上的成年人同时患有脊柱和腰颈椎疾病,中小学生出现脊柱侧弯人数已超500万人,每年还在以30万人左右的速度增长,且超过半数为青少年。

脊柱作为人体的中轴,是由26块骨通过椎间盘、韧带和关节突关节连结而成的柱状结构。从侧面看,脊柱在矢状面上存在4个生理弯曲:颈曲、胸曲、腰曲和骶曲;从前、后面看,额状面上正位的脊柱从上到下在一条直线上,且保持与地面垂直(图5-1)。

脊柱是柔软又能活动的结构,其既能支撑身体、维持体形和体态,又能够保护内脏器官。脊柱侧弯不但会改变脊柱额状面上的直线位置,引起矢状面上生理曲度紊乱,而且胸椎和腰椎的生理曲度都会受到破坏,整个脊柱会变得更直。

一、脊柱侧弯的定义

脊柱侧弯(又称脊柱侧凸),是指脊柱的一个或数个节段向侧方弯曲同时伴有椎体旋转的三维脊柱畸形。公元前400年,希波克拉底第一个发明"skolios",原意是"弯曲"或"扭曲"。西方医学家翻译为"scoliosis",中文翻译为"脊柱侧弯"。他认为脊柱侧弯是由单纯的脊柱椎间盘脱位造成的。希腊医师Galen(公元131~201年)进行过"在头和脚拴上绳子进行牵拉"等疗法。保罗在公元650年建议用木头夹板治疗侧弯。16世纪

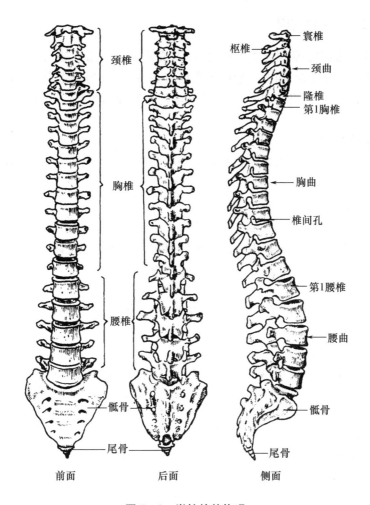

图5-1　脊柱的整体观

的 Ambrose Pare(1510~1590年)发明了"金属盔甲",可谓是支具的鼻祖。1646年报道了第一例脊柱侧弯的尸体解剖,但没有搞清楚病因和病理变化。1894年伦琴发明的X射线照片,才使人们对脊柱侧弯有了更深入的理解。1914年的 Hibbs 首创手术固定脊柱,开始用手术治疗脊柱侧弯。

二、脊柱侧弯的表现

脊柱侧弯可分为胸椎侧弯和腰椎侧弯;通常只影响外观,而并不引起症状。

在外观上,胸椎侧弯可以表现为双肩不等高、双侧胸廓不对称、肩胛骨一侧隆起而另一侧凹陷。腰椎侧弯往往表现为腰部肌肉一侧饱满而另一侧空虚,腰椎侧弯严重时也会出现双肩不等高。

有些患者认为自己的腰痛或背痛是脊柱侧弯引起的,但其实腰痛背痛和侧弯没有太大关系,脊柱不弯曲的人也常有这种症状。腰背疼痛是常见症状,大多由于腰背肌肉劳损,一般通过休息、按摩和外用药就可以缓解。

三、脊柱侧弯的成因

各类型脊柱侧弯的病因是多种多样的,其发病机制尚不明确,其发生与患者年龄、神经肌肉功能、骨骼发育、创伤及遗传因素等有关,一般认为是由全身或局部的综合因素所致,包括先天性、特发性、神经肌肉性和功能性脊柱侧弯等,其中以特发性脊柱侧弯常见。

(1)先天脊柱侧弯。

先天脊柱侧弯是一种相对少见的先天脊柱畸形,这种情况一般在幼年时期脊柱已经出现畸形。

(2)神经肌肉性脊柱侧弯。

神经肌肉性脊柱侧弯一般是由脊柱肌肉无力或神经问题导致的脊柱向一侧弯曲。这种类型的脊柱侧弯特别是在因为潜在神经肌肉问题而不能走路(例如肌肉萎缩或大脑性麻痹)的人群中出现,也被称为退化性脊柱侧弯。

(3)退化性脊柱侧弯。

当脊椎的关节退化,脊柱侧弯也可以慢慢发生,使背部产生弯曲,这种情况有时称作成年脊柱侧弯。

(4)特发性脊柱侧弯。

目前最常见的脊柱侧弯即这种类型,有80%的脊柱侧弯属于此类,而且还有明显的性别差异,女性与男性比例为7:1。常常发生在青春期,特别在快速成长期内会加速发展。

(5)脊柱过度使用。

国际脊柱侧弯研究学会(SRS)应用 Cobb 法测量站立正位 X 射线像的脊柱侧方弯曲,当角度大于10°则认为存在脊柱侧弯。

Cobb 法测试:使用自然站立位的全脊柱 X 射线片。

第一步:确定侧弯的端椎。上、下端椎是指侧弯中向脊柱侧弯凹侧倾斜度最大的椎体。

第二步:在上端椎的椎体上缘画一条横线,同样在下端椎椎体的下缘画一条横线,对两条横线各作一垂直线。

第三步:两条垂直线的交角就是 Cobb 角。对于较大的侧弯,上述两条横线的直接交角亦等同于 Cobb 角。

Cobb 角小于10°:阴性;Cobb 角大于10°:阳性;Cobb 角大于25°:需要支具治疗;Cobb 角大于40°:具有手术指证。

四、脊柱侧弯分型

(一)按结构性和非结构性分类

1. 结构性脊柱侧弯

结构性脊柱侧弯指脊柱及其附属组织发生改变,存在并固定于旋转位现象,不能通过侧方弯曲或者牵引矫正。结构性脊柱侧弯常为真正的脊柱侧弯。

脊柱侧弯畸形椎体的解剖外形在很大程度上被破坏,而与之相伴在侧弯顶点部位椎体间的骨连接和肋骨在侧弯凹侧面脊柱的活动性被破坏,妨碍了对脊柱侧方畸形的矫正。

椎体的其他解剖部位也随着侧弯畸形变而发生很大变化,可以明显观察到凸侧的椎弓根变宽,上下关节突变大,横突明显向后方移位,畸形椎体的棘突会向凹侧移位。

椎间盘是椎间的弹性垫,在脊柱侧弯畸形状态下呈楔形改变。脊柱侧弯患者的椎间盘侧弯凹侧的纤维环没有明显的变宽和增厚。髓核移位到凸侧。

2. 非结构性脊柱侧弯

非结构性脊柱侧弯指脊柱及其附属组织没有器质性病变,无旋转现象,可以通过侧方弯曲或者牵引矫正。非结构性脊柱侧弯多为一时的症状,脊柱及其支持组织无内在固有改变,一旦去除病因便可恢复正常,脊柱侧凸即能消除。属于这一类的脊柱侧弯畸形有以下几种:

①姿势性侧弯。由于身体姿势不正,如坐姿不正,长期偏向一方,习惯于长期用一侧肩负重等原因所产生。

②肌痉挛性侧弯。由于一侧腰神经的刺激引起椎旁肌肉痉挛造成脊柱倒向一边,如腰椎间盘突出症,这种侧弯的严格命名为倾斜,椎体并无旋转畸形。

③下肢不等长致代偿性侧弯。下肢不等长,如小儿麻痹后遗症,骨骺发育不完全,造成下肢不等长,引起骨盆倾斜,为维持身体平衡而发生的腰椎侧弯,实质上是一种代偿性侧弯。

④骨盆倾斜致代偿性侧弯。髋部肌肉痉挛或髋关节发育不良等,造成骨盆倾斜而引起的代偿性侧弯。

⑤癔症性侧弯。侧弯为一种症状,癔症如能治愈,侧弯也随之消失。

(二)按病因分类

按病因分类,最为准确,具体可分为以下几种类型。

(1)特发性脊柱侧弯。

最常见侧弯类型,发生原因不清,所以称之为特发性。由于青春期骨骼发育很快,畸形加重更加明显,因此该病多于青少年期发病。

(2)先天性脊柱侧弯。

由胎儿期骨骼发育不良造成。可分为三类:分节不良、形成障碍及混合型。

(3)神经肌肉性脊柱侧弯。

由肌肉神经方面疾病(肌肉力量不平衡)造成,最常见的是小儿麻痹后遗症所致侧弯、大脑痉挛性瘫痪等。此类侧弯如给予向上的引力,则脊柱容易变直,因此手术效果良好。

(4)神经纤维瘤病合并脊柱侧弯。

神经纤维瘤病合并脊柱侧弯常由神经纤维瘤生长对周围组织压迫、破坏引起。患者皮肤上常有咖啡斑,畸形多发于胸椎,受累节段少,但畸形严重,治疗较困难。

（5）椎板裂合并脊柱侧弯。

椎板裂合并脊柱侧凸为一种特殊类型,由先天性椎板裂开引起,这类患者常出现多个椎板缺如或裂隙较大,有的合并有脑脊膜膨出。常伴有皮肤毛发增生、脂肪瘤、血管瘤。

（6）退变性脊柱侧弯。

多见于老人,源于脊柱,是基于椎间盘和椎小关节严重的退行性改变、椎体间稳定性降低而出现的脊柱侧凸。

脊柱侧弯畸形时,前纵韧带向凸侧移位,边缘变薄并有褶皱。横突间韧带在侧弯的凹侧变短并使横突间距离拉近,在凸侧这些韧带紧张,并被拉长。脊柱侧弯畸形的患者,棘间韧带移位到畸形的凹侧面,并阻碍了对侧弯的矫形。重度脊柱侧弯患者主弯顶点水平处的肋骨呈明显翻转状态。在凹侧,它们相互间靠得很近,肋间肌呈现短缩状态。

五、脊柱侧弯危害

（1）影响脊柱外形及功能。

脊柱变形会引起肩背不平、双腿不等长、驼背、鸡胸、身材矮小、活动范围减小等。

（2）影响生理健康。

脊柱变形可导致胸廓变形、腹腔减小,造成腰背痛、神经受损、消化不良、心跳反常和肢体感觉障碍等症状。

（3）对心肺功用的危害。

肺顺应性降低及呼吸与循环阻力的增加,进一步呈现肺－血液气体交换功能障碍,甚至产生肺动脉高压等后果。

（4）影响消化系统。

可有消化不良、食欲不振症状出现等。

六、脊柱侧弯的临床诊断

1. 病史

在与患者及家属的沟通中,明确脊柱侧弯畸形出现的时间和不同发展阶段的状况。

2. 视诊

注意是否存在皮肤的色素斑、沿神经束走行方向分布的皮下结节（特别是在肩背部）、体表和皮下的血管瘤、挛缩的瘢痕、皮肤的异常增生以及毛发的异常生长等现象。

3. 大体像资料的拍摄方法

拍摄患者的大体像,可以明确脊柱畸形的进展。患者的大体像拍照时必须完成6种体位的拍摄,即前方、后方、左侧方、右侧方以及躯干前倾状态下的前方和后方成像。需要注意的是,为了明确畸形的凹侧肋骨下陷的程度,在拍摄躯干前倾位像时,嘱患者双上肢在肘部交叉放置。

4. 脊柱侧弯的影像学检查

影像学检查能够更好地反映脊柱侧弯患者的畸形特点,帮助发现治疗策略和治疗方法选择过程中的问题。

通过对脊柱侧弯患者 X 射线片观察,能明确主弯和代偿弯的范围和程度、畸形类别、是否先天性或继发的椎体畸形改变的特点。

普通 X 射线检查主要有前后位片和侧位片两种。X 射线片的大小应涵盖从 C1 ~ S1,并包括髂骨翼部分以及所有疑似的畸形脊柱部分。

所有测量侧弯范围的检查方法都是基于上、下中位椎的椎间角和侧弯顶点角度测量方法。因此要对这些部位进行准确定义(定位),主弯顶点有着明显结构性畸形变的顶椎(1 ~ 3 个椎体),椎体呈楔形变和轴向旋转畸形变。在主弯和代偿弯之间的中位椎有四边形结构的外形,但没有轴向的改变。在顶椎和中位椎之间广泛分布的是中间(过渡)椎。

J. Cobb 测量法是更准确的侧弯角测量法。在该方法中,侧弯角是上、下中位椎下缘平行线的垂线的交角。

脊柱侧弯疾病过程中具有重要影响意义的畸形部分是具有旋转畸形的椎体部分。通过 CT 水平截面对椎体旋转程度进行测量,该方法首先引入一条经过顶椎椎体顶点和棘突中心的直线。另一条直线经过椎体的中心和棘突顶点的中心线。两条支线的交角即为椎体的旋转角度。该方法可使获得顶椎和侧弯中的其他椎体旋转程度和由此测量出的前后位 X 射线片上的椎体楔形变程度。

5. 脊柱侧弯的临床分级

在脊柱侧弯疾病诊断中具有明显临床意义的部分是侧弯程度的划分,它可以在很大程度上影响治疗策略的制定和手术方法的选择。

被广泛推广应用的脊柱侧弯程度划分法是 V. D. Chaclin 分型方法,它对于患者的状况、疾病程度评价和手术方法、保守治疗方法的选择都具有临床意义。A. E. Kazmin 在此基础上根据主弯"真性角度"的范围,将脊柱侧弯分为Ⅳ级:

Ⅰ级:180° ~ 175°;Ⅱ级:174° ~ 155°;Ⅲ级:154° ~ 100°;Ⅳ级:小于 99°。

七、脊柱侧弯的治疗

(一)脊柱侧弯的保守治疗

脊柱侧弯保守治疗的主要目的是阻止侧弯角度进一步加大,此外改善肺功能和减轻疼痛也非常重要。发育期或者是发育完成后出现的不同程度(<40° ~ 45°)的侧弯,可以采用保守治疗。

1. 支具治疗

支具治疗通常用于处于发育期的侧弯度数在 25° ~ 40°的儿童,以阻止侧弯进一步发展。支具治疗的目的是阻止畸形的继续发展,对已存在的侧弯不能起到矫正的作用。

根据使用材料,脊柱矫形器分为软性矫形器和硬性矫形器。常见软性矫形器用于治疗椎间盘退行性病变、外伤、骨折或损伤以及畸形,如脊柱侧弯引起的腰椎疼痛,也可用于手术后固定。硬质脊柱矫形器通常是量身定制的矫形器,用于术后维持脊柱稳定。

2. 治疗体操

治疗体操是脊柱侧弯患者保守治疗的首选方法,可以强健肌群,形成肌性软组织支撑,形成良好的体态习惯,提升肺功能,具有调节神经－肌肉和神经－精神心理平衡的能力。

治疗体操的主要功能是增强躯干肌肉力量,维持脊柱的正常生理状态,保障下肢的正常形态和功能及改善呼吸功能。

为保障患者顺利完成一整套治疗体操,患者必须具备足够的体力储备。治疗前需要对患者进行如下测试:肌力测试、静态肌耐力测试和心血管系统负重功能试验。

3. 按摩疗法

按摩是保守治疗综合训练科目中必要的组成部分。背肌和腹肌普通手法按摩,甚至根据治疗适应证指征,选择性地进行单独肌肉或肌群按摩,可以促进肌肉力量恢复,改善肌肉疲劳状态。

每次治疗时间为 10～15 min,尽量安排在治疗体操前进行,不建议对脊柱侧弯患者施行暴力按摩。按摩治疗建议每个季度进行一个疗程,每个疗程 20～24 次。如果长时间高频率的肌肉按摩会使肌肉产生适应性,从而导致治疗效果的降低。

4. 游泳疗法

游泳是能够对人体的组织器官产生全方位刺激作用的锻炼方法,具有全身性保健作用:有效改善心血管系统和呼吸系统功能,是脊柱侧弯保守治疗体系中有效的治疗手段。

5. 椎旁肌的肌电刺激疗法

椎旁肌的电刺激疗法能够有效改善椎旁肌的运动功能,是通过电刺激主要肌群来增强肌肉力量的被动锻炼方法。该方法根据患者的主观意愿对较紧张的肌群进行被动锻炼,形成较为稳定的肌肉支撑,在一定程度上缓解脊柱侧弯病理过程的加重。

(二)脊柱侧弯的手术治疗

脊柱侧弯患者保守和手术治疗后整体状态的评估都是根据临床、影像学和实验室检查结果,结合病例中病理过程的动态特点和内脏器官的损伤程度等临床治疗适应指征的改善情况来进行的。

手术治疗适应证是存在Ⅲ～Ⅳ级脊柱侧弯的病理过程加重的症状。

脊柱侧弯患者矫形手术治疗的禁忌证主要是其他内脏器官的病变(肝、肾)以及精神心理疾病(智障、呆小症等)。

八、脊柱侧弯与运动项目分析

运动员由于特殊的运动形式,长此以往就会使身体结构出现代偿性的问题,尤其是长期的不对称训练项目使得脊柱周围肌肉力量左右不均衡,因此极易造成脊柱侧弯。一旦形成脊柱侧弯,除了运动员的日常生活受到影响以外,身体结构的改变所带来的伤病和疼痛也会严重影响运动员技术动作的完成,制约运动员平时的训练,影响运动员的职业发展。因此应当针对不同项目运动特征制订符合运动员的康复方案。因正常肢体的肌力也有生理性改变。一般认为肌力测试两侧差异大于 10% 时有临床意义,因此在日常运动训练时非对称性项目要加强对侧肢体力量训练。预防脊柱侧弯,要保持良好的生活方式,同时进行功能锻炼。

第三节　青少年特发性脊柱侧弯

脊柱侧弯已成为继青少年视力问题、超重/肥胖后的第三大全球性公共卫生问题。脊柱侧弯又称为脊柱侧凸,是指脊柱的一个或数个节段在冠状面上偏离身体中线向侧方弯曲,形成一个带有弧度的脊柱畸形,通常还伴有脊柱的旋转和矢状面上后突或前突的增加或减少,脊柱侧弯是脊柱最常见的三维畸形,包括 S 形和 C 形侧弯。

脊柱侧弯分为功能性和结构性两种类型,特发性脊柱侧弯属于结构性脊柱侧弯的一种,约占全部脊柱侧弯 80%。青少年特发性脊柱侧弯(adolescent idiopathic scoliosis,AIS)主要指青少年在生长发育的快速期出现的脊柱病变,脊柱三维弯曲的同时往往伴有椎体和胸部变形、形体不对称、运动失衡等病理现象。

一、影响因素

1. 肌肉骨骼系统发育异常

AIS 患者在肌肉骨骼系统中主要的改变表现在肌肉纤维形态、组织化学、肌电图、肌肉离子浓度的改变上。有研究发现,椎旁肌肌力的不平衡与 AIS 有密切关系。两侧椎旁肌中肌梭的形态结构和运动终板的类型存在差异,这种差异可能是脊柱侧凸的继发性改变,且较低的骨密度是独立影响 AIS 女性患者短期疗效的风险因素。其中,肌肉因素是较容易实施治疗和康复干预的作用点。

2. 生长发育的影响

青春期是生长发育的关键时期,当后部的肌肉和韧带不能适应前部椎体的生长,便会迫使脊柱侧弯。女孩的发生率会比男孩更高,女孩月经初潮进入发育期时,骨骼和肌肉都较为柔软,轻微的歪斜都会增加脊柱侧弯的风险,且有研究证明年龄在 12 ~ 16 岁的 AIS 女孩月经初潮延迟,且骨骼的增长速度更快,其臂展监测率的变化曲线可以作为预测 AIS 严重程度的一个重要的附加临床参数。

生长发育对 AIS 的影响原因是非常复杂的,涉及许多激素和生长因子的相互作用,包括甲状腺素、性激素和生长激素释放因子;各种生长因子和调制器,如钙调蛋白等。

3. 生物力学因素

生物力学因素在 AIS 的进展中发挥了重要的作用。骨盆倾斜和较低骨密度被认为可能是引起 AIS 的原因。有研究者发现胸椎右侧弯曲者左肋较长,左侧血管较右侧丰富。躯干生长不平衡的因素包括骨骼、椎间盘和终板等结构的异常,有研究利用模型对AIS 的纤维环进行研究分析后发现,纤维环内顺时针和逆时针方向纤维数量的比例与纤维环的旋转移位存在线性关系,比例越低,旋转移位越明显。脊柱结构单位的生物力学特性、脊柱的取向、脊椎支撑条件等都是静态的机制,是否动态机制也是危险因素仍有待进一步研究。

除以上因素,AIS 影响因素还包括基因遗传、神经系统功能异常、生物化学因素(褪黑素、钙调蛋白、血小板等)。经过多年的探索研究,到目前为止仍未能确定某单一因素可以作为 AIS 的病因之一,其病理学特点十分复杂,目前普遍认为是多因素共同作用的结果。

二、测量方法

(一)Cobb 角测量法

脊柱侧弯的测量,多使用站立位脊柱 X 射线正侧位片,侧凸角度测量最常采用的是Cobb 角测量法,即首先确定侧凸范围的上端椎体及下端椎体,测量上端椎体上终板平行线及下端椎体下终板平行线之间的夹角;顶椎偏离骶骨中线距离,侧凸主弯顶椎偏移身体中垂线(耻骨联合上缘中点与 C7 椎体中心点的连线)的水平距离。

该方法为常用标准,国际脊柱侧凸研究学会(scoliosis research society,SRS)对脊柱侧凸定义如下:应用 Cobb's 法测量站立位脊柱正位 X 射线片的脊柱弯曲,角度大于 10°称为脊柱侧凸。在试验中也可以通过脊柱测量仪测量、腰部活动度测试、腰部侧屈力测量补充数据维度。

(二)普查

在普查过程中,可以适当根据仪器、场地条件等进行简化测量。通用测试包括一般检查、前屈试验和俯卧试验等,配合脊柱侧弯测量仪用于测量人体脊柱各椎体的倾斜(旋转)角度,与 Cobb 角不同。躯体旋转测量尺是一种相对简易测量的仪器,也有一些与手机 App 关联的仪器,如脊柱侧弯智能测量仪等。

1. 一般检查

检查者自然站立,裸露背部,观察其双肩是否对称,双肩胛骨下角是否在同一平面、两侧腰凹是否对称、双侧髂骨峰是否对称、棘突连线是否偏离中轴等。以上 5 项中有任何一项以上不正常者列为躯干不对称。

2. 前屈试验

被测者光脚或穿平底鞋,双脚合并,脚尖对齐,膝关节伸直,双臂伸直合掌,指间对齐,颈椎胸椎腰椎依次向前弯曲,肩关节和髋关节在一条水平线上为宜,膝关节保持直立。如果前屈身体时,背部一侧明显隆起或躯干出现旋转,则为阳性。

3. 脊柱测量仪

在前屈状态下,从颈椎第 7 节到髂后上棘的棘突为测量路径进行测量,确定被测者棘突轨迹,必要时可做出标记。

4.俯卧试验

受试者在诊察床上平直俯卧,放松,观察脊柱棘突连线是否在正中线,侧弯是否完全消失。

5.简单评价方法

(1)轻度。

一般检查和前屈试验为阳性、俯卧试验侧弯完全消失;或一般检查和脊柱运动试验为阳性,前屈试验为阴性,俯卧试验侧弯完全消失;或一般检查和前屈试验为阳性,脊柱侧弯量在5°~7°之间。

(2)中度。

一般检查和前屈试验为阳性,俯卧试验侧弯未完全消失;或一般检查为阳性,前屈试验明显异常,脊柱侧弯量在7°~10°之间。

(3)重度。

一般检查为阳性,前屈试验显著异常且胸廓畸形,劳动能力有所丧失,脊柱侧弯测量仪大于等于10°。

第四节 脊柱矢状面的形态评估

脊柱侧弯近些年受到许多关注,脊柱侧弯即脊柱侧凸,是脊柱三维畸形的一种,包括矢状面、冠状面、水平面上的序列异常。如果只是顾名思义,通常会被认为只有冠状面上的异常,但相比冠状面上更为明显的异常,脊柱矢状面上的异常显得似乎没那么引人注目。

一、脊柱矢状面的形态

21世纪初已有研究报道,相对于青少年特发的脊柱侧凸强调冠状面上的矫正,成人的脊柱畸形治疗中,矢状面上的矫正比冠状面更为重要。一些国外学者的研究表明成人脊柱畸形患者的生存质量和冠状面畸形关系没有一般认为的大(研究对象主要是一些脊柱畸形比较严重,甚至需要手术治疗的人群),但与矢状面畸形却高度相关,轻度的矢状面失衡即会影响生存质量,且失衡的程度与生存质量的恶化呈现线性相关,这引起越来越多的学者对脊柱矢状面的畸形重视。

人体脊柱在矢状面上呈现四个弯曲,从上而下分别是颈曲、胸曲、腰曲和骶曲,这四个弯曲是一般意义上的生理曲度,其中颈曲、腰曲的形成与人体直立有关,胸曲、骶曲则在一定程度上扩大胸腔和盆腔的容积。

脊柱在冠状面上的形态理论上似乎是笔直的(其实正常人脊柱可见轻度侧屈,如惯用右手者,脊柱上段通常凸向右侧,脊柱下段代偿性凸向左侧),因此较大的脊柱侧屈造成脊柱侧凸畸形似乎更容易引起大众关注。而在矢状面上脊柱原本就呈现4个弯曲,如果生理曲度变直或者反曲则也容易被观测到,但如果是生理弯曲程度加深一方面不易观测,另一方面其后果也似乎不那么严重。

这些脊柱畸形如果以不良身体姿势理解,则与杠杆原理有关。不良的身体姿势(如头前伸、驼背、脊柱侧凸等),其重力作用线通常偏离多数关节中心、阻力臂变长,需要更多的肌肉来维持身体姿势,因此身体更易出现疲劳,甚至导致损伤。

二、脊柱矢状面的形态评估

《姿势评估》中标准侧面姿势的描述是以垂线为主的,在具体章节中对躯干姿势的评价也是基于此展开的比较模糊的描述。因此使用这种评估还是比较主观的,很大程度上受评估人员对人体姿势理解的影响。

在站立位全脊柱 X 线片上测量下列指标。

1. 胸椎后凸(TK)

T5 椎体上终板与 T12 椎体下终板之间的角度;正常人平均值为 27.8°±11.4°。

2. 腰椎前凸(LL)

T12 椎体下终板与 S1 椎体上终板之间的角度;正常人平均值为 47.81°±10.65°。

3. 矢状面平衡(SVA)

C7 铅垂线(C7PL)与骶骨后上角之间的垂直距离(C7PL 在骶骨后上角前方为正,后方为负)。

以上都是影像学测量,前两项是通过脊柱对应弯曲节段两端的椎体作终板的延长线形成夹角来评价脊柱形态的;整体的脊柱矢状面形态则是通过第七颈椎与骶骨后上角的垂直位置关系评价的。当然这些都不易自己完成,尤其是在没有设备的情况下。

对于头颈角的评价方法,相关的比较可靠的方法不多,目前还是以影像学的方法对脊柱矢状面形态进行客观评价。

多个研究肯定了生理曲度之间有很强的相关关系,但其中的关系也相对复杂,且只单独探讨颈曲与胸曲的相关关系似乎也不太符合脊柱形态结构。希望引起对脊柱矢状面形态问题的重视。如文中提及的成人的脊柱畸形治疗中,矢状面上的矫正比冠状面更为重要。

第五节　颈椎曲度变直的评估

一、颈椎曲度变直的评估测量

用肉眼或徒手触摸判断颈椎是否存在曲度变直容易出现误差,应拍摄颈椎的侧位 X 射线片再进行相应的评估测量。

目前有 4 种较常使用的颈椎曲度测量法。

1. Borden 氏测量法

自枢椎齿状突后上缘到 C7 椎体后下缘作一直线为 A 线,沿颈椎各椎体后缘作一弧线为 B 线,在 A、B 线间最宽处的垂直横交线为 C 线,即颈椎生理曲度深度,也称弧弦距。

①颈椎曲度正常深度值为 (12 ± 5) mm。

②当 C 值大于 17 mm 为曲度变大。

③C 值介于 3~7 mm 之间为颈椎曲度减弱。

④C 值小于等于 3 mm 为颈椎曲度变直。

⑤C 值如为负值则为颈椎反弓。

2. Ishihara 指数(CCI 法)

作 C2 与 C7 颈椎椎体后下缘连线为 A 线,C3~C6 各椎体后下缘到 A 线的垂线分别为 a_1、a_2、a_3、a_4,若 C3~C6 的后下缘位于 A 线的背项侧,a 值记作负值,CCI 则是 a_1~a_4 之和与 A 值的百分比。

$$CCI = (a_1 + a_2 + a_3 + a_4)/A \times 100\%$$

Ishihara 指数小对应变直程度较重的颈椎,如果颈椎完全笔直,则 Ishihara 指数等于 0。

3. 颈椎曲度椎体质心测量法(CCL 法)

C3~C7 椎体的对角线交点称为椎体质心,分别将 C3、C6 和 C7 椎体质心记作点 a、b 和 c,作 C2 椎体下缘中点 A,连线 Aa 与 bc 相交构成的锐角即为 CCL 角。当 Aa 线位于 bc 线的背侧时,CCL 角为负值。

Ohara 等将 C7 上缘中点记作点 B,根据 C3~C7 各椎体质心与 AB 线的关系,将颈椎曲度分为 4 种类型:

①正常型。正常型是所有质点均位于 AB 线腹侧,至少有一个椎体质点与 AB 线距离大于等于 2 mm。

②S 型。S 型是椎体质心分布于 AB 线两侧,且至少有一个椎体质心与 AB 线距离大于等于 2 mm。

③反张型。反张型是所有椎体质心均位于 AB 线背侧,至少有一个椎体质心与 AB 线距离大于等于 2 mm。

④变直型。质心与 AB 线的距离小于等于 2 mm。

4. Cobb 角测量法

①C1~C7 Cobb 角。作 C1 前结节中心点与后弓最窄处连线,及 C7 下椎板的延长线,再作这两条已知线的垂线,其相交所成的锐角则为 Cobb 角。

②C2~C7 Cobb 角。作 C2 与 C7 两椎体下终板的延长线,再作这两条已知线的垂线,相交所成的锐角则为 Cobb 角。

垂线相交在颈椎的背项侧提示为"前凸",角度为正值;相交在颈椎咽腹侧则为"反弓",角度为负值。

Yochum 认为 C1~C7 正常值是 $40° \pm 5°$。方文等认为 C2~C7 的数值小于等于 55 岁的男性为 $22.74° \pm 4.23°$,女性为 $21.39° \pm 5.28°$;大于等于 56 岁的男性为 $20.16° \pm 3.51°$,女性为 $20.16° \pm 4.13°$。

二、曲度变直的原理

颈椎的曲度变化是一种退变,而非单一低头直接导致,低头会逐渐影响肌肉长度,肌肉长度则改变影响整个颈椎的空间位置,位置改变则影响人体张力被动平衡,久而久之,影响颈椎椎体及椎间盘本身的力学结构,后期逐渐发生曲度变直甚至反弓。

颈椎曲度变直问题,并非单纯地依靠拉伸颈椎椎旁相应的肌肉和仰头训练就可以搞定,而是应该拉伸放松挛缩的肌肉并解除相应的不平衡张力之后,再配合合理训练,并长期坚持才会有效。

三、运动干预

首先,要明确导致颈椎曲度变直常见的不良体态,即长时间低头形成的探颈。探颈体态下,枕骨下肌、头长肌、颈长肌、斜角肌、胸锁乳突肌等紧张挛缩,头前直肌等拉长无力。需要对挛缩紧张的肌肉进行松解,对被拉长无力的肌肉进行锻炼。

1. 松解拉伸胸锁乳突肌

手指按揉双侧锁骨胸骨段上方,每侧 1 min;双手置于锁骨下方按压住胸口,头向左侧旋转,再将头向右肩靠近,感受脖颈侧边有拉伸感,拉伸左侧胸锁乳突肌,再做相反方向的动作拉伸右侧胸锁乳突肌。每组 1 min,可做 2~3 组。

2. 拉伸头长肌、颈长肌、斜角肌等颈椎前侧和两侧的肌群

双手置于锁骨下方按压,保持躯干稳定双肩下沉,抬下巴并保持脖子竖直的状态,感受脖子前侧的拉伸感,自然呼吸。每组 1 min,可做 2~3 组。

3. 锻炼头前直肌、头外侧直肌

仰卧于平坦的床面或地面,枕骨压实地面,下巴做轻微点头画"1"的动作,找到感觉后,可以用拇指拖住下巴进行抗阻的画"1"动作。每组 15~20 次,可做 2~3 组。

4. 锻炼颈伸肌群

直立靠墙,双肩下沉,拿后脑勺去贴墙,保持 1 min,注意不要仰头让胸锁乳突肌代偿。四点支撑位,手往地面推,含胸驼背肩胛骨打开并保持住,抬起下巴往前伸,感受脖子前侧的拉伸以及后侧的挤压感。每组 1 min,做 2~3 组。

第六节　胸小肌紧张的评估

胸小肌位于胸大肌的深面,呈三角形,起自第 3~5 肋骨的前面,肌束向外后上方走行,止于肩胛骨喙突。

胸小肌收缩可以使肩胛骨做前伸、前倾、内旋以及下回旋等动作,当胸小肌出现紧张时,这些功能会加强,从而可能导致圆肩驼背的姿态出现;此外还可能会导致很多肩关节损伤的发生,例如肩峰撞击综合征、肩袖肌群的损伤、翼状肩等,但是胸小肌有时并不会直接导致这些损伤,而是通过影响和改变正常状态下安静时肩胛骨的位置和运动时的状态来导致肩关节损伤的。

胸小肌不论是对于人体姿态维持还是肩关节都是至关重要的一块肌肉,了解胸小肌的紧张情况非常有必要。胸小肌紧张,其特征表现为静息时长度减小,且对伸展和挺胸运动来说,会有更大的阻力。为了更合理地判断胸小肌的紧张程度,从而判断该肌肉是否需要放松;此外,通过对不同项目运动员优势侧和非优势侧的胸小肌长度进行测量,可以了解不同运动项目对胸小肌紧张性的影响。

对于胸小肌紧张度的评估可通过综合测试来实现。

首先通过肉眼观察,当肩胛骨出现明显的前伸时,则提示胸小肌可能出现缩短的情况。此外,胸小肌的紧张程度还可通过直接或者间接测量其长度来进行评估(间接测量主要是通过肩胛骨的位置来测量)。

一、胸小肌长度的直接评估

胸小肌长度的直接评估,可以通过卷尺测量受试者直立时放松状态下肩胛骨的喙突到第4根肋骨下方的距离来进行操作。

由于不同的人群有很大的身高差异,所以上述方法所测试出来的数值不能够进行横向比较,通常可以通过胸小肌指数(PMI)来进行评估。

$$胸小肌指数(PMI) = \frac{胸小肌长度(cm,上述方法所测量出来的数值)}{受试者的身高(cm) \times 100}$$

PMI 为不同人体之间胸小肌长度的比较提供了方便。

当受试者的 PMI 小于 7.44 时,即代表受试者的胸小肌有一定程度的缩短,在这种情况下,当手臂抬起时,很可能会影响肩胛骨后缩、上回旋以及后倾的运动幅度,除此之外,还会伴随不适感。

二、胸小肌长度的间接评估

胸小肌长度的间接评估是通过对肩胛骨的位置和运动完成的,基于推断的结果,推测胸小肌的长度情况,间接评估的操作有多种。

(1)受试者采用仰卧位躺在地面上或者床上,测量地面或者床面与受试者肩峰之间的垂直距离。该方法简单易行,而且很舒服,但由于重力的缘由,其结果与 PMI 相关性较低,所以这种测量方法不能够保证对胸小肌的长度和紧张性进行很好的评估。

(2)受试者靠墙,采用站立的姿势,测量人员测量受试者肩峰与墙面之间最近距离的长度。该测量方法与 PMI 之间有极高的关联性。该方法与仰卧位测量胸小肌的方法相比,受重力的影响较小,因而对于胸小肌紧张性的评估较为准确。

(3)测量肩胛骨指数(SI)进行评估,测量肩胛骨指数首先要测量胸骨切迹与喙突之间的距离,以及胸椎和肩峰之间的距离,然后求这二者之间的比值,再用该比值乘以100。SI 对于评估胸小肌的长度是非常有价值的。

软组织紧张的特征之一就是长度减小,以及在拉伸肌肉时会感觉到更大的抵抗力。可以根据其长度减小的特征,通过直接或间接测量的方法测量胸小肌的长度,并可结合粗略地观察肩胛骨的位置来确定胸小肌的紧张情况。

胸小肌长度受肩胛骨位置的影响较大,而影响肩胛骨位置的因素有很多,例如肘关节伸展时,可能由于肱二头肌的多关节肌的被动不足,而牵拉肩胛骨向前,缩短胸小肌起止点的距离;胸小肌的对抗肌、下斜方肌的肌肉紧张情况也会影响肩胛骨的位置,从而影响胸小肌的测量长度;此外还包括重力及各种身体姿态对肩胛骨的影响。

因此,对于胸小肌长度必须从多维度进行测量评价,尽可能地排除相关干扰因素,从而使测量结果尽可能地反映胸小肌的紧张程度。

第七节　肩胛胸壁运动的原动肌群和力偶

肩胛骨的运动对于整个上肢的运动而言是至关重要的,其可以扩大自由上肢的运动范围,与整个上肢的运动保持一致,满足肩部的运动需求。

肩胛骨上共附着17块肌肉,其中斜方肌(包括上、中、下斜方肌)、肩胛提肌、菱形肌、前锯肌和胸小肌等主要负责产生和控制肩胛与胸壁运动,肩胛胸壁的运动则是胸锁关节和肩锁关节运动的直接结果。而冈上肌、冈下肌、小圆肌、大圆肌、肩胛下肌以及三角肌等主要负责产生盂肱关节的运动。

肩胛骨在胸壁上的平移运动主要包括上提/下降、前伸/后缩,这些平移运动可以不伴随盂肱关节处的运动而运动。

一、肩胛骨的上提

肩胛骨的上提,即耸肩动作,是由上斜方肌、肩胛提肌和菱形肌收缩产生的。

上斜方肌收缩时可使肩胛骨在上提的同时产生上回旋;菱形肌和肩胛提肌在收缩时,可使肩胛骨在上提的过程中产生下回旋。

上斜方肌和菱形肌、肩胛提肌之间良好的协调作用可使肩胛骨保持便于上回旋或下回旋的中立位置;若上斜方肌收缩占比大,在上提过程中会伴随上回旋,菱形肌和肩胛提肌收缩占比大,则会伴随下回旋。

二、肩胛骨的下降

肩胛骨的下降,是由下斜方肌、胸小肌、背阔肌和胸大肌收缩产生的。

若收缩过程中,前方的胸小肌和胸大肌收缩占比大,则在下降的过程中,肩胛骨会倾向于前伸;若后方的背阔肌和下斜方肌收缩占比大,则肩胛骨会发生后缩运动。

三、肩胛骨的前伸

肩胛骨的前伸是由胸小肌、前锯肌和胸大肌收缩产生的。

除此之外,胸小肌还可以使肩胛骨前倾、内旋以及下回旋;前锯肌可以使肩胛骨后倾、外旋以及上回旋。

若在肩胛骨前伸的过程中,胸小肌和胸大肌在运动中占主导地位,则肩胛骨会出现前倾、内旋和下回旋;若前锯肌在运动中占据主导地位,则肩胛骨会出现后倾、外旋和上回旋运动。

四、肩胛骨的后缩

肩胛骨的后缩是由斜方肌、菱形肌和背阔肌收缩产生的。

菱形肌和背阔肌可使肩胛骨在后缩的同时产生下回旋，而斜方肌可使肩胛骨在后缩的同时产生上回旋，如果肌肉激活程度相当，那么肩胛骨在后缩的过程中便可以处于上回旋和下回旋的中立位。

五、在手臂上抬过程中肩胛骨的运动

手臂可以在多个平面上抬，包括冠状面、矢状面及肩胛骨平面，而大部分的过头运动都发生在肩胛骨平面，在该平面的过头运动可使关节盂与肱骨头保持最佳对位，也可以保持盂肱关节肌肉系统理想的长度与张力关系。

当手臂在肩胛骨平面上抬时，肩胛骨在胸壁处会出现上回旋、后倾及外旋运动。

肩胛骨在胸壁处的运动主要为上回旋，该运动由斜方肌上部、斜方肌下部及前锯肌负责产生；这3群肌肉肌拉力线方向各不相同，但都可以使肩胛骨绕垂直于自身的轴线向上回旋。

肩胛骨的外旋运动（关节盂外旋）主要是由前锯肌和菱形肌负责收缩产生的。

肩胛骨的后倾运动主要是由下斜方肌和前锯肌下部肌纤维负责收缩产生的。

1. 手臂上抬过程中肩胛胸壁运动的意义

在手臂上抬过程中，肩胛骨发生的上回旋、后倾、外旋等运动可以保持肱骨头和盂窝的最佳对线，防止肱骨头相对于肩胛骨脱位。

此外，还可以保持肩峰下的最佳空间，减少肩峰下肱骨大结节与冈上肌、肱二头肌长头腱等软组织之间的摩擦。

除了上述，还可保持盂肱关节肌肉理想的长度－张力关系，如果在盂肱关节抬高过程中，肩胛骨未发生上述运动，则抬高盂肱关节的三角肌、冈上肌等原动肌会过快地缩短，肌肉收缩的力量和幅度也会因此下降，因此肩胛骨的运动还可以增加手臂上抬的运动幅度。

2. 前锯肌麻痹状态下的肩胛骨

通常当手臂抬高时，前锯肌在肩胛骨上会产生大得惊人的向上旋转（上回旋）扭矩，该扭矩必须超过由主动三角肌与冈上肌产生的向下的旋转扭矩。

若前锯肌完全麻痹时，在肩外展过程中抬高手臂时，尤其是在受到阻力的情况下，通常会造成手臂抬高受限，并伴有肩胛骨的过度向下旋转（下回旋）。

也就是说，正常的前锯肌收缩会强有力地使肩胛骨向上旋转，但当前锯肌麻痹，抬高手臂时，收缩的三角肌中部与冈上肌支配着肩胛骨的运动学，产生肩胛骨的向下旋转。

除了更加明显的向下旋转姿势外，肩胛骨也稍微前倾并向内旋转，通常把这种扭曲的姿势称为"翼状肩"。

第八节 肩关节运动方式的判断

肩关节(盂肱关节)是参与人体运动的一个重要关节,由肱骨的肱骨头和肩胛骨的关节盂共同构成,属于典型的球窝关节,也是人体中最灵活的关节。

一、屈/伸

肱骨绕肩关节沿着额状轴在矢状面内的运动,向前为屈,向后为伸。训练者在后拉器械发力阶段,肱骨绕肩关节向后运动,视为肩关节伸(肱骨以肩关节为支点绕额状轴向后转动);向前还原阶段,视为肩关节屈。

二、外展/内收

肱骨绕肩关节沿着矢状轴在额状面内的运动,远离正中矢状面为外展,靠近正中矢状面为内收。哑铃举起阶段,肱骨绕肩关节从内侧向外侧远离身体正中面,视为肩关节外展(肱骨以肩关节为支点绕矢状轴向外转动);放下还原阶段视为肩关节内收。

三、水平屈/水平伸

肱骨绕肩关节外展90°后,沿着垂直轴向前运动为水平屈,向后运动为水平伸。俯身飞鸟练习举起阶段,肩关节处于外展位,其后肱骨绕着肩关节向后运动,视为水平伸(肱骨外展90°后以肩关节为支点绕垂直轴向后转动);放下还原视为水平屈。

四、旋内/旋外

回旋是指肱骨绕着肩关节垂直轴进行的运动,向前内侧旋转为旋内,向后外侧旋转为转外。标准解剖学姿势条件下,肱骨长轴和垂直轴的走向接近,因此肩关节的回旋功能平时容易忽略,但平时生活、训练中实际上很常见。观察的关键点可以以肘心为准,标准姿势条件下肘心冲前,可以以其朝向判断旋内/旋外(平时自然站立位,肩关节一般处于旋内位)。

屈肘位时肩关节进行旋内或旋外,前臂运动幅度较大,此时对肩关节回旋进行观察更容易。做弹力带牵拉练习,发力方向上肱骨绕肩关节做旋内运动(肱骨以肩关节为支点绕垂直轴向前内方转动);恢复还原阶段,肩关节做旋外运动。

五、环转

如果肩关节绕着中间轴(非基本轴)进行绕环运动,视为环转。环转也可以视为多种沿基本轴进行的基本运动方式的综合,在特殊情况下,中间轴偶尔可以和基本轴大致重合。

六、综合判断

进行持哑铃力量训练,肱骨绕肩关节保持外展90°位;其后在此姿势条件下做动作,在向上发力阶段,肩关节做旋外运动,向下还原阶段,肩关节做旋内运动。

更多时候,肩关节的运动是复合运动,利用器械进行力量训练,在后拉发力阶段,肱骨绕着肩关节在发力方向进行水平伸,同时,也进行旋外的运动。

"屈""伸""内收""外展""水平屈""水平伸""旋内""旋外"等肩关节的运动方式应当准确判定,并准确称谓,而不应当个人随意称呼,既影响交流和沟通,也在查阅运动科学类书籍时,尤其介绍肌肉功能的专业书籍时,出现误解。

第九节　肩胛骨运动方法评估

肩关节由于其解剖结构而具有很大幅度的运动范围(肩胛骨运动协助),这使动态的肩部运动会大量参与日常活动和运动。因此,了解肩部运动过程中肩胛骨的运动方式和幅度是非常必要的,也可以为诊断和治疗肩部疾病、改善日常生活和运动表现提供重要信息。另外,也需要更多的证据,来更好地理解肩关节和肩胛骨运动之间的关系。

由于肩胛骨在皮肤和软组织下移动,利用附着在身体表面的标记追踪肩胛骨运动是困难的。皮肤标记物不能充分追踪肩胛骨在运动过程中的轨迹,就不能更好地了解和干预肩胛骨与肌肉的效应,肩胛骨运动方法的评估主要有以下几种。

一、肩峰标志物簇法

目前,评估肩胛骨运动学的最常使用的方法是肩峰标志物簇(AMC),肩峰标志物簇是一种非侵入性肩胛骨运动跟踪方法。该方法利用肩胛骨和肩峰标志物簇之间的静态校准,来评估运动过程中肩胛骨的方向。

标记簇由多个质量轻、基数小的标记物附着在肩峰皮肤上,利用预先测量的运动数据标定肩峰标志物簇与肩胛骨标志之间的位置关系,然后通过标定实测肩峰标志物簇数据估计肩胛骨的方位。

肩峰标志物簇可以分为单一、双重和多重肩峰标志物校正方法。单一肩峰标志物簇方法利用一个静态标定位置,评估整个周期的肩胛骨运动学,而双重肩峰标志物簇和多肩峰标志物簇方法,分别使用 2 个和 4 个静态标定位置。

试验比较 3 种肩峰标志物簇测量方法,发现多重肩峰标志物方法产生的误差最小,因此推荐使用多重肩峰标志物方法作为一种实用和准确的方法评估肩胛骨运动学。

二、线性模型回归方程

在大多数研究中,肩峰标志物簇校准过程是在静息位置(肩膀抬高0°)进行的,当在超过 120°的肱骨抬高过程中,估计肩胛骨运动方向的误差会显著增加,并且在儿童和患者群体中可能不准确。此外,肩峰标志物簇与肩胛骨之间的位置关系并不稳定,这是由大角度上臂抬后的软组织畸形导致的。

因此,一种个体化线性模型回归方法被提出来,作为肩峰标志物簇的替代方法,这项技术利用一组静态校准位置导出的肱胸方向和肩峰位置的关系,来预测肩胛骨的运动方向,其预测方程是通过使用肱胸和肩峰位置数据的多个线性回归方程得到的。

每个肩胛胸方向运动轴生成一个方程,回归方法类似于肩峰标志物簇校准,使用多个位置来精确评估肩胛骨运动方向。与肩峰标志物簇相比,回归方法不会产生任何轴的系统误差,并产生比肩峰标志物更小的有效值误差,此外,肩峰标志物簇显著低估了所有体位肩胛骨的内旋转,而又明显记录了某些体位肩胛骨的后倾角。

总体来说,在肩胛骨运动的所有轴上,回归方法的平均数误差都小于肩峰标志物簇,回归方程作为一个非侵入性方法,为评估肩胛骨运动学提供了一个额外的选择。

三、曲面插值法

肩峰标志物簇方法用于估计肩胛骨方向并不能充分代表复杂的肩关节运动,各种肩高平面和仰角的估计误差分布仍不清楚。回归方法的误差随肱骨仰角和仰角平面的不同而呈非线性变化。因此,有研究提出曲面插值法来评估肩胛骨方向,该方法是一种基于曲线拟合插值的肩胛骨方位估计方法,如果估计误差的分布是非线性的,而肩部方向的变化范围更大,那么肩部方向的估计误差可以通过一个非线性插值来减小。

为了减小肩峰标志物簇方法估计肩胛骨方位的误差,有研究提出了一种新的非线性插值肩胛骨方位估计方法,该方法对25个抬高体位和6个功能性体位的肩胛骨方位估计精度进行了研究,在预处理过程中,使用运动捕捉系统测量了几个肩关节姿势,包括不同的手臂高度和仰角平面。利用预先测量的数据,采用曲面插值法标定肩峰标志物簇与肩胛骨之间的位置关系。随后通过测量任意肩部姿势的肩峰标志物簇和身体标志物来估计肩胛骨的方位。

结果发现,对于需要较大手臂抬高角度的运动,这个方法的平均误差小于肩峰标志物簇法和回归方法。因此,该方法可以提高各种仰卧姿势评估肩胛骨方向的准确性。

第十节　前锯肌与肩胛骨运动功能障碍

一、肩胛骨运动功能障碍

肩胛骨运动功能障碍与肩峰撞击综合征密切相关,其他的肩部问题大多也都伴随着肩胛骨的功能障碍。肩部健康者在做肱骨外展时,肩胛骨做上回旋、外旋、后倾运动,这种协调运动是由神经肌肉功能、关节囊韧带结构共同参与完成的。

研究表明,肩部如果存在如下问题,如肩峰下撞击综合征、肩袖撕裂、肩关节不稳定、肱骨外展时,肩胛骨的运动会发生改变。而肩峰撞击症者的肩胛骨运动的改变通常包括肩胛骨内旋增大、上回旋下降、后倾下降。

在肩胛骨动态运动中,通常认为前锯肌、斜方肌上/下部共同作用可帮助肩胛骨上回旋。

当肩胛骨上回旋下降、后倾下降时,可能是前锯肌的功能出现了问题。

二、前锯肌疲劳试验

为了探究前锯肌对肩胛骨运动的影响,Jun Umehara 等针对选择性前锯肌疲劳对肩胛骨运动产生的影响进行了研究。

1. EMG 测量

将一次性预凝胶 Ag – AgCl 电极放置在疲劳肢体的三角肌前中束、斜方肌上下部、冈下肌和双侧的前锯肌部位。耐力测试中,共测量 53 s,其中分析每 10 s 中前 3 s 的原始 EMG 信号。

分析功率频谱(power spectrum)中的中位功率频率(median power frequency, MDPF),MDPF 下降代表肌肉疲劳。肌肉激活度的衡量:每块肌肉的均方根振幅通过每块肌肉的最大主动收缩(MVC)进行标准化,肌肉活动以 MVC 的百分数来表示。

2. 肌耐力测试

在肌耐力测试中,使用 6 自由度的电磁跟踪装置测量疲劳侧肩胛骨、肱骨的三维运动。然后进行肌力测试和肌耐力测试。用手持式测力仪测量双上肢屈肩肌力;受试者坐在椅子上,肩屈 90°肘伸直进行 3 次 3 s 最大等长收缩,测力仪放于桡骨最远端;肩屈力量表示为:力矩 = 3 次等长收缩均值×上肢长度(肩胛骨肩峰 – 桡骨茎突)。

受试者肩屈 90°肘伸直,前臂中立位,前臂负 40% 最大等长收缩的负荷。肌耐力采用受试者在负荷下能维持该姿势的最大时间反映。

3. 肌肉电刺激

利用骨骼肌肉电刺激器对前锯肌进行刺激。

高压脉冲电流:脉冲宽度 50 μs,频率 100 Hz,平均电压 30 V。刺激时间:25 min,其中初始 5 min 内强度逐渐增大到每个受试者能忍受的最大水平,之后保持 20 min。

结果发现,疲劳后,前锯肌的肌力下降(MDPF 下降)、肌耐力下降(维持秒数下降)。疲劳前后肌肉激活程度、上斜方肌在疲劳前后肌肉激活程度有差异,前锯肌疲劳后肩胛骨的外旋显著增加,其他运动方向的差异无统计学意义。

理论上,疲劳任务后,肩屈位置上前锯肌的激活程度应该下降,但实际上并没有,可能原因是:前锯肌并非肩屈动作的原动肌,其作用可能只是起到稳定肩胛骨的作用。上、下斜方肌作为稳定肩胛骨的肌肉,在一定程度上代偿了前锯肌的作用。

综上,前锯肌疲劳前后,前锯肌的肌肉激活无变化,肌耐力显著下降。肩胛骨运动、肩关节周围肌肉活动受前锯肌疲劳影响而产生了变化。前锯肌疲劳后肩胛骨的外旋增加,其原因可能与上斜方肌(UT)激活程度增大有关。疲劳后,上斜方肌的 MDPF 明显增加,上斜方肌的功能是后缩、上回旋肩胛骨,其中肩胛骨后缩,含一些肩胛骨外旋的运动。据此可以认为,前锯肌是维持肩胛骨正常结构和功能位置的重要肌肉,当前锯肌出现功能障碍时,会增加患肩峰撞击症的可能性。

第十一节　肩胛骨运动与核心稳定性

躯干是肩胛骨所在上肢运动链上的支撑环节,躯干的稳定会对肩胛带相关肌群的激活程度产生直接影响。探究躯干核心稳定性对肩胛骨运动学和肌肉活动的影响,有助于深入了解影响肩胛骨运动学的因素,也是迈向更好的肩部问题康复处方的重要一步。因此,主要探讨核心稳定性与肩胛骨运动学之间的关系。

目前,对于核心稳定性的定义没有统一的标准,被广泛使用并认可的是 Kibler 的概念:核心稳定性是指在运动中控制躯干和骨盆的位置和移动,以保证运动的最佳效能,在运动链中传递力量和运动至远端肢体的能力。从解剖学上看,核心部位包括躯干、骨盆、髋关节,是上下肢的连结部位与中心。

有学者将核心部位描述为"身体中心的一个盒子",前面是腹肌,后前是椎旁肌和臀肌,顶部是膈肌,底部是盆底肌和髋关节肌群。

大部分学者将核心区肌肉分为主管躯干运动的整体原动肌群,以及保持躯干稳定的深层稳定肌群。整体原动肌和深层稳定肌在运动中相互协调,以维持核心区域的稳定和运动,深层稳定肌群对小关节的稳定能够保证整体原动肌的发力以提高脊柱运动表现。

一、肌群

从运动解剖学角度来看,斜方肌起自上项线、枕外隆凸、项韧带、第 7 颈椎及全部胸椎棘突,分为上、中、下三束。

竖脊肌连接下背部和上背部、肋骨,竖脊肌的稳定性有利于整个脊柱的稳定,保证斜方肌发挥其作为肩胛骨稳定肌的功能。

前锯肌位于胸廓的胸廓侧壁,有多个附着点,以数个肌齿起自肋骨,前锯肌的发力和稳定性需要依附胸廓的稳定性,而胸廓的稳定性与呼吸方式和膈肌的作用有关。

肩带肌群有着稳定肩胛骨和协调肩胛骨运动的作用,当肩胛带肌群协调发力时,肩胛骨发生三维的空间运动,包括内/外旋、上/下回旋、前/后倾。

肩胛骨的正常移动是保证肩关节各个方向正常运动和功能的基础。由于肩胛与胸壁关节是位于躯干和上肢之间的虚拟解剖连接,腹肌等核心肌群的力量和激活是肩胛带肌肉协调发力的必需条件。因此,核心稳定性对肩胛带肌肉的协调发力有重要影响。

二、分析

从生物力学的角度来看,躯干和骨盆的稳定性是传递力量和能量至上肢的重要环节。

当人中立位站立时,躯干就有小范围的屈曲或后伸,当上肢开始轻微运动时,躯干参与对身体姿势的预调节发生旋转或者侧倾或整合运动,以抵消上肢的运动对躯干稳定性的扰乱。当负荷及速度加入上肢运动后,会引起更大的躯干的旋转、侧倾力量,同时需要更大的稳定性来维持躯干的姿势。此时若核心稳定性较差,躯干无法控制对侧倾和旋转的控制,旋转范围过大或过小都会引起上肢运动的变形。而肩胛骨连结于躯干和盂肱关节之间,是保证盂肱关节运动的稳定基础,同时也受到核心不稳定的影响。

因此,核心部位的稳定性对于上肢、肩胛骨的运动起到了协同作用,使躯干成为整体运动链的一部分。

肱骨抬高过程中躯干旋转对肩胛运动学和肌肉活动的影响,相关研究显示:在躯干同侧旋转肱骨抬高过程中,肩胛骨内旋转减少,增加肩胛骨的外旋和上回旋。当躯干对侧旋转时,增加上斜方肌和前锯肌的肌电活动,下斜方肌的肌电活动减少。

躯干运动、肩胛骨运动和盂肱关节的运动成为一个运动链;加之上肢的快速运动会引起躯干或者整个躯体的力量相互作用。因此,在上肢过顶的运动中,躯干的稳定性成为影响肩胛骨运动的重要因素,良好的躯干控制和运动方向有利于肩胛骨的正常运动,在肩关节及肩关节周围的康复训练中,都需加入躯干肌肉的练习。

三、示例

核心稳定性在盂肱关节-肩胛骨-躯干运动链中具有重要作用。核心区的深层稳定肌能更好地发挥稳定脊柱的作用,有利于整体原动肌发力来控制脊柱、骨盆的运动。

在上肢过顶运动,如扣球时的引臂、网球发球时的引拍,都需要肩关节有近180°的屈曲和及躯干的后伸及向对侧倾斜,以拉长引臂引拍距离,获得更大力量。若躯干后伸不足或不稳,将导致肩关节的代偿及不稳,长此以往,则易导致肩关节的损伤及障碍。

当核心稳定性提高后,有利于躯干的屈曲和后伸,且整个动作过程中稳定性提高,降低了肩关节动作代偿及不稳定的风险。已有研究指出,核心稳定性是肩关节损伤的因素之一,且与肩胛骨动力障碍高度相关。

因此,在肩关节康复的临床指导中,也应将核心稳定性训练纳入康复手段。

总之,核心稳定性可以提高肩胛带肌肉的协调发力,增强肩胛骨的稳定性;躯干的运动会影响肩胛骨的运动,比如可能限制肩部活动范围。

核心稳定性是肩关节损伤的因素之一,因此在肩关节及肩关节周围的康复训练中,应加入躯干肌肉的练习;肩胛骨动力障碍与核心不稳定又有着相关性,肩胛骨动力障碍的康复治疗中也应加入核心稳定性训练。

第十二节　肱骨抬高与斜方肌激活

斜方肌是躯干背部浅层一块非常重要的肌肉,肌束分为上、中、下三部分,分别称为上斜方肌、中斜方肌、下斜方肌。

在肱骨上抬过程中,锁骨出现了上抬、后缩以及后回旋,同时,肩胛骨出现了外旋、上回旋及后倾;而斜方肌在这些运动中扮演着举足轻重的角色。

研究发现,当肱骨在不同平面内上抬时(包括冠状面、矢状面以及肩胛骨平面上抬),斜方肌各部分肌肉激活程度不完全相同。

一、上斜方肌激活程度分析

在肩胛骨平面和冠状面内上抬手臂时,上斜方肌的肌肉激活程度非常高,尤其在冠状面抬高肱骨时激活程度最高,而在矢状面抬高手臂时,上斜方肌的激活程度较低。

上斜方肌附着在锁骨外1/3处,其收缩可导致锁骨外侧端抬高。

在之前的研究中,记录了肱骨在不同平面内上抬时,胸锁关节的运动方式;研究表明,对比肱骨在肩胛骨平面和矢状面上抬,当肱骨在冠状面上抬时,锁骨的外侧端抬高幅度是最大的。

以上结果表明,上斜方肌的激活程度会根据不同的抬高平面,控制锁骨上抬的运动幅度。

二、中斜方肌激活程度分析

对于中斜方肌来说,其激活程度在冠状面最高,肩胛骨平面其次,在矢状面激活程度最低。

中斜方肌止点附着于肩峰等部位,其激活程度增加可使肩胛骨外旋运动增加。

在之前的研究中,记录了肱骨在不同平面上抬时,肩锁关节的运动方式;研究结果显示,对于肱骨在肩胛骨平面和冠状面的上抬,当肱骨在矢状面上抬时,肩胛骨在肩锁关节处的内旋幅度最小。

以上结果表明,中斜方肌会根据不同上抬平面影响肩胛骨的内旋幅度。

三、下斜方肌激活程度分析

对于下斜方肌来说,其在矢状面的激活程度远远高于冠状面和肩胛骨平面的激活程度。

下斜方肌附着于肩胛冈的内侧,其激活程度增加可使肩胛骨上回旋运动增加。

在之前的研究中,记录了肱骨在不同平面上抬时肩锁关节的运动方式;研究结果显示,对于肱骨在肩胛骨平面和冠状面的上抬,当肱骨在矢状面上抬时,肩胛骨在肩锁关节处的上回旋幅度较大。

考虑到下斜方肌的附着点,以及肩锁关节的运动学,下斜方肌的肌肉激活程度取决于上抬平面,并且能够控制肩锁关节的上回旋。

上肢无论是在冠状面,还是矢状面抬高,只要锁骨发生上抬,肩胛骨发生上回旋,那么斜方肌上部就必然参与收缩。只是在冠状面上抬时,肩胛骨上回旋增多,锁骨上抬加大,因而参与收缩的程度较大。

此外,在整个180°手臂上抬过程中,肩肱节律的比率也在发生变化;在上抬初期,肩胛骨上回旋对于肱骨抬高的贡献较少,随着肱骨的逐渐抬高,肩胛骨上回旋对于肱骨抬高幅度的贡献大大提升,与此同时,锁骨的上抬也增加,斜方肌的参与程度也大大提升。

对于一些想要通过哑铃飞鸟动作来发展三角肌,同时又想尽可能避免斜方肌上部过度参与的人来说,将飞鸟的幅度控制在90°左右的范围内,较为合适。

第十三节　股骨近端倾斜角与扭转角

股骨近侧端的形状、结构对髋关节的对称性和稳定性以及髋关节结构承受的压力有着重要的影响。

一、股骨近端的倾斜角

股骨近端的倾斜角描述了额状面内,股骨颈和股骨干长轴之间的角度。出生时,该角度为140°~150°,主要受走路过程中股骨颈负重水平影响,成年时该角度通常会减小到 125°。

正常倾斜角的变化被称为髋内翻或者髋外翻。髋内翻即股骨头向内弯曲明显小于 125°的倾斜角;髋外翻即股骨头向外弯曲角度大于 125°的倾斜角。这些异常的角度可能会极大地改变股骨头和髋臼之间的关系,从而影响髋部的生物动力学,严重不一致可能会导致股骨关节脱位或者由压力引起的变性。

当髋内翻时,髋外展肌力臂增大,使髋关节更稳定;但此时其弯曲力臂变长,弯曲力矩增大时,股骨颈上承受的剪力增大,股骨颈骨折风险也会增大。

髋外翻时,髋外展肌力臂缩短,髋关节变得不稳定,容易脱位。弯曲力臂缩短,弯曲力矩减小,股骨颈上承受的剪力变小。

倾斜角影响髋部在额状面上的平衡,主要体现在以下方面:

(1)婴幼儿时期股骨倾斜角大,髋外翻,外展肌力臂短,髋关节稳定性差。

(2)在步态方面,因婴幼儿外展肌力矩小,单脚站立或行走时难以支撑重力。走路时身体左右摇晃,移动重力线,维持骨盆冠状面上的平衡。

(3)成长过程中,外展肌肌力逐渐增强,则可以补偿力臂短的缺点;同时倾斜角减小,外展肌力臂变长,髋关节趋于稳定。

(4)到了老年,骨骼疏松,髋内翻,股骨颈剪力大,容易骨折;外展肌力量变弱,平衡能力变差,表现为步履蹒跚。

二、扭转角

股骨扭转角描述股骨干和股骨颈之间的相对旋转(扭转)。通常,此角度是由股骨干的长轴和股骨颈轴,这两条轴线所确定的前倾平面,与股骨长轴和髁轴所确定的髁平面的夹角。

扭转角反映了胎儿未成熟下肢内旋移位的情形,新生儿的扭转角度可高达 40°,随着骨骼的生长、负重增加以及肌肉活动,氛围角通常会在 16 岁左右时降低至约 15°, 10°~20°间的扭转角都视为正常。

明显大于 20°的扭转角视为髋关节前倾,会造成部分股骨头未受到包覆,且在行走时为了维持股骨头在髋臼内,股骨有内旋倾向。角度小于 10°称为后倾,造成行走时腿部外旋。

如果在不同扭转角情况下,股骨干的位置不变,身体的重心将严重偏移,髋关节前倾时,重心前移,髋关节后倾时,重心后移,难以维持平衡。

所以,实际情况是,保持股骨头和股骨颈的与冠状面的夹角不变,扭转角增大时股骨内旋,脚呈内八字;扭转角变小时,股骨外旋,脚呈外八字。

持续到成年期的过度前倾可能会增加髋关节脱位、关节不一致、关节接触力增加以及关节软骨磨损增加的可能性,这些因素可能导致髋关节产生继发性骨关节炎。

儿童中过度前倾可能与被称为"内八字"的步态异常有关。内八字是一种伴随着髋部过度内旋姿态的步行模式,这种步态看似是一种代偿机制,用于引导过度前倾的股骨头更直接地朝向髋臼。

三、关系分析

有研究表明,走路时过度内旋的姿势有助于增加重要的髋关节展肌的矩臂,伴随着过度的股骨前倾而极大的降低扭转力臂,无论产生内旋姿势的原因是什么,随着时间的推移,儿童的内旋肌和各种韧带可能会在发育过程中变短从而减少内旋的范围。幸运的是,大多数患有内八字的儿童最终能够正常行走,由于前倾自然正常化或者由于下肢其他部分的联合代偿,步态通常会随着时间的推移而逐步改善。

人体运动系统结构和功能相互适应,股骨的结构特点决定其功能,当结构出现变化,功能亦会受到影响,或以姿势代偿,或以相互拮抗的肌群力量变化来代偿。

如扭转角会影响身体矢状面平衡,身体各部分越靠近重力线,越省力;其角度的增大或缩小可以通过下肢的内旋和外旋调整重力线,维持平衡。此外,还可以通过改变身体重力线前后肌肉力量来维持平衡,骨盆前倾时髋后部肌群力量增强,骨盆后倾时髋前部肌群力量增强。

无论以何种方式进行代偿,身姿和步态均可出现异常。因此,建议从小保持良好的姿势和步态,以正确的方式锻炼肌肉的力量,促进身体正常发育,避免扭转角异常。

第十四节 关节外弹响髋的发生机制与评估

关节外弹响髋(snapping hip,SH)是指髋关节在做某一动作时,可以听到或者感觉到有闷响声发生在髋关节附近,伴有或不伴有局部疼痛的一种常见症状。其在普通人群中的发病率达5%~10%,尤以舞者、足球运动员、健身爱好者、肥胖者多发。大部分表现为无痛性,大转子滑囊或髋周软组织出现无菌性炎性反应时,则会发生疼痛,被称为弹响髋综合征(snapping hip syndrome,SHS)。

一、弹响髋的分型及发生机制

弹响髋可分为关节内型(intra articular snapping hip,IASH)和关节外型(extra articular snapping hip,EASH)2种类型。

关节外型又分为内侧型(internal snapping hip,ISH)和外侧型(external snapping hip,ESH),本节主要针对外侧型弹响髋进行阐述和分析,外侧型弹响髋是指髂胫束或臀肌的挛缩束带越过股骨大转子,产生弹响并引起功能障碍的综合征。

虽然弹响可以发生在创伤后,但最常见的有症状人群中,大都是有髋关节重复高强度运作的舞者、运动员等。长期肌内注射会导致臀部肌肉组织痉挛或挛缩,从而牵拉髂胫束过度紧张,使其与大转子更为贴近,反复地摩擦逐渐使髂胫束后缘增厚,最终产生弹响。手术也可导致弹响髋的发生,全髋关节置换术后颈干角减小的患者,易患外侧型弹响髋。

外侧型弹响髋的主要症状为髋关节在屈伸、内收外展等动作时发出弹响声,伴或不伴疼痛,严重时可影响关节活动。若继发大转子区滑囊炎时,可出现疼痛,局部可触到条索样物,令患者主动伸直、内收或内旋髋关节,可摸到一条粗而紧的纤维带在大转子处滑动,并发出弹响声。

二、形态基础

陈伟南等解剖 15 具 30 侧成人标本的髋关节,范围上至髂嵴和腹股沟韧带,下达小腿胫骨粗隆水平,去除臀和股外侧部的皮肤及皮下组织,显露臀筋膜和髂胫束,并从后缘分离臀筋膜至髂胫束后缘。其后再从髂嵴和阔筋膜张肌前缘,分离阔筋膜张肌和髂胫束,从上下缘分离、架空臀大肌,于接近肌肉起点处切断臀大肌,将其翻向外下方,显露臀大肌肌腱与髂胫束结合部。观察结合部的形态、位置及其与大转子的关系,以及阔筋膜张肌的血管神经走行,及入肌点位置。

结果显示,髂胫束和臀大肌肌腱在大转子处结合紧密,形成一个梭形增厚的结合部,覆盖于大转子表面,约是周围髂胫束厚度的 3 倍。髂胫束结合部是弹响髋的多发部位,同时也是临床上手术治疗弹响髋的主要部位。

髂胫束起于髂嵴,止于胫骨外侧髁,其前上部分两层包绕阔筋膜张肌,向前上牵引髂胫束,维持其张力。

臀大肌近端起于髂嵴后部,远端肌腱在止于臀肌粗隆之前与髂胫束结合(结合部),向后上牵引髂胫束,并维持其张力。髂胫束的力学形态呈"Y"形,其连结点是髂胫束结合部。

股骨大转子向外突出顶起髂胫束,从前后位看,髂胫束呈弓形,其力的作用点在大转子表面的髂胫束结合部。

三、体格检查评估

外侧型弹响髋可以通过体格检查诊断,常表现为叩、触诊大转子时疼痛,局部可触到条索样物,令患者主动伸直、内收或内旋髋关节,可摸到一条粗而紧的纤维带在大转子处滑动,并发出弹响声,患者自觉有髋关节脱位的感觉。

Willett 等认为,Ober 征阳性提示髂胫束或阔筋膜张肌挛缩,可作为参考体征。

Ober 征:检查髂胫束的紧张度。患者健侧卧位,髋关节屈曲 90°,患侧下肢屈膝 90°,髋关节先外展、后伸,随后做内收动作,当不能将髋关节内收至床面时则 Ober 试验为阳性。

第十五节　髌股关节的功能及异位

一、髌股关节及功能

髌骨是嵌在股四头肌肌腱内的近乎三角形的骨,它是人体内最大的籽骨,人处于放松的站立位时,髌骨的顶端位于紧靠膝关节线的部位,皮下前表面在各个方向上都是凸的,用手可触及全部。

髌骨的后表面被厚达 4~5 mm 的关节软骨覆盖,这个表面的一部分和股骨的髁间沟相连,形成髌股关节。

髋股关节在日常生活中常暴露在巨大压力下,这些力包括:在平地行走时1.3倍的体重、腿伸直抬高时2.6倍的体重、上楼梯时3.3倍的体重、进行膝关节深度弯曲时7.8倍的体重。虽然这些压缩力主要源于股四头肌产生的主动力,但它的细微变化在肌肉收缩时也会对髋股关节的功能产生强烈影响。

髋股关节上的压缩力主要受到膝关节屈曲角度的影响,当膝关节呈60°~90°屈曲时,压缩力达到最大。例如,在下蹲的过程中,从半蹲到蹲坐的位置时,压缩力会增大至很高的水平,由于与关节接触面积的相对增大相比,增大的屈曲与压缩力的相对增大会更大,所以在60°~90°膝关节屈曲中,髋股关节中的应力(力/面积)也最大。如果没有较大的面积来分散这些力量,髋股关节的压力将会上升到无法忍受的程度,好在人体通常在与自然的最大压缩力相关位置上使关节接触面始终保持最大,这可以有效保护关节避免其退化。

这种机制使大多数健康且处于正常位置的髋股关节在人的一生中可以承受较大的压力,几乎没有可察觉的不舒适或关节软骨、软骨下骨的退化。但由于运动或长期生活劳作特点,常出现髌骨移位,或慢性脱位的病症。

二、髋股关节异位的因素

1. 股四头肌的作用

当膝关节伸展时,收缩的股四头肌不仅把髌骨在髁间沟向上拉,而且将其向外侧与后侧拉。股四头肌的整体收缩还会向后拉伸与压缩髌骨,进而稳固其相对于远端股骨的运动路径。这种固定作用随着膝关节屈曲幅度的增大而增大。但是,即使在膝关节完全伸展时,股四头肌的一些纤维排列成直线,以产生穿过髋股关节的后压缩力,通常表现在坐下时膝关节胫骨绕股骨的完全伸展困难。尽管膝关节能够完全被动伸展,但是主动伸展的力通常无法产生最后15°~20°的伸展。

2. 局部韧带的牵拉作用

当髂胫束或外侧髌骨支持韧带中的应力过大会增大髌骨的自然外向拉力,大的外向拉力在小的接触面积区域上收缩,向外侧拉髌骨,进而增大了其在关节面上的应力,并会增大髋股关节脱位的可能性。

股内侧肌斜纤维的独特定位可以帮助平衡由股四头肌整体施加在髌骨上的外向拉力。

内侧髌骨支持韧带是朝内侧远端与内侧方向定位的,临床研究文献通常把这些纤维称作内侧髌股韧带,包括连接内侧髌骨、股骨、胫骨、内侧半月板与股内侧肌斜纤维下面的一组宽而薄的纤维,该韧带通常会在髌骨外侧脱位时断裂。

3. 膝外翻等异位姿势的影响

过度的膝外翻会增大Q角,并增加股四头肌对髌骨的斜外向拉力。如果髌骨上的外侧力持续不断,该力会改变膝关节的对位情况,进而增大髋股关节上的应力。但是膝关节的过度外旋通常是在承重位置表现出来的,这时股骨相对于屈曲或接近屈曲的小腿向内旋转,这也被认为是可能增大髋股关节疼痛与周期性脱位的一个重要因素。

第十六节 膝内翻发生及评估

膝内翻,俗称"罗圈腿""O 型腿",表现为双下肢伸直、双侧内踝并拢时,双膝内侧不能并拢,呈"O"字。

在儿童,其发生与遗传和后天缺乏有关,如患有佝偻病的儿童在站立或行走时,下肢承重能力有限而向外弯曲,继而身体的质量过度集中于膝关节内侧关节面,在过度压力负荷和摩擦力作用下,膝关节内侧软骨面不断磨损,胫骨平台内侧面逐渐塌陷,从而加重膝内翻。

成人膝内翻与膝关节结构和功能密切相关,如日常生活中不正确的运动姿势与行走习惯,外八字走路、长时间穿高跟鞋等活动容易对膝关节周围的软组织造成影响,出现膝关节内侧软组织紧张甚至痉挛,膝外侧软组织相对松弛,胫骨和股骨的相对位置改变,从而诱发膝内翻。

一、膝内翻的成因

(1)病理性膝内翻。

病理性膝内翻包括骨代谢与内分泌疾病性膝内翻,如佝偻病;发育紊乱性膝内翻,如软骨发育不良、干骺端软骨发育不良;非化脓性关节炎所致膝内翻,如类风湿、小儿麻痹后遗症、大骨节病;外伤性膝内翻。

(2)生理性膝内翻。

生理性膝内翻与骨骼发育有关,随着青少年骨骼发展会得到自发矫正。

(3)软组织失衡性膝内翻。

软组织失衡性膝内翻某些筋膜和肌肉由于不良姿势而紧张,如髂腰肌、大腿内收肌群,与此同时另外一些肌肉与筋膜无力,如腹部肌肉、大腿外展外旋肌肉。

二、膝内翻的影响

1. 对行走步态影响

膝内翻人群在行走支撑相和摆动相的时间参数变化不大,但膝内翻人群在摆动相外翻幅度减小,支撑相膝关节呈内翻状态。行走过程中,在膝关节最大内翻角度时,对应踝关节会出现外翻,行走时足部外翻作为补偿,且膝内翻人群行走时增加了身体晃动。

在步态空间参数上,膝内翻人群为减小膝关节内侧间隙的应力,会出现步宽增加,足偏角增大的现象。

2. 对足底压力的影响

膝内翻人群第 1 趾骨的足底压力增加,第 2～5 趾骨足底压力与正常人差别不大,但第 2、3 跖骨的足底压力大于正常人,第 5 跖骨的足底压力小于正常人。在足弓部位,足弓外侧压力小,足弓中部和内侧的压力变大。

三、膝内翻软组织失衡机制

人体的正常运动需要两侧肌群协调配合,也就是主动肌和拮抗肌需要协同用力,人体两侧的肌力才会平衡。如腿部内收肌群与股外侧肌、股二头肌是拮抗肌,内收肌群中除了股薄肌,其余肌肉(耻骨肌、短收肌、长收肌、大收肌)的止点均在股骨粗线处,而股外侧肌和股二头肌短头的起点又都在股骨粗线处。

由于这对拮抗肌共用股骨粗线作为起点或止点,当股外侧肌和股二头肌肌力大于内侧内收肌力量时,股骨受到向外的牵引力大于内侧肌群的牵引力,导致股骨外旋形成内翻。

为了重新形成新的平衡,小腿部胫骨前肌、腓骨长肌等肌肉为代偿大腿部的肌力失衡,便会导致膝关节产生外旋移位,最终形成膝内翻。

四、膝内翻的评估

1. 形态学测量

①测股骨头中心到踝关节中心的连线,距膝关节中心的距离,若此距离向内偏移大于 1.5 cm 即判断为膝内翻。

②此外,膝内翻严重程度可以用膝间距表示,膝间距小于 5 cm 为轻度;膝间距在 6 ~ 10 cm 为中度;膝间距大于 10 cm 为重度。

2. 影像学测量

①站立位髋关节 - 膝 - 踝关节角(HKA)。股骨机械轴与胫骨机械轴的夹角,若 HKA < 176° 则可判定为膝内翻。

②股骨角(FA)。股骨下端关节面切线与股骨下段轴所成的外侧夹角,若 FA > 85° 则可判定为膝内翻。

③胫骨角(TA)。胫骨平台关节面与胫骨上段轴线形成的外侧夹角,若 TA > 95° 则可判定为膝内翻。

五、大腿软组织训练

1. 放松大腿外侧和前侧肌肉

放松可分为两段,从骨盆外侧开始至大腿中间为一段,从膝盖外侧开始至大腿中间为一段,手臂支撑垫子发力推动躯干运动。

2. 加强大腿内收肌群训练

侧卧,以练习左侧为例,左脚踝向内旋转,双脚勾起并指向正前方。大腿与身体保持一条直线向上抬起,感受左侧大腿内侧有收紧感即可。训练侧腿部保持伸直,不要弯曲膝盖,保持脚尖勾起。

3. 拉伸大腿内侧

双膝跪地,分开,根据自己的承受能力,用自重向下压。背部保持平整,臀部微微上翘。

六、配合进行足弓训练

1. 提踵训练

双足站立在平面上,双手叉腰,躯干微微前倾,将重心转移到前脚掌上,快速抬起足跟至最大高度,保持 3 s 后缓慢落下。

2. 翘脚趾练习

坐凳子上,前脚掌踩在 60 cm 长的毛巾边缘,通过屈曲足趾抓地动作,将毛巾抓过来为止。

3. 缩足运动

坐在凳子上,全脚掌自然落地,要求尽量收紧足弓内部肌肉,发力要求为将跖趾关节沿地面拉向足跟处。

4. 分趾动作练习

坐凳子上,踝关节背伸状态下,足跟落地,尽可能屈曲足趾,最后尽最大可能伸展足趾并将足趾分离,保持 10 s 后放松。

5. 半球平衡练习

单足站立在半球平衡板的中心上,双手叉腰,对侧下肢自然抬起,保持一段时间后,换另一只足进行。

6. 踩压网球放松练习

坐在凳子上,在裸足情况下将足弓踩压在网球上,随后轻压网球并向前滚动网球,缓解训练过程中足弓肌肉酸痛。

第六章 延伸到运动训练领域

第一节 腰带对脊柱腰腹肌的影响

关于佩戴腰带可通过增加腹内压来增加脊柱稳定已得到了医学界的广泛认同，因此对于腰痛患者尤其是急性期的腰痛患者来说，佩戴腰带是一种良好的治疗方式，因此被广泛用于对腰痛患者的治疗之中。

但也有学者提出，佩戴腰带会导致患者腰腹的核心肌肉力量下降，从而降低核心稳定的能力，同时不同的腰带类型（可伸展型、不可伸展型）是否会对患者产生不同的影响，这些问题仍然有待争议。

一、腰带对腰腹肌肉及刚度的影响

在一项研究中，研究人员招募了 20 名健康受试者及 40 名不同年龄段（30～60 岁）的腰痛患者。对于这 60 名受试者，分别要求他们在不佩戴腰带、佩戴可伸展型弹性腰带及不可伸展型腰带这三种情况下，在固定的设备上进行腰椎前后 ±20° 的屈伸运动，同时测量受试者腰腹肌的肌电图，计算腰椎的刚性程度。

在这种躯干屈曲/伸展任务中，数据显示，在正常适度的运动范围内，佩戴腰带（相对于不佩戴）后，无论是何种类型的腰带，所有受试者均被发现腹外斜肌和腹直肌的肌肉在运动过程中的激活减少，而髂肋肌的激活下降尤为明显。

此外，研究人员还发现，当佩戴腰带（相对于不佩戴腰带）时，运动中腰刚度更大，这与不佩戴腰带的情况下有着较大的区别，且这种对腰椎刚度的增加效果，在不同腰带类型中则没有显著性的差异。

二、腰带对于腰痛患者平衡控制的影响

为了研究佩戴腰带对于腰痛患者的平衡控制的影响，在一项研究中，研究者招募了 20 名健康受试者及 40 名腰痛患者（年龄为 18～65 岁）。受试者被要求在三种不同情况下进行试验：不佩戴任何种类的腰带、佩戴可伸展型腰带、佩戴不可伸展型腰带。受试者被要求坐在平衡座椅上，要求其闭眼静坐，这种座椅要求受试者通过对自身腰椎稳定的控制来保证稳定性，每次坐 60 s，选取其中的 55 s 进行运动学分析。

通过分析，研究者发现不论是何种类型的腰带，其在姿势稳定性的控制中似乎起到的作用不大，这说明佩戴腰带似乎会降低受试者应对环境变化的能力，但对于腰痛患者来说，佩戴腰带后其行为姿势往往更好预测，具有一定的相同性。这可能说明，虽然佩戴腰带降低了受试者对于环境变化而产生的应对能力，但却更有益于保持先前状态下的稳定姿势，对于腰痛患者来说，这似乎意味着更少的受伤的可能性。

综上所述,不同类型的腰带往往能起到相对一致的效果,佩戴腰带可以增加腰椎的刚度,这对维持腰痛患者的腰椎稳定性十分重要,但佩戴腰带也会导致佩戴者腰腹部核心肌肉的激活水平下降,长此以往可能会导致腰腹肌肉的萎缩,同时佩戴腰带也会在一定程度上减少佩戴者腰椎应对环境变化的活动能力,但更有益于维持腰椎恒定的稳定环境。

因此,对于腰痛患者来说,在疼痛剧烈期间佩戴腰带可以起到很好的防护作用,但进行佩戴腰带的治疗时,也要注意腰背肌肉的力量维持以及活动能力的训练,以防止不良效应的产生。

第二节 胸大肌及拉伸

胸大肌起点较宽泛,涵盖锁骨内侧半、胸骨侧方和部分肋软骨;止点在肱骨的大结节嵴(肱骨上段的外侧)。在近固定条件下,胸大肌可牵拉肱骨绕肩关节做屈、水平屈、内收和旋内的运动。

最常见的胸肌拉伸方式为扩胸运动(其本质是肩关节做水平伸),一般可同时配合屈肘和伸肘,或屈/伸肘交替进行。优点是简单易行,传播和人群中的认知广泛,缺点是胸大肌拉伸不够充分,主要是拉伸同时肩关节没有旋外配合。

进行胸部拉伸动作是很多健身人员进行拉伸训练时经常采用的动作,认真观察,其与伸肘条件下扩胸运动无本质差别(肩关节的拉伸方向一样),只是其借助于墙壁或者器械阻挡,增强了健身者肩关节的拉伸程度。也就是说,肩关节进行水平伸展运动的幅度更大,拉伸效果略好于扩胸运动。

俯卧协助上拉肩,协助者努力地让锻炼者的肩关节做水平伸的运动,能够增加关节相应方向上的运动幅度,因此拉伸胸大肌的效果略强于胸部拉伸,但亦非最佳。

同样,扶肋木(或墙)压肩动作,肩关节于旋内条件下努力做伸的运动,无肩关节外展和旋外配合,拉伸胸大肌的效果较扩胸运动更差些。

平躺协助压肩从关节运动角度和扶肋木压肩是一样的,只是由他人协助完成,被动加大了响应关节运动方向上的运动幅度。对胸大肌的拉伸效果也不理想,只是略强于扶肋木压肩,理由同上。

在胸部拉伸的同时,如果进行前臂上举配合,此时肘心向上,也就是说,与标准解剖学姿势比较,上臂绕肩关节预做旋外的运动。此时的肩关节,于外展、旋外位,努力地做水平伸,能够最大限度地拉伸胸大肌。单侧和双侧根据个人习惯选用,亦可交替进行。

双侧前臂上举协助后拉肩,锻炼者其肩关节的拉伸方式与前臂上举胸部拉伸相同,利用器械,同时有人协助后拉肩部,进一步增大肩关节水平伸的运动幅度。对胸大肌的拉伸可增强至最大,强于上述其他的拉伸方式。

第三节 颈痛与斜方肌干预

在日常生活中,由于学业工作的情形不断变化,静坐少动的生活方式越发明显,颈痛也越来越多。颈痛,一方面可能出现头晕眼花、乏力烦躁等不良情绪,另一方面可能是由于颈部工作肌肉长时间低负荷持续紧张收缩而出现的劳损疼痛。研究表明,有关斜方肌与胸锁乳突肌对青少年颈痛的影响中,斜方肌(trapezius)在颈椎病的发病发展中起着十分重要的作用。

斜方肌是上背与中背的表层肌肉,位于项部和背部的皮下,一侧呈三角形,左右两侧整体合成斜方形。起于枕外隆凸、上项线、项韧带、第7颈椎及全部胸椎棘突。纤维分上、中、下三部分,分别止于锁骨外侧1/3、肩峰和肩胛冈。近固定时上部纤维收缩,使肩胛骨上提、上回旋、后缩;中部纤维收缩,使肩胛骨后缩、上回旋;下部纤维收缩,使肩胛骨下降、上回旋。远固定时一侧收缩,使头向同侧屈和向对侧回旋;两侧收缩,使头和脊柱伸直。主要作用是将肩带骨与颅底和椎骨连在一起,起稳定肩胛骨的作用,也有利于肩部和颈部运动。

长时间低负荷维持固定姿势时,斜方肌持续发力,导致韧带纤维组织水分减少,润滑作用降低,弹性降低,阻力增大发生粘连,慢性炎症又会产生新生纤维,使得原本的排列发生紊乱粘连,进一步限制纤维间滑动。这种恶性循环引起肌肉紧张甚至导致上交叉综合征,对于斜方肌来说,便会存在上斜方肌紧张,中斜方肌与下斜方肌薄弱的状况。

由骨骼肌激痛点所引起的慢性疼痛症为肌筋膜疼痛综合征(MPS),发病率高、发病人群广。由长时间不良姿势等所引起的斜方肌筋膜疼痛综合征有多种方法可以缓解,常采用物理疗法进行治疗。研究证明,使用弱激光照射激痛点对斜方肌筋膜疼痛综合征有积极效应,可缓解疼痛、降低肌肉张力以及增大侧屈活动度,且激痛点处肌肉张力对弱激光的作用较为敏感。

研究证明,针对斜方肌筋膜疼痛综合征,上斜方肌静力牵伸联合等长收缩运动干预方式可有效缓解患者疼痛,提高患者肌力及缓解疲劳。其中,物理治疗师对受试者进行一次静力牵伸,持续30 s,牵伸结束时紧接着进行一次等长收缩持续6 s,然后休息30 s。静力牵伸:受试者坐于90°靠背椅上,屈髋、屈膝90°,双足平置于地面,颈部尽力前屈,治疗师站立于受试者前侧,右手固定受试者头部,同时左手置于受试者右侧肩峰处向前牵伸,嘱咐受试者向被牵伸侧转头,以获得较好的牵伸效果;等长收缩:治疗师双臂伸直、双手十指交叉置于受试者右侧肩峰,用言语反馈的方式鼓励受试者最大用力做耸肩动作,治疗师以最大力量对抗受试者耸肩,受试者尽量做最大力量的等长收缩。治疗过程中重复静力牵伸和等长收缩6次为一组,每周5次。

长时间静坐少动的生活方式及不良的坐姿,使得维持个体抬头挺胸的斜方肌处于一种长时间紧张工作的状态,从而在这种状态下,肌肉僵硬伴随着肌肉疼痛,因此这种不良状态下所造成的斜方肌疼痛影响着工作、学习生活的方方面面。为了解决这种斜方肌疼痛问题,需要采取静力牵伸和等长收缩等方法进行运动干预,以及要注意改善上斜方肌紧张、中斜方肌与下斜方肌薄弱的状况。由于颈椎病的发病率逐渐增高且年轻化,青少年需要在颈痛的早期就进行相应的运动干预,减少静坐少动的生活习惯,拒绝"低头族",改善不良坐姿,提高生活质量。

第四节 锁骨与肩关节运动

肩肱节律异常与肩胛骨弹响综合征的成因，其中绕不开的一个结构就是肩关节复合体，锁骨正是其重要组成部分之一。锁骨作为人体十分重要且特殊的一块长骨，对肩关节运动的影响，以及存在于人体的生物学意义值得思考。

锁骨属于长骨，呈横行的"S"形弯曲，横架在胸廓前部的上方。全程位于皮下，可在体表扪触到。锁骨内侧端粗大，外侧端扁平；上面光滑，下面粗糙；骨体内侧2/3凸向前，外侧1/3凸向后。锁骨粗大的内侧端与胸骨相连，故为胸骨端，有胸骨关节面与胸骨柄相关节。外侧端扁平，为肩峰端，有小的肩峰关节面与肩胛骨肩峰相关节。骨体近胸骨端处下面有肋粗隆，近肩峰端处的下面有喙突粗隆。锁骨将肩胛骨支撑在胸骨外侧，可以增大上肢运动的灵活性。

以下以肩锁关节脱位患者手术前后功能差异为例，阐述锁骨对肩关节运动的影响。

肩锁关节脱位是一种常见的上肢损伤。对于肩锁关节脱位，目前主要通过"锁骨钩钢板"固定进行手术治疗。

具体过程：选取合适大小的锁骨钩钢板并预弯，钩部插入肩锁关节后间隙并勾住肩峰，钢板与锁骨表面紧贴，肩锁关节脱位自行复位，打入合适数量的螺钉固定。

锁骨钩钢板因与锁骨、肩关节的解剖结构相匹配，允许肩锁关节的微调节。但钩板植入后会产生一系列并发症，如肩部活动受限、肩痛等问题。

当锁骨被钩板固定时，肩锁关节运动受到了显著的影响，各方向的运动幅度及活动角度均出现下降，在钩板取出后，肩关节功能评分由差到良，术后一段时间，肩关节的运动幅度有所提升。由此可见，锁骨对于人体上肢运动幅度具有十分显著的影响。

锁骨是不仅人类特有的一块长骨，除人类之外，灵长总目和翼手目类动物同样有锁骨，而其他动物身上并不存在像人类一般的锁骨。例如狗，其锁骨退化，使前肢骨骼中的骨头直接连接前肢区域肌肉群，这让肩胛骨有了更大的运动自由度，对需要快速奔跑的动物来说，这一变化很有用；再如松鼠、熊和猫，其锁骨退化，使前肢有了更大的运动范围；松鼠或熊能够自然地保持下肢直立且上肢活动；如猫，摆脱了锁骨的"束缚"，其肩胛骨可自由浮动，可以挤入许多比身体狭窄许多的地方，相当灵活。

锁骨对于灵长类动物及翼目类动物而言具有稳定上肢运动的作用，因此它被保留了下来。而对于需要以速度捕猎为生的动物来说，速度是关键因素，锁骨的退化使肩胛骨在胸廓上的运动幅度得到增强，从而大大增加其奔跑的速度。

锁骨，对于不同种类的动物而言，其存在并不具有必要性。在漫长的进化过程中，锁骨结构的演变也各不相同。关于锁骨存在的意义，所需探究的问题还有很多。

第五节 肩关节外展的肌动学

肩关节是由与半球相似的肱骨头和浅而小的肩胛盂构成的球窝关节，因此灵活性和不稳定性是肩关节的"天性"。然而这两种天性依赖于肩关节周围的肌肉组织、韧带、关节囊。

一、肩关节的运动学

控制肩关节运动的肌肉主要包括三角肌、肩袖肌群(小圆肌、冈上肌、冈下肌、肩胛下肌)、大圆肌、胸大肌、背阔肌,大臂在三角肌中束肌纤维和冈上肌的作用下可绕其矢状轴做外展运动(图6-1)。

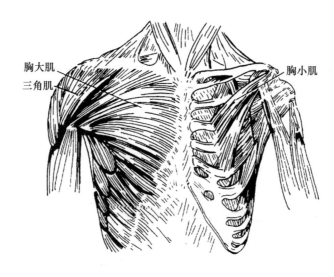

图6-1　胸肌

在胸大肌、三角肌前束肌纤维、肱二头肌长头、喙肱肌的作用下,大臂绕额状轴做前屈运动。

在三角肌前束肌纤维、胸大肌、背阔肌、肩胛下肌、大圆肌的作用下,大臂绕垂直轴做内旋运动。在三角肌后束、冈下肌、小圆肌作用下,大臂做外旋运动。内收和后伸运动与肩关节外展运动关联不大因此不一一列出。

二、肩关节外展的肌动学

由活体测试结果显示,肩关节健康的受试者其肱骨在肩胛平面做外展运动时,其肱骨头中心点位置几乎不变,只是略有上升。造成这一现象的原因是肩关节外展时同时出现滚动与滑动。相对粗大的三角肌收缩会产生近乎垂直向上的力,这会让肱骨头向上挤压冈上肌肌腱和关节囊。但是,冈上肌收缩产生的力使肱骨头向上转动时与肩胛盂紧密贴合,同时,三角肌与旋转肌袖向下的分力形成一个力偶,使肱骨头在原位发生旋转。

另外,当外展到一定程度后,向下突出的肱骨头将下关节囊韧带的腋下陷窝撑开,在下关节囊处形成类似吊床一样的张力,为肱骨头提供张力。

通过观察和扪触可发现大臂在肩关节处做外展运动至180°时,除产生滚动与滑动外,同时伴随围绕肱骨自身长轴旋转的外旋运动。这个现象的出现是为了使肱骨头突出的大结节旋入肩峰后方空间,避免夹挤肩峰下内容物。因此可以确定外旋肌(三角肌后束、冈下肌、小圆肌)参与了外展工作。

三角肌起自锁骨外侧 1/3、肩峰、肩胛冈,止于三角肌粗隆。冈下肌起自肩胛骨冈下窝,止于肱骨大结节。小圆肌起自肩胛骨上外侧缘,止于肱骨大结节。三角肌后束肌肉近固定工作至外展时的肌拉力线由前外下指向后内上,对于矢状轴来说,处于其上方的肌拉力线由外向内,使大臂外展,对于额状轴来说,肌拉力线处于其下方由前指向后,其产生后伸运动的趋势与前束肌纤维产生前屈运动的趋势相抵消。对于垂直轴来说肌拉力线处于其外侧由前指向后,使肱骨在肩关节处外旋。另外,冈下肌和小圆肌的主动收缩也对肱骨外旋产生作用。

三、肩外展动作过程

首先,在肩外展的过程中,肱骨外展 30° 以后,每 3° 外展,包含 2° 的盂肱关节外展和 1° 的肩胛骨上回旋,把其称为"肩肱节律"。随着试验的不断更新和重复验证,其两者的比值也不停地被修改;如在外展过程中,除了肩肱节律,肱骨会自然地向外旋转;这可能是因为,外旋使肱骨大结节向后延伸,避免了肩峰下空间中结构的碰撞。如果外旋受限或者受到影响,这也可能是引起肩痛的一个机制。在完全外展中,肩胛骨的外展活动是由锁骨在胸锁关节上提,即锁骨以胸锁关节为支点,将其远端抬高。后旋,即锁骨向后旋转:锁骨围绕锁骨长轴相对于胸部旋转,使锁骨上表面朝后。肩胛骨在肩峰锁骨关节上回旋,即肩锁关节向上旋转:肩胛骨围绕垂直于肩胛平面的轴相对于锁骨旋转,使肩胛盂面朝上;上述三方面的运动一起参与肩外展动作。

上述诸运动过程中的联动机制被称之为耦合运动,就像脊柱中的不同椎骨,每一个的运动都很细微,组合起来却能完成脊柱整体的大部分运动。但是,肩部耦合运动也不是完全绝对的,不同外展阶段有不同表现。

初期阶段,耦合程度低,肩锁关节的上旋是最主要的,胸锁关节的后旋和上提运动可能只发挥辅助作用;之后的外展度数中,耦合程度加大,胸锁关节后旋和上提的比重变大,相应的肩锁关节运动比例减少。这样就会出现一个问题,如果耦合程度过高或者过低可能都会导致异常运动。

假如耦合程度过高,作用于肩锁关节使其上回旋的肌肉,会直接作用于胸锁关节,相应肌肉力臂会改变,也可能导致不同的杠杆效应,更容易致使胸锁关节活动异常,加大损伤概率。

相应的假设耦合程度过低,活动更集中于肩锁关节,减少的胸锁关节的活动可能导致肩锁关节活动幅度加深,从而导致异常。

在外展过程的末端,由于前锯肌下部纤维的牵拉,肩胛骨还会产生轻微的后倾。

四、肩关节外展肌动学分析的应用

排球运动员的扣杀动作以及棒球运动员的投球都包含肱骨外展的动作。

在进行暴击力投球时,肩关节通常外展至 90° 甚至以上,外旋肌快速地向心收缩使肱骨外旋,接着大腿蹬伸及躯干转动产生的力量牵拉内转肌,使内转肌产生牵张反射同时向心收缩形成巨大的内转力矩,使投球时速可以超过 152 km/h。由此可见,强力的外旋肌群对于一名优秀的投手是必不可少的,外旋肌力不足可能导致手臂外展时肱骨后旋不充分,增加肩峰撞击的可能性,同时投球的速度也会相应地下降。另外巨大的内旋力矩使手臂高速挥动而外旋肌必须离心工作才可能完成手臂的减速任务,如果其力量不足则容易造成肌肉拉伤。

当手臂外展时同时伴随外旋运动。但是一些器械通过限制前臂的活动范围从而限制了肱骨的外旋运动,当肱骨外旋不充分时,其外展幅度越大越会增加肩峰撞击的风险。

胸大肌近固定工作时肌拉力线由后外指向前内,其主要功能是使肩关节前屈、内收、内旋。然而当手臂举过头顶时,胸大肌的肌拉力线由后上指向前下,其肌肉功能发生了转换,由屈肌变成伸肌。

当胸大肌过于发达或紧张时,会限制手臂举过头顶进而影响挺举类动作的"进肩"。因此,这也是举重运动员很少做卧推训练的原因之一。

了解肩外展的基本原则,可以帮助更好地理解相应损伤的机制,从根源上找到异常原因,也为提供了很多治疗思路,比如解决外展受限时对于松动术的多角度操作等。

第六节 臂上抬与肩胛骨三维运动

肩胛骨在胸廓上的运动对于整个上肢的运动而言是至关重要的,其相对于胸廓的运动包括 3 种形式的旋转运动,分别是前倾/后倾;上回旋/下回旋;内旋和外旋。此外,还包括 2 种形式的平移运动,分别是上提/下降以及前伸和后缩。

一、相关肌群

完成肩胛骨运动的肌群包括斜方肌、前锯肌、胸小肌、菱形肌等,此类肌群称为肩胛胸肌群;还有一类附着在肩胛骨,跨过肩关节的肌肉为肩袖肌群,主要稳定肩关节。

二、肩胛骨位置对肌肉发力的影响

当肩胛骨处于相对后缩和外旋的位置时,更有利于肩关节周围的肌肉发生最佳的肌肉激活,后缩的肩胛骨可以为附着在其上的肩袖肌群提供一个稳定的基础。

前伸的肩胛骨则会限制肩袖肌群的力量产生,而肩胛骨前伸常出现在存在肩胛骨动力障碍的患者上,有研究称,这会减少最大肩袖力量的23%。

目前的研究发现,当手臂抬起时,无论是矢状面内还是冠状面内完成,整个肩部复合体处所发生的运动为锁骨上抬、后回旋和后缩,其中后回旋为其主要的运动。

锁骨的运动方式包括绕其矢状轴的外侧端的上、下运动;绕其垂直轴的外侧端的前后、运动;绕其额状轴(自身长轴)的前后、回旋运动。

肩胛骨相对于胸廓的运动分为上回旋、后倾和外旋。

以上为整体的运动模式,但不同的肌肉激活对于肩胛骨的运动幅度会产生相应的影响。

研究肌肉的激活,对于肩胛骨相对于胸廓的运动的一个方法是:对比手臂主动和被动上抬时肩胛骨的运动。有研究比较了手臂在肩胛骨平面主动和被动上抬时,肩胛骨和锁骨运动的不同,结果发现:无论是主动上抬还是被动上抬,肩胛骨和锁骨的运动模式基本相同,除了肩胛骨的内外/回旋运动:在被动上抬过程中,肩胛骨更倾向于内旋,而在主动上抬时则倾向于外旋。

三、主动与被动上抬对肩胛骨运动幅度的影响

虽然模式基本相同,但是在运动幅度上,主动上抬和被动上抬在不同的肱骨抬高角度上也存在较大差异。

对于肩胛骨上回旋而言,当肱骨主动抬起时,在90°、120°,肩胛骨表现出了更多的上回旋。

对于肩胛骨外旋而言,当肱骨主动抬起,在最高位置时受试者肩胛骨表现出了更多的外旋。

对于肩胛骨后倾而言,肱骨主动和被动抬起之间没有太大差异,但在不同的上抬角度,后倾程度有所不同。

对于锁骨后缩而言,当肱骨主动抬起时,在120°和最高位置时,受试者锁骨表现出更多的后缩。

对于锁骨上抬而言,当肱骨主动抬起时,在60°、90°、120°和最高位置时,受试者锁骨表现出更多的抬高。

在整个抬高过程中,当肱骨被动抬高时,其锁骨上抬的幅度始终低于主动上抬时,负责锁骨上抬的肌肉主要为上斜方肌,因此在主动上抬肱骨过程中,上斜方肌更高的激活水平就解释了这一现象。

在肱骨被动上抬时,肩胛骨和锁骨仍能够表现出与肌肉自主收缩抬高肱骨时相似的运动模式,表明除了肌肉收缩外,还有其他机制促成了这种运动,例如喙锁韧带和肩锁韧带的被动张力可能导致锁骨的上抬。

总之,肌肉的激活在肩胛骨的实际运动中发挥着基础的动力作用,当肩胛骨周围的肌肉出现问题,那么相应的肩胛骨运动障碍也会随着出现,肩复合体有关的疾病也会衍生。

第七节　肩胛骨辅助试验

肩关节的正常运动需要肩胛骨的协调配合,即当肱骨外展、前屈时,肩胛骨会做上回旋、外旋以及后倾运动。运动康复中,检查者常常会通过肩胛骨辅助试验(scapular assistance test,SAT)来帮助诊断患者的肩痛问题。

一、肩胛骨辅助试验

1. 目的

一般SAT用于评估可能与肩部疼痛有关的肩胛骨运动,是一项症状改变测试。当

患者抬高手臂时,检查者协助患者的肩胛骨向上旋转(上回旋)、向后倾斜,模拟前锯肌和下斜方肌的力偶。通过帮助患者肩胛骨上回旋、后倾,来改变肩峰下间隙,减轻肩峰下间隙内肌腱、滑囊的压力,从而帮助识别疼痛与肩峰下撞击有关的患者。

2. 操作

检查者站在患者身后,一只手放在患侧肩胛骨上缘,手指放在锁骨上,另一只手放在肩胛骨下角,手指横向缠绕在胸廓上。开始后检查者通过向上或向前推动肩胛骨下角来帮助肩胛骨向上旋转,并通过向后拉肩胛骨上角来帮助肩胛骨后倾,同时患者主动抬高手臂。

如果撞击症状减轻或消失,则试验为阳性。

二、SAT 判定

实际操作中,SAT 通过给患者施加辅助力偶来帮助肩胛骨上回旋和后倾。Ribeiro 等人就 SAT 的阳性者进行了研究,对比了 SAT 阳性和阴性者的如下指标:肩胛骨运动学差异、斜方肌下部(LT)、前锯肌(SA)的肌力。其中,SAT 阳性/阴性的判别,使用 11 分数字疼痛评定量表(11 - point numeric pain rating scale)。当受试者在有辅助时外展疼痛,较无辅助时外展疼痛减少 2 分以上,则判断试验结果为阳性。肩胛骨运动学利用 Flock of Birds 电磁表面传感器进行捕获分析。

肌力测试采用手动肌力测试仪,在受试者处于特殊体位时对目标肌肉进行等长肌力测试

选择前锯肌和斜方肌下部作为要测量的肌肉,是由于它们是肩胛骨上回旋、后倾的主要肌肉。测量方法如下。

前锯肌:受试者仰卧,肩屈、肘屈 90°,测力计放于肘部,力施加于尺骨上,并垂直于桌面。

下斜方肌:受试者俯卧,肩外展 140°,测力计放于肩峰与脊柱根部(root of spine)之间的外 1/3 处。

三、SAT 结果分析

与阴性者比较,SAT 阳性者在矢状面肩屈时,肩胛骨前倾会增大。

SAT 操作手法可能更多地增加肩胛骨后倾,而非上回旋,所以阴性/阳性者之间的上回旋无显著差异。

SAT 能帮助运动康复师识别由肩胛后倾降低所导致的肩痛患者。

SAT 阳性/阴性者之间的前锯肌、下斜方肌肌力无显著差异。

SAT 的敏感性和特异性较好,其中在肩胛面进行 SAT 时,kappa 系数为 0.62;对于肩袖撕裂的诊断特异性为 0.8。

这可能是因为,有研究认为部分肩痛者并不是因为缺乏肌力,而是缺乏肌耐力、肌肉控制。适当激活前锯肌、斜方肌下部对肩胛控制非常重要,因为肩胛后倾减少与前锯肌激活下降有关。

目前人们对 SAT 操作中对于肩胛骨运动学、周围肌肉造成的实际影响还不明确,阳性的判别标准也没有统一标准。

第八节　手臂旋转角度与肩肌活动

肩关节疾病的患者肩胛骨活动异常,肌肉活动也会改变。为了找出患者的病因和更好地治疗,明确不同角度的手臂旋转对肩部肌肉的影响有利于肩关节患者的康复和训练。

一、试验对象

没有上肢、颈部或神经系统疾病,在完成任务中没有产生疼痛;肩关节活动度和前臂旋转活动度正常。在试验前一周内没有进行剧烈运动。

二、试验方法

手臂屈曲角度设置为120°。试验者要求进行手掌向下(旋前)和手掌向上(旋后)的动作。在每个任务中,被试者要求将手掌向上/向下转动,并握住一个1.0 kg的哑铃。在所有任务中测量优势手臂的肌肉激活。用测角仪测量肩部角度,并将可调杆设置到一定高度,以在每次任务中保持肩部角度。在测量过程中,受试者不允许从站立位置移动,以保持距离。肘关节角度设置为0°伸展,腕关节角度设置为0°伸展。任务的顺序是随机的。测量肌肉激活5 s,每个任务后受试者休息1 min。通过表面电极收集任务过程中的表面肌电信号(EMG),包括三角肌前、中、后,上下斜方肌和前锯肌。

三、试验结果

(1)旋前、旋后肌。

旋前时,后三角肌、下斜方肌的相对 IEMG 值明显高于旋后。旋后时,三角肌、前锯肌的相对 IEMG 值明显高于旋前时。上斜方肌、中三角肌的相对 IEMG 值旋前和旋后没有差异。

(2)前锯肌。

手臂外旋时,站立120°,前锯肌的自主收缩程度最高。手臂外旋时自主收缩程度高于拇指中立位。拇指中立位时,仰卧90°,下前锯肌自主收缩程度最低。仰卧120°时,中前锯肌自主收缩程度最低。

(3)斜方肌。

拇指中立位时,站立120°,中、上斜方肌自主收缩程度最高,仰卧90°时最低。手臂外旋时,站立120°,下斜方肌的自主收缩程度最高。拇指中立时,仰卧90°,下斜方肌自主收缩程度最低。下斜方肌在手臂外旋时肌肉自主收缩程度高于拇指中立位。

(4)前三角肌。

手臂外旋时,站立120°,前三角肌的自主收缩程度最高。拇指中立位时,仰卧90°最低。手臂外旋时前三角肌自主收缩程度高于拇指中立位。

（5）冈下肌。

手臂外旋时,仰卧90°,冈下肌的自主收缩程度最高。拇指中立位,仰卧120°最低。手臂外旋冈下肌自主收缩程度高于拇指中立位。

在运动中,不同的手臂旋转角度对肌肉的训练效果不同,为了提高运动训练效果,明确不同角度的手臂旋转对肩部肌肉的影响有利于科学化训练。

第九节　肱二头肌与展示

肱二头肌位于上臂前面,位置表浅,功能常用,肌肉发达而显著。肱二头肌上端长头起自盂上结节,短头起自喙突,下端附着于桡骨粗隆和前臂筋膜。

近固定条件下,肱二头肌具有屈肩、屈肘和使肘旋外的功能。屈肩屈肘展示肱二头肌效果较好,如果同时前臂适度做旋外配合,肌肉隆起程度会更高些。从力量训练的角度看,对肱二头肌的刺激,前臂平端位大于前臂旋内位,哑铃平端弯举过程中适当增加肘关节旋外用力可增加对肱二头肌的锻炼效果。

与肩关节中心点所在矢状面相比,肱二头肌位置偏外侧(长头部分更明显),因此,标准解剖学姿势位尚可以使肩关节外展。肩关节适度外展后再做屈肩、屈肘,肱二头肌的展示效果良好。

肱二头肌拉力线(长头部分更明显)向下在肩关节中心点垂直轴的前外方向附着于桡骨,因此在肩关节也有轻度旋外的功能。肩关节外展后配合肩关节旋外,同时屈肘展示肱二头肌效果更好。

加强锻炼使肩关节旋外的肌肉力量时,肱二头肌亦起到次动肌的作用。做肩关节旋外时,肱二头肌更紧张。同理,标准姿势起始位,肩关节和肘关节均保持屈90°,其后肩关节旋外较旋内时的肱二头肌亦更紧张。

从肘关节看,近固定条件下的屈肘力量远小于远固定(如引体向上),这是因为较大的两块屈肘肌肉——肱二头肌和肱肌,其止点距离肘关节中心点的距离远小于起点距离肘关节的距离。

最后,肱二头肌属多关节肌,主要作用于肘关节,亦可作用于肩关节,因此针对性锻炼时,需综合考虑肩肘,寻找最适的锻炼方式。

第十节　引体向上肌群动作

引体向上是大家耳熟能详并使用较多的一种锻炼上肢力量的练习动作,在许多体育项目中,运动员采用引体向上作为上肢、背部肌群练习手段,重点发展斜方肌、背阔肌和肱二头肌肌肉力量,对于一些体育项目这些肌群的力量大小会直接影响运动水平的发挥。

一、引体向上参与的肌肉

引体向上能够很好地考量练习者的上肢悬垂力量、肩带力量和握力。要求练习者跳起双手握杠,两手与肩同宽呈直臂悬垂,两臂同时用力引体,上拉到下颌超过横杠上缘为完成一次。

1. 主动参与的原动肌

①使肩带肩胛骨下回旋和后缩的肌群,如菱形肌、肩胛提肌、斜方肌。

②使肩关节伸的肌肉,如背阔肌、胸大肌、大圆肌、三角肌、后部肌群、小圆肌、冈下肌。

③使肘关节屈的肌肉,如肱二头肌、肱肌、肱桡肌。

④使腕关节屈的肌肉,如桡侧腕屈肌、尺侧腕屈肌。

2. 辅助参与的肌肉

旋前圆肌、旋前方肌、屈指肌、颈部肌肉群、骶棘肌、臀大肌、股二头肌、股四头肌等(正握、拉引动作及维持上下肢平衡和协调)。

试验得出,引体向上主要原动肌动员顺序一般是肱三头肌长头、三角肌后束(伸肩肌群)开始;其次是肱二头肌、肱桡肌(屈肘肌群)收缩发力;最后是胸大肌、背阔肌(使肩关节内收的肌群)收缩发力。

二、引体向上运动过程

引体向上动作分为向心、静力和离心三个阶段。

(1)肌肉向心作用。肌肉收缩力量大于外在负荷的阻抗力量,肌肉缩短,肌肉产生的力量大于外在负荷伸展肌肉的力量。在引体向上中是向上的过程。

(2)肌肉离心作用。肌肉收缩力量小于外在负荷的阻抗力量,肌肉被拉长,此时肌肉产生的力量小于外在负荷伸展肌肉的力量。在引体向上中是向下的过程。

(3)肌肉等长作用。肌肉收缩力量等于外在负荷的阻抗力量时,肌肉长度维持不变,此时肌肉产生的力量等于外在负荷伸展肌腱的力量。在引体向上中为向上到最高时静止的过程。

三、窄距和宽距的锻炼效果

不同的握距对肌肉的刺激也有所差异,窄握距和宽握距引体向上的锻炼效果有所不同。

运动单位为位于脊髓前角的 α 运动神经元及其所支配的骨骼肌纤维所构成的结构,是肌肉运动的机能单位。每块肌肉都有一定数量的运动单位。一般一个运动神经元支配 100 根或更多的肌纤维。

在宽握距下,三角肌后束、肱三头肌长头和背阔肌运动单位募集数量较多,贡献率较大;在窄握距下肱桡肌、肱二头肌和胸大肌运动单位募集数量较多,贡献率较大(其中以三角肌后束和肱桡肌的贡献率差异更大)。

据解剖学知识,在握距变宽时,肩关节处于伸,肌拉力线更接近水平,而使肩关节伸的肌肉主要是三角肌后束和肱三头肌长头,且宽距时有肩关节内收的动作,此时背阔肌发力。而窄握距时,主要是屈肘动作,是肱二头肌、肱桡肌发力,并且反握比正握更容易,因为反握时前臂处于旋外,更有利于肱二头肌发力,可以根据自己想要锻炼的肌肉选择不同的握距。

第十一节　提携角与应用

当肘关节完全伸直,前臂处于中立位时,上臂与前臂的中轴并不在一条直线上,前臂的远侧端偏向外侧,二者之间形成一向外开放的钝角,这个角度为 155°～177°,其补角为 3°～25°,称为提携角(carrying angle)(图 6-2)。男性一般为 5°～10°,女性为 10°～15°。提携角在 0°～5°之间时为直肘,小于 0°为肘内翻,大于 15°为肘外翻,这三种情况均属肘畸形。

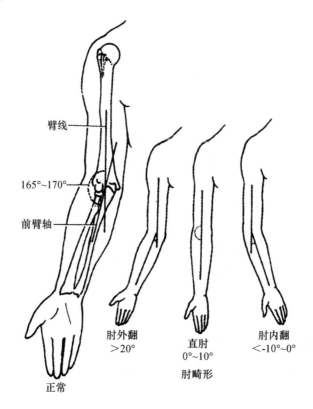

图 6-2 上肢轴线及提携角

一、提携角的形成与作用

提携角的形成和变化主要是由肱骨远端及尺骨近端的几何形态决定的,肱骨下端两侧的隆起为内、外侧髁,均为非关节部分。前者较大,居于下方的平面且突出,后者与肱骨小头之间无明显界限。由于肱骨小头的横轴与肱骨干不相垂直,而向内侧倾斜,且肱骨滑车外旋角造成肱骨滑车尺侧低于桡侧 5～6 mm,使其横轴与水平线形成 4°～8°夹角,同时鹰嘴的横轴与尺骨干形成小于 90°的外偏角,尺骨近段从鹰嘴到尺骨干有两次偏斜,这两个角参与了提携角的形成。因此在肘关节伸直时,肱骨长轴和尺骨长轴并不在一条直线上。在肘关节屈伸过程中,前臂约有10°的轴向旋转变化,在屈曲0°~80°过程发生内旋,肘屈曲超过80°以后又转为外旋,旋转中心大致在滑车中心。

提携角的作用长久以来一直被认为是便于提物,因为它使被提物离开身体一定距离。从力学角度来看,肘关节伸直提物可看作是一种物体悬挂,提携角的存在使肩关节到物体的水平力臂增加,使肩胛骨处于力学上的弱势,这种外展很快会造成肩关节肌肉的疲劳。因此,通常人们提物时,常将上身倾斜向提物的一侧,以减小水平力臂,减轻疲劳。

二、提携角在体育运动中的意义

在进行体育活动如各种球类、击剑、跆拳道、散打等运动时,肘关节都会参与运动。在体育运动中,动作失误等现象一部分原因是由提携角的存在使本体感觉预先判定的着力点与实际的作用位置存在差异所导致。对提携角的变化研究可以使运动员了解动作失误的原因。测量出提携角的变化,在运动训练过程中根据不同的动作去合理地判断击点,有利于减少动作失误,提高运动员的竞技能力。

在体育运动中,肘关节损伤也较为常见,特别是链球运动员,由于在训练中肘关节的屈曲角度不合理,持标枪时肘关节屈曲角度大于90°导致阻力臂变长标枪远离投影点,从而造成运动损伤。体操运动员肘关节脱臼及其他损伤并不罕见,体操运动员肘关节骨骺损伤发病率与提携角大小密切有关,提携角越大,肘部组合应力值越大,导致骨骺损伤的可能性也越大,提携角可作为体操运动员选材的一项指标,对提携角的研究可以合理地改进运动员的训练方法,这对预防运动员肘关节损伤及运动选材也有重要的意义。

三、提携角与运动选材

关于提携角大小在运动员选材上的应用,一些有经验的教练已将肘过伸、肘过分外翻(即提携角过大)列为选材的不利因素,但未能从理论上用具体资料加以说明。有研究得出提携角越大,肘关节损伤率越高,59例损伤者的平均提携角为14.83°±3.30°,其95%的范围为8.36°~21.30°,无损伤者的95%范围为5.09°~18.27°,因而取18°为损伤者及无损伤者的临界值。肘提携角大小可作为选材的一个指标,在其他条件相近时,应挑选提携角小的运动员,对于提携角相当大的,如超过18°,以不选入为好。

第十二节　胸肌、腹肌、背肌与健美

传统健美与古典健美均更加注重全身肌肉发展,对于上下半身、正反面肌肉都有着超高的要求。但二者也存在着明显差异,传统健美更注重肌肉围度的大小,即运动员肌肉的发达程度及其对于观众及裁判的视觉冲击力;而古典健美则从艺术角度出发,注重肌肉围度、比例的均衡发展,以求达到更好的视觉美感。

与以上两者不同,健体项目产生的初衷是使健美项目运动员的形体更贴近于大众,因此健体对于肌肉围度的要求相对于传统的健美项目略低,而对肌肉骨骼比例、细节、美感等要求颇高。此外,由于健体项目要求运动员在比赛中穿着齐膝短裤,因此健体项目对于运动员髋骨以下膝盖以上的肌肉发展程度要求较传统的健美项目略低。

根据解剖学角度,全身肌肉划分为躯干肌及四肢肌。为了更清楚地阐述肌肉对于健美者形体的影响,将躯干肌划分为正面与背面进行讨论,正面分为胸肌和腹肌。

一、胸肌

在躯干肌的正面,胸肌无疑是不可忽略的重要部分。人体的胸肌分为胸上肢肌和胸固有肌,本节主要着重对于参与运动的胸上肢肌进行分析,主要包括胸大肌、胸小肌、前锯肌等。

1. 胸大肌

胸大肌占据了胸肌主要的可视面积,这也让胸大肌在健美者形体的整体发展中占据重要地位。因此,在健美训练中,通常胸部训练的主要侧重点是增强胸大肌,以达到更好的肌肉视觉观感。

健美专项力量训练通常会参照肌肉的解剖学功能安排合适的动作,从而使肌肉在训练中可以完成更大程度的孤立发力。例如,哑铃飞鸟主要针对胸大肌使上臂内收的功能,此外一些变式飞鸟也激活了使上臂内旋的功能;卧推则更注重胸大肌使上臂屈的功能,此外哑铃飞鸟对于使上臂内收功能的激活程度高于杠铃卧推,这是因为哑铃卧推的过程中双手握距存在逐渐变小的过程,而杠铃卧推中,双手握距一般保持不变,握距缩短使肘间距减小,这可以使上臂内收更加充分。

肌肉的形态轮廓被认为是由基因天生决定的,同时也是健美者形体观感的重要影响因素。健美专项训练中通过对于薄弱环节的针对性训练可以在一定程度上改善肌肉形状,打造更好的肌肉外形,但这依然无法显著影响肌肉整体轮廓。健美专项训练中,一般把胸大肌划分为上胸、中胸、下胸三个部分,通过分化训练动作来针对性地加强某一部分。例如,通过上斜卧推加强上胸、平板卧推加强中胸、下斜卧推加强下胸,这是因为外力与胸大肌之间夹角的不同影响了胸大肌优先动员的肌纤维位置。

2. 胸小肌

胸小肌位于胸大肌深面,呈三角形,受胸大肌遮挡而体表不可见。优秀的健美运动员拥有着卓越的神经肌肉联系,但即使是这样,运动员也很难在进行胸大肌训练时,完全杜绝胸小肌代偿。

在影响胸大肌训练效果的因素中,胸小肌紧张位于诸多因素之首。究其原因,胸小肌紧张导致肩胛骨前伸,加重了卧推等训练动作中肩部肌群及关节的代偿,使胸大肌孤立程度下降,从而导致训练效果不佳。具体来说,胸大肌训练要求肩胛骨保持内收状态稳定,胸小肌紧张会导致肩胛骨无法保持内收状态稳定,使肩内收、肩胛骨前引,导致卧推动作肩关节三角肌前束参与度增加,并且驼背圆肩导致胸大肌没有完全拉伸收缩,最终导致胸大肌参与度下降,训练效果下降。

此外,现代社会键盘打字、开车、写字等日常生活行为常伴随着持续性长期上臂内扣、肩胛骨前伸,这导致胸小肌紧张成为现代人常见的体态问题。因此,即使是不参与健美训练的普通人群,在日常生活中也应注重进行胸小肌的拉伸放松,以获得更加健康的体态。

3. 前锯肌

虽然在体积和面积上并不出众,但依然无法忽视其对于健美者形体的影响。前锯肌位于胸廓的外侧面浅表,前上部被胸大肌和胸小肌覆盖,呈锯齿状。前锯肌与胸小肌等肌肉一起维持肩胛骨稳定,前锯肌薄弱者,常易导致翼状肩胛。

除了对于肩胛骨的影响,前锯肌的外观及发达程度也同样影响健美者的形体。健美比赛中无论是正展背阔肌还是侧展腹肌环节,都让这块看似隐蔽的肌肉大展身手,极大程度地影响着运动员形体的细节美感。

二、腹肌

躯干肌正面的另一个重要组成部分即腹肌的前外侧群,其包括腹直肌、腹外斜肌、腹内斜肌和腹横肌。其中,腹直肌与腹外斜肌对于健美者形体外观的影响较腹内斜肌及腹横肌更为深刻(图6－3)。

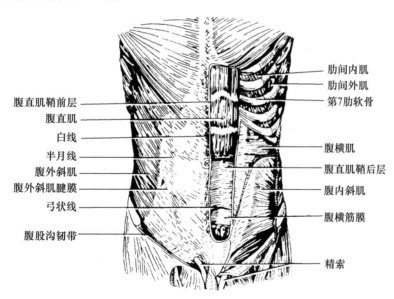

图6－3　腹肌

1. 腹直肌

腹直肌位于腹前壁正中线两旁,腹直肌鞘内。腹直肌即大众传统观念中的腹肌,是健美者形体必不可少的部分,其对于形体的影响不言而喻。即使是不参与健美训练的普通人,也同样会对巧克力般的腹肌产生向往。强壮饱满、刻度明显的腹肌在提升健美者形体的整体观感的同时,也赋予了健美者更强更稳定的核心力量,让健美者在深蹲、硬拉等对于核心稳定有较高要求的训练中获得更好的训练效果。

2. 腹外斜肌

腹外斜肌位于腹前外侧壁浅层,肌束由外上方向前内下方斜行。与腹直肌一样,腹外侧肌也在一定程度上决定着核心力量的强弱。但过于强壮的腹外侧肌会使腰围增粗,这在健美中并不完全是一件好事。

研究显示,除了腹外斜肌的针对性训练,俯卧撑、硬拉、深蹲等复合型动作对于腹外斜肌的激活程度也相当可观。因此,如今健美运动员为了获得视觉上整体协调性的腰腹,更倾向于做一些全身性的复合动作来加强整个核心肌群。

三、背肌

背肌位于躯干背面,分为浅、深两层。背浅层肌主要包括斜方肌、背阔肌、肩胛提肌、菱形肌等,它们均起于脊柱,止于上肢带骨或肱骨。背深层肌分布于脊柱两侧的纵沟内,为数众多,其浅层主要是竖脊肌和夹肌,深层为节段性明显的许多短肌。

背部肌群中对健美者形体产生主要影响的肌肉为背浅层肌,同时背深层肌中的竖脊肌对于健美者背部形体也有不小的影响。

1. 背阔肌

背部肌肉的发达程度在很大程度上决定了裁判对于运动员背面展示的评分。背阔肌作为背部肌群中外部可视面积最大的肌肉,对于健美者形体的影响不言而喻。无论是正面还是背影,想要有宽阔的身躯,都离不开发达的背阔肌。

背阔肌为三角形扁肌,也是全身最大的扁肌,位于腰背部和胸部后外侧,上部被斜方肌覆盖。在近固定的情况下背阔肌的功能为使肩关节伸、内收和旋内,远固定时拉引躯干向上臂靠拢。因此,在背阔肌针对性训练中,常采用引体向上、哑铃划船等动作来加强背阔肌功能以增加其发达程度。

背阔肌形态的多样性主要表现在背阔肌肌腹下部轮廓位于腰部的高低不同及外部轮廓的饱满程度。通常认为背阔肌的肌腹下部的高低差异是由肌肉起止点的差异导致。边缘轮廓的饱满程度可通过后天训练产生一定的改变,而肌肉起止点的差异则深刻影响背阔肌的形态。例如背阔肌位于髂嵴后侧的起点靠前,则背阔肌可覆盖躯体侧面更多的面积。在肌肉发达程度相仿且展示动作相同的情况下,背阔肌髂嵴处起点靠前的运动员,可从正面展示出的背阔肌更多。

发达的背阔肌往往在下缘展现出如同松树轮廓一般的线条分离度,结合背阔肌下部强壮的竖脊肌轮廓。

2. 斜方肌

斜方肌位于项部和背上部,呈三角形,肌束分为上、中、下三部分。其中,中、下部肌束对于背部肌群的整体厚度及线条意义重大。

斜方肌起自枕外隆凸、项韧带和全部胸椎的棘突,止于锁骨外侧 1/3、肩峰和肩胛冈,纵向从颈部一直延伸到胸椎下部,横向连接着肩胛骨,深层肌群则连接了肩胛骨和脊柱,因此斜方肌对于体态也尤为重要。

斜方肌的中部肌束在近固定时具有使肩胛骨内收的功能,下部肌束可在近固定时使肩胛骨下降、内收、下回旋。在训练中,通常采用坐姿器械划船肩胛骨的内收外展、颈后下拉使肩胛骨回旋运动等动作对其进行加强。

在大众认知中斜方肌即斜方肌上部肌束,斜方肌上部肌束过度紧张发达会导致视觉上的溜肩。实际上真正导致溜肩的是不良坐姿、不良体态、肩部的锁骨和肩胛骨周围附着的各种肌肉群不发达、无力,因此正常的负荷也使其长期充血紧张,导致人们误认为斜方肌过于发达导致溜肩,即锁骨和肩胛骨远端下垂。

作为背部浅层覆盖面积第二大泛的肌肉,发达的斜方肌中下部肌束,不仅可以避免圆肩驼背的形成,让身姿更挺拔、胸大肌更突出,其对于背部线条的雕刻也尤为重要。发达的中下斜方可以让背部线条更具有层次感,并让背部更加饱满厚实。在健美比赛中,无论是后展肱二头肌还是后展背阔肌、斜方肌均参与对整体美感的影响。

2. 小圆肌、大圆肌与冈下肌

小圆肌位于冈下肌下方,冈下窝内,肩关节的后面。起始于肩胛骨的腋窝缘上 2/3 背面,经肩关节后部,抵止于肱骨大结节下部。

大圆肌位于小圆肌的下侧,其下缘为背阔肌上缘遮盖,整个肌肉呈柱状,起于肩胛骨下角背面,肌束向外上方集中,止于肱骨小结嵴。大圆肌具有使肩关节旋内、肩关节内收、肩关节后伸的功能,在无阻力的运动中,其不表现出电活动,但在做抗阻力动作时,它是原动肌。由于该肌对肱骨的作用与背阔肌相似,因此被称为“背阔肌的小助手”。

冈下肌位于冈下窝及肩背部,肌肉较丰满,起于冈下窝的内侧半,部分肌纤维向外上方移行为短而扁的肌腱,经关节囊的后方参与肩袖的构成。该肌止于肱骨大结节,受肩胛上神经支配,且肩胛上神经止于冈下窝,功能是使上臂内收、外旋。

小圆肌由于面积较小且大部分位于冈下肌和大圆肌的深面,对于健美者形体的影响并不大。但发达的大圆肌与冈下肌对于背部线条的雕刻十分重要,可以说大圆肌是健美选手优秀背部不可欠缺的一部分。通常优秀的健美者,背部可见清晰的冈下肌与大圆肌的分离,线条极具解剖学美感。

3. 竖脊肌

竖脊肌是背肌中最长、最大的肌肉,纵列躯干背面,脊柱两侧的沟内。起自骶骨背面、髂嵴后部、腰椎棘突和胸腰筋膜,止于颈椎与胸椎的棘突、横突,颞骨乳突和肋骨的肋角。竖脊肌在下固定时具有使头和脊柱伸、脊柱侧屈的功能;上固定时可使脊柱伸并带动下肢后摆和脊柱侧屈。因此,健美者在训练时常采用“山羊挺身”等动作针对性地加强竖脊肌。

竖脊肌是下背部的重要可视部分,竖脊肌的发达程度直接决定了下背部的训练水平。在健美比赛中后展背阔肌、后展双肱二头肌等动作,都需要发达的竖脊肌才能构成完整的具有美感的背部展示。竖脊肌是构成下背部中线主要部分,是无数健身爱好者的锻炼重心。

竖脊肌是维持人体直立和脊柱稳定、平衡的重要肌肉。挺直的腰板、坚强的体魄,都离不开竖脊肌,同时,竖脊肌也是运动中爆发力的源泉。竖脊肌与腹直肌、臀大肌等肌群共同构成人体的核心稳定，在健身运动中竖脊肌必须担负起稳定核心部位的作用。竖脊肌对于核心力量意义非凡，竖脊肌的强壮可以让健美者在训练中更好、更有效率地完成深蹲、硬拉等基础动作。建议在任何运动中注意保持脊柱中立位置，同时收紧腹肌、竖脊肌也会同时兴奋起来，同维持脊柱正直。

第十三节　腹内压与腰椎稳定性

一、腹内压对腰椎稳定的作用

对于慢性腰痛的人群来说，足够的腰椎稳定性是预防损伤、促进疼痛恢复、保证日常生活功能不受影响的重要因素。人们已经知道，通过对核心肌群进行锻炼能够有效地提升腰椎的稳定性，然而，除了肌肉力量的支持之外，腹腔内压力也已经被证明可以为脊柱提供强大的支持。研究表明，当人体负载重物时，腹内压会明显上升，上升的腹内压可通过对膈肌的支撑，以及对盆底肌的下压起到支撑脊柱的作用。

通过增加腹内压力，脊柱的刚度得到了明显的提升：在40%最大水平腹内压的条件下，脊柱在屈曲姿态时的刚度增加了21%，在侧屈姿态下刚度提高了16%，而当腹内压水平达到个体最大值的80%时，屈曲姿态下脊柱的刚度提升了42%，侧屈姿态下脊柱刚度提升了32%。这些数据充分说明通过腹内压的改善可以对脊柱的稳定性起到良好的效果。

腹内压的调节主要由腹肌、膈肌和盆底肌来维持，因此采用合理的方法锻炼这些肌群可以改善其对腹内压的调节能力，使得负重运动中，其能产生更高的腹内压力，加强脊柱稳定性。

二、改善腹内压的主动方法

1. 等距支撑

等距支撑包括平板支撑、平板侧支撑。等距收缩是保持肢体稳定性的主要肌肉收缩方式，先前的研究已证明，通过腹部的等距练习可以明显改善举重运动员举重时的腹内压水平，其提升程度高达58.8%。

（1）平板支撑。

俯卧，双肘弯曲支撑在地面上，肩膀和肘关节垂直于地面，双脚踩地，身体离开地面，躯干伸直，头部、肩部、胯部和踝部保持在同一平面，腹肌收紧，盆底肌收紧，脊椎延长，眼睛看向地面，保持均匀呼吸。每组保持60 s，每次训练4组，组与组之间间歇不超过20 s。

（2）平板侧支撑。

右侧/左侧侧卧，双腿伸直，臀部和脚放在垫子上。右/左臂弯曲，小臂向前伸直，贴在垫子上，肘部在肩膀的正下方。确保头部与脊椎在一条直线上。右/左臂可以贴在身体的右/左侧。收缩腹部肌肉，感觉肚脐在向脊椎贴近，呼气，将臀部和膝盖从垫子上抬起。保持躯干笔直,不要下垂或弯曲,保持这个姿势。每组保持 60 s,每次训练 4 组,组与组之间间歇不超过 20 s。

2. 膈式呼吸

膈式呼吸又称为腹式呼吸,其是以膈肌收缩为主的呼吸方式,膈肌收缩时可以起到改善腹腔压力的效果,所以采取腹式呼吸的方法可以使得腹内压得到合理调整从而对脊柱稳定性有着维持的作用。

练习方法:取仰卧或舒适的冥想坐姿,放松全身,观察自然呼吸一段时间。右手放在腹部肚脐,左手放在胸部。吸气时,最大限度地向外扩张腹部,胸部保持不动。呼气时,最大限度地向内收缩腹部,胸部保持不动。循环往复,保持每一次呼吸的节奏一致。

三、改善腹内压的被动方法

佩戴腰带:往往运用于急性损伤期和在负载较大负荷运动时使用起到保护作用。腰围支具的使用可以增加腹内压力,提升脊柱刚度,研究表明佩戴腰围可在无腹内压支持的情况下将脊柱在屈曲和侧向弯曲时的刚度分别增加 29% 和 9%。在 80% 最大腹内压水平下时腰围可以使得脊柱刚度在屈曲姿态下提升 41%,在侧屈姿态下提升 59%。

值得注意的是,研究已表明,佩戴腰围时少数的脊柱周围部分肌肉的激活程度会降低,因此长期使用腰围可能会导致核心肌群的激活减少,从而降低核心稳定,因此,腰围的佩戴不可时间过长,并且在佩戴中应积极地进行核心肌群的力量练习以维持功能。

综上所述,对运动时腹内压力调节可以加强脊柱刚度提升脊柱稳定性,通过等距腹部支撑练习可以有效改善腹肌对腹内压的调节能力,腰带的使用也可以使得腹内压水平得到改善,提高脊柱刚度。

但也有研究认为,腹肌收缩时产生的腹内压对脊柱的支撑作用可能会被腹肌收缩时产生的屈曲力矩所抵消。这可能意味着腹内压对脊柱稳定性的影响有着更复杂的机制,但就目前的临床实践和多数研究而言,通过改善腹内压屈维持脊柱的稳定性是可行的。

第十四节　功能性长短腿

长短腿是指左右两条腿的长度不同,是体态问题中较为常见的一种现象。

正常情况下,人的双腿长度本就不是完全相等的,但是大多数人长度相差一般不会超过 4 mm。也就是说两腿差距在 4 mm 以内,人体自身可以代偿并忽视腿长不一产生的问题,但是如果相差超过 4 mm,那么就会因为长短腿而影响运动能力。

一、长短腿的分类

长短腿一般分为两种情况:结构性长短腿和功能性长短腿。

1. 结构性长短腿

结构性长短腿是由遗传、生长发育、伤病等因素等导致的两条腿的绝对长度不一致。一种情况是天生的骨骼长度不同,还有一种情况是受伤骨折,愈合之后,骨骼的长度不一致。这种长短腿一般只能通过手术或物理垫高等手段弥补。

2. 功能性长短腿

功能性长短腿是由下肢关节的异位或下肢肌肉链的长度不一致而导致的,比如一个足弓高,一个足弓低,骶髂关节的旋前和旋后,下肢体侧链的长度不一。由于种种原因,本来长度近似相同的两条腿发生了长短上的差距,但其实本身并不是真的不一样长(或者说长度在 4 mm 以内),所以也有人称之为假性长短腿,一般来说,这种长短腿的病因也比较复杂,有骨盆侧偏的原因,也有是膝关节或者踝关节的问题,甚至踇外翻也可能会导致长短腿。

二、功能性长短腿辨别与筛查

1. 跨立测试

并腿站立,测试髂嵴高度是否一致,再分腿站立,测试髂嵴高度是否一致。如果并腿站立测试结果髂嵴不等高,分腿站立测试结果等高,说明下肢肌肉链的长度问题造成的功能性长短腿。如果并腿站立测试结果髂嵴不等高,分腿站立测试结果还是不等高,说明跟下肢的肌肉链长度无关,可能是结构性的长短腿,也可能是关节问题造成的功能性长短腿。

2. 平躺测量双腿长度

仰卧位,保证骨盆中立位的情况下,用软尺测量髂前上棘或肚脐到足内踝的长度,确定两边腿的长短。如若测试结果不一致,判定是结构性长短腿。

三、功能性长短腿的可能因素

功能性长短腿的可能因素首当其冲是骨盆偏歪。由于骨盆双侧力学不对称,一侧骨盆被牵拉,身体重心就会失去失衡。骨盆是靠周围的肌肉附着才得以维持稳定,一旦发生偏歪,双侧的肌肉力量大小会不一致,进而发生骨盆一高一低,这时即出现长短腿。

双侧腰背肌肉力量不均衡也可能导致腿长不齐。其中,重要的一块肌肉叫腰大肌,为一长梭形肌肉,起自腰椎两旁,与髂肌共同终点于股骨小转子上,合称髂腰肌。肌肉的牵拉是复杂的,但是总体是对称的,如果肌肉牵拉失去平衡,进而影响骨盆发生倾斜问题,由此出现长短腿。

除此以外,大腿的内收肌、外展肌以及背部的竖脊肌等肌肉力量左右相互不均衡都会影响体态倾斜,最终作用于下肢,表现为长短腿。

另外,许多人在脊柱生长发育期不注意坐姿或者睡姿,出现驼背,这种长期的力学不对称就会发生脊柱侧弯。脊柱一旦发生侧弯,就会出现腰部肌肉对骨盆的强力牵拉,进而出现骨盆偏歪和外观性长短腿的问题。

最后,双侧足弓不对称,足内、外翻以及踇趾外翻等足部异常都会影响长短腿。例如,一脚足弓正常,另一脚是扁平足或高弓足,人体为了达到自我平衡,会进行自我修复成为一种代偿性平衡。又比如,足的内翻、外翻会导致踝关节的偏向,使腿形出现"X"

"O""K"形,两侧偏向不对称产生长短腿。

四、长短腿对运动能力的影响

当功能性的长短腿发生之后,其相关的肌肉和体态已经发生了变化。

一般情况下,短腿一侧的骨盆向上侧倾,腰方肌、髂腰肌、耻骨肌紧张,同时伴随短腿侧骨盆的前倾。短腿一侧的大腿内收,内收肌紧张,阻止内收的外展肌无力,在运动的过程中就会影响身体平衡,动作控制中出现错误认知和调节,动作表现不协调,动作变形,特别是跑步运动中,髋关节的环转受限、大腿蹬深不足,落地反馈受影响,最终影响运动成绩。

长短腿往往还会伴随足弓塌陷、扁平足、高低肩、脊柱侧弯等同时出现。不正常的体态出现后,动作模式发生错误,肌肉失衡,有的肌肉紧张无力,有的肌肉很薄弱,疼痛、易疲劳就随之出现。

五、预防及恢复建议

(1)坐姿必须端正,若须长时间端坐时,所坐的椅子必须有靠背,且椅背的角度不可大于115°,臀部与椅背必须紧靠,若能在腰部加垫一个护腰垫,则更能保持腰椎的正常弧度。严格禁止二郎腿。

(2)走路时,挺胸而非挺着肚子,以免腰椎往前突而造成腰椎神经压迫。

(3)睡觉时,尽量选择平躺,并且腰部放软枕贴合背部做支撑;如果侧躺应保证双腿重叠,髋部垂直,切忌斜趴睡姿。

(4)避免弯腰捡拾重物,宜以蹲下取之,健肩挑重物应以两侧肩部轮流负担,避免长期使用单侧,以免造成胸椎侧弯。

(5)针对髂腰肌、髂胫束、腰方肌、背阔肌、竖脊肌、腹内、外斜肌,大腿内收、外展肌等做力量训练。

第十五节　腰盆肌肉训练防治孕产期尿失禁

大约1/3的妇女曾发生过不同程度的尿失禁,多达1/10的妇女在分娩后有大便失禁。可以说,二便失禁是孕产期女性所面临的最尴尬,也是最迫切需要解决的一个问题。

对于此,临床医生通常建议在怀孕期间和产后一定时间内进行腰盆部肌肉的训练,以预防和治疗尿失禁。以此为出发点,通过几篇试验性研究文章,更直观地了解腰盆肌群训练对产后孕妇二便失禁问题的疗效。

一、盆底肌训练可以治疗产后尿失禁

2016—2017年,在冰岛雷克雅未克的 Landspitali 大学医院,研究人员共筛选了84名生产后6~10周,并被确诊为尿失禁的产妇参加试验,其中干预组41名,对照组43名。试验组盆底肌训练从产后第9周开始,一直到产后24周结束,此后,分别在24周及

产后 12 个月进行尿失禁评估。

训练干预主要包括在物理治疗师指导下,进行的最大盆底肌收缩训练,如凯格尔运动,并用生物反馈仪检测以获得最佳的效果,同时,在家庭中每日进行最大盆底肌收缩练习,如在打喷嚏或咳嗽前有意识地去收紧盆底肌。

在干预结束后,干预组有 20 名女性不再存在尿失禁问题,而其余 21 名女性的尿失禁程度也明显地减轻;相比于干预组,对照组的女性存在较大的尿失禁问题,即使在产后一年,在 43 名对照组成员中仍有 31 名女性存在着较为严重的尿失禁。

同时,通过对盆底肌肉力量和耐力的测试表明,相比于对照组成员,干预组成员有着更强的盆底肌收缩力量及更持久的耐力水平。

这些结果表明,在产后进行盆底肌相关的训练可以对产妇面临的尿失禁问题起到较好的干预效果。

二、腹部收缩练习有益于压力性尿失禁的改善

在 2017—2019 年进行的一项女性尿失禁研究中,研究人员纳入了 90 名经过选择的患有尿失禁但未经治疗的女性。她们被等分为两组,一组接受腹部收缩训练,另一组则接受一般的盆底肌训练。她们在 12 周内共接受 24 次训练,每次 50 min。

对于腹部收缩训练组,要求受试者在规定的姿态下进行最大程度的吸气和呼气练习,呼吸的过程中刻意收紧腹肌;而对于盆底肌训练组,则进行和腹部收缩组一样体态下最大程度的盆底肌收紧练习。

在经过 12 周的训练后,腹部收缩组和盆底肌训练组的成员在尿失禁评估方面均得到了显著的改善。

但是,相比于腹部收缩练习,盆底肌收缩练习对尿失禁的改善效果更好。这种观点同样被另一项研究所证实,在该研究中,受试者分别采取了盆底肌练习和腹部卷曲练习,无论何种练习方式,受试者的尿失禁症状都得到了明显的改善,但相比于腹部卷曲练习,盆底肌练习得到了更好的治疗效果。

因此,虽然对于尿失禁患者来说最好的练习方式为盆底肌收缩练习,但腹部肌肉的收缩练习同样有益于改善尿失禁问题,在康复治疗中,有意识地采取多种训练模式,使得训练不单一化,从而取得更好的效果。

综上可知,腰盆肌肉的针对性练习可以在一定程度上改善女性的尿失禁问题,对于存在尿失禁困扰的女性而言,合理地安排盆底肌肉收缩训练及腰腹部核心力量的练习是有益于改善尿失禁症状和提升生活质量的有效手段。

第十六节　髌股疼痛综合征与髌骨运动轨迹

髌股关节由股骨的髌面与髌骨的后面构成,为滑车关节。

一、髌股疼痛综合征

髌股疼痛综合征(patello femoral pain syndrome,PFPS)是一种非常普遍的膝关节功

能障碍,在人群中的发病率约为 25%,主要表现为膝前部的弥漫性疼痛。目前对 PFPS 的病因机制及有效的治疗方法仍没有明确的认识,广泛接受的观点认为 PFPS 与髌骨轨迹不良有关,髌骨轨迹不良改变了髌骨与股骨滑车之间相互的力学机制,引起髌骨不稳定,进而会引起 PFPS。

二、髌骨运动轨迹

描述髌骨相对胫股关节的运动轨迹,需建立膝关节坐标系(joint coordinate system, JCS),采用 Lin、Amis 等人的方法即以股骨后髁连线中点为原点的空间直角坐标系,同时定义髌骨分别相对于坐标系 3 条垂直轴的横移及旋转 6 个运动维度,其中沿 X、Y、Z 轴的非旋转性位移分别为内外侧位移、远近端位移、前后向位移;围绕 3 条轴线的旋转运动分别为屈伸旋转、内外侧倾斜、内外侧旋转。

测量方法有红外捕捉法、电磁追踪法等。

三、关系分析

1. 内外侧移位

在健康人群中,膝关节由屈曲位到伸直位过程中,基本沿直线走行,但是不同的研究人员对内外侧横向位移观察到不同的现象,可以分为 4 类。

(1)由屈曲到伸直过程中,髌骨先向内侧横移,再向外侧横移。例如 Amis 观察到在 0°～20°范围内髌骨先向内横移 5 mm,然后在 20°～90°再向外侧横移 11.5 mm。

(2)髌骨先向外侧横移,再向内侧横移,接着再向外侧横移。例:Nha 认为髌骨先向内侧横移 1.5 mm(0°～30°),再向外侧横移 2.2 mm(30°～90°),再向内侧横移0.8 mm (90°～135°)。

(3)髌骨始终向外侧横移,例如在 O'Donnell 的研究中,33%的样本向外侧横移 1/3 髌骨宽度,9%的样本向外侧横移 2/3 髌骨宽度。

(4)髌骨始终向内侧横移。例如,Wilson 观察到髌骨在由屈曲 15°～90°范围内向内侧横移了 7.73 mm。

在 PFPS 患者当中,髌骨在由膝关节屈曲位到伸直位过程中,始终向外侧横移,但是向外侧横移的位移有所差异。以 O'Donnell 的研究为例,13%的样本向外侧横移 1/3 髌骨宽度,17%的样本向外侧横移 2/3 髌骨宽度,7%的样本向外侧横移 1 个髌骨。

2. 内外侧倾斜

在健康人群中,关于髌骨在由屈曲位到伸直位过程中的内外侧倾斜情况,大致分为 3 类。

(1)髌骨先向内侧倾斜,再向外侧倾斜。Reider 观察到样本先向内侧倾斜(0°～30°),再向外侧倾斜

(2)髌骨先向外侧倾斜,再向内侧倾斜。Nah 观察到髌骨在 0°～75°范围向外倾斜 3.6°,在 75°～135°范围向内倾斜 5.2°。

(3)始终向外侧倾斜。例如,Guzzanti 观察到髌骨始终向外侧倾斜但所有样本均小

于 8°。

在 PFPS 患者当中,髌骨向外侧倾斜的趋势增加。

3. 内外侧旋转

在健康人群中,关于髌骨由屈曲位到伸直位过程中的内外侧旋转运动,有 4 类。

(1)髌骨始终向内侧旋转。

(2)髌骨始终向外侧旋转。

(3)先向外侧旋转,再向内侧旋转。

(4)髌骨在旋转自由度上无明显规律可循。

在 PFPS 患者当中,内外侧旋转有两种不一样的看法,第一种认为髌骨始终向外侧旋转;第二种认为髌骨先内旋,再外旋。

4. 屈伸旋转

在健康人群中,关于髌骨的屈伸运动研究的结论基本一致关于髌骨的屈伸运动研究的结论基本一致,在膝关节由屈曲位至伸直位过程中,始终呈伸直运动。

在 PFPS 患者当中,髌骨屈伸运动规律与正常人基本一致,只是在接近 90°时屈曲程度增大。

5. 远近端位移

在正常人群及膝前痛患者中,随膝关节的伸直运动,髌骨均持续向近端位移。

6. 前后向位移

在前后向位移这一自由度上文献记录较少,Lin 认为在正常人群中髌骨始终前向位移(15° ~0°);Carlson 认为髌骨先前向位移,再后向位移。在 PFPS 患者中目前没有文献记载相关情况。

通过比较 PFPS 患者和健康人群髌骨的运动轨迹,有助于进一步了解 PFPS 的机制并规范治疗操作。

第七章　延伸到运动损伤领域

第一节　颈椎疾病症状与康复

颈椎,指位于头以下、胸椎以上的颈部椎骨;由椎间盘和韧带相连,形成向前凸的生理弯曲。颈椎周围肌肉大体可分颈前部肌群和颈后部肌群两部分,构成颈椎动力平衡系统。功能上颈椎不仅支撑头的质量,还有很大的活动范围。

颈椎病又称颈椎综合征,是指颈椎的骨关节炎、增生性的颈椎炎、颈神经根综合征以及颈椎间盘脱出症的总称,是一种以退行性病理改变为基础的疾病,其症状主要包括颈肩酸痛、头痛头晕、恶心呕吐、手臂麻木、失眠健忘等。

一、常见的颈椎疾病

1. 颈椎间盘突出

由于颈椎间盘髓核、软骨板等发生不同程度的退行性病变后,在外界因素的作用下,椎间盘纤维环破裂,髓核组织从破裂处突出或脱出到椎管内,从而造成相邻的组织。如脊神经根受压,引起头痛、眩晕、颈部酸胀、肩背部疼痛、四肢无力等症状,严重时可能发生高位截瘫甚至危及生命。

2. 颈椎管狭窄

广义的颈椎管狭窄包括后天因素,即获得性颈椎管狭窄,如颈椎间盘疝出(软突出),单纯退变所致椎间盘突出(硬突出)、肿瘤、骨折、脊椎滑脱等。

3. 颈椎骨质增生

颈椎骨质增生是指椎间盘变薄,椎体间隙变窄,韧带松弛,曲度改变,在椎体边缘出现反复的积累性损伤,导致微小的局部出血及渗出,并逐步钙化,从而在椎体上下缘出现骨的增生性反应。

颈椎骨质增生主要与年龄、劳损、外伤、姿势不正确等有直接的关系,多发生在第4~6节颈椎。患者常常表现出颈椎局部疼痛、僵硬,上肢沉重无力、手指麻木及头晕恶心、胸闷、精神烦躁等症状。

4. 上交叉综合征

上交叉综合征的症状包括含胸、驼背、圆肩、颈前伸,是一种典型的肌肉失衡模式。往往是由于人们长时间处于伏案作业、低头,久而久之,头部容易向前伸,双上肢处于内旋位,姿势不对称引起的慢性运动系统疼痛综合征。

上交叉综合征对人们生活的影响不单单是个人形象变差,更多的是肌肉僵硬导致颈背部酸胀、疼痛不适、呼吸不顺,严重者会导致颈椎病,颈部压力过大会使大脑的供给不良,睡眠质量差,头疼手麻。

二、颈椎疾病的症状

1. 导致颈肩疼痛产生

长期存在头部前伸的不良姿势会加重颈部疼痛,这是因为头部前伸的姿势降低了身体保持直立的能力。人体保持一个姿势超过 5 h 被认为是颈部疼痛及不适的一个危险因素。一项前瞻性研究发现,久坐的时间与颈肩部疼痛之间存在特定联系,如果一天中处于坐位超过 95% 的时间,颈肩部疼痛的概率会非常显著地增加,造成疼痛的原因可能与延长的肌肉产生收缩形成的局部缺血有关。肌肉长时间地在延长状态下收缩会导致肌肉的过度疲劳,造成肌肉的肌力下降,从而无法维持机体的正常姿势和运动功能训练。

研究表明,女性的颈肩部疼痛比男性多,且由于颈部肌肉耐力的下降会增加颈部疼痛的风险,颈肩部的疼痛会随年龄增长而增加;但是在患病率上看,年轻人更容易患颈肩部的疼痛。

2. 导致颈肩部不良姿势的形成

头前伸和圆肩(上体姿势更像是胸廓内扣或肩膀看上去更圆)的姿势是头部和肩部矢状面内向前凸出身体的状态,其原因主要是长期的不当低头姿势,胸大肌、胸小肌和斜方肌上束处于过多收缩状态会变得紧张及缩短;相对的肌肉是菱形肌和斜方肌中下束,它们是被拉长及软弱的。

颈肩部这样的肌肉状态,最终会致使头部向前凸出身体矢状面,肩胛骨上提并前引,含胸,脊柱、肱骨等偏离中立位,形成头前伸、圆肩等不良的身体姿势,以这样的不良身体姿势来进行像"侧平举"动作,会直接增加肩关节的压力。

3. 降低颈部本体感觉

颈部是一个非常重要的本体感觉区域,有大量的机械感受器。长期维持低头的不当姿势,枕下肌群、斜方肌上束及肩胛提肌都会被过度激活,长时间的紧张会收缩造成肌肉使用过度,从而产生疲劳。

同时,在控制姿态时,视觉、前庭感觉和本体感觉系统之间紧密配合,结合眼部和头部动作的训练,能够有效提高颈部的本体感觉,这可能与这类训练动员了动眼神经反射和前庭眼球反射通路有关。另有研究通过系统回顾颈部疼痛康复训练的结果发现,头－眼耦合运动可以明显改善患者颈部的疼痛、关节活动度和功能,随着患者症状的缓解,运动感知觉也相应增强。

4. 上交叉综合征

目前,许多人倾向于长时间保持一种不正确的姿势,这种姿势会导致颈部和肩部肌肉的疲劳。当这个姿势维持了很长一段时间,与保持该位置相关的特定肌肉会受到负荷和疲劳的影响,进而导致肌肉长度、力量发生相应的变化。有报告显示,颈肩部长期处于不良姿势影响的肌肉又会反过来影响姿势在这一恶性循环中会导致头部及肩部周围的问题更加严重。

上交叉综合征由弗拉迪米尔·杨达首次提出,也被称为近端或肩带交叉综合征,是指位于背侧紧张的上斜方肌和肩胛提肌,与位于腹侧紧张的胸大肌和胸小肌前后交叉,薄弱的颈部前侧深层屈肌和中下斜方肌前后交叉,它是由颈肩部的肌肉失衡而导致的。

由于长时间低头会造成身体前侧的胸大肌、胸小肌和身体后侧的斜方肌上束以及颈部胸锁乳突肌、斜角肌变得紧张而短缩,而斜方肌中、下束和菱形肌、前锯肌以及颈部深层屈肌(颈长肌、头长肌、头直肌)会变得薄弱而松弛,颈肩部肌肉力量、长度的不均衡会造成颈部寰枕关节、第 4～5 颈椎阶段及颈胸关节压力增大,从而形成头部前伸、颈椎前凸的不良姿态;还会造成肩部的上提、前伸和肩胛骨旋转外展、翼状肩胛等不良姿态,同时会在颈部或肩部伴有疼痛或压痛点。

5. 引起肌肉失衡

长期伏案的工作人员长时间保持坐和站的不正确姿势,以及睡觉时的错误睡姿,加之缺乏运动锻炼,会导致颈肩部肌肉过度疲劳或发生损伤,从而使颈部和肩部肌肉肌张力、肌力、弹性发生改变,造成颈肩部区域肌肉静态和动态平衡失调。

有研究表明,90% 以上的 20～50 岁的受试者都患有颈肩部的不适与不同程度的疼痛,并且随着年龄的增大,颈肩部问题越多,颈肩部的不适越严重。长时间保持一定姿势与颈肩部不适发生的概率呈现正相关。长期不正确低头姿势,上颈椎节段一直会处于拉伸状态,下颈椎节段长时间处于收缩紧张状态,长此以往颈肩部的肌肉就会失去原有的平衡状态,造成颈肩部肌肉失衡的产生,从而导致颈椎生理曲度的改变,并且低头时间越大,颈椎生理曲度的改变越大,颈肩部的肌肉失衡及其他症状越严重。

三、颈椎疾病的康复

1. 物理康复

颈椎病的物理康复方法包括按摩、烤电以及佩戴颈托等。

(1)按摩。患者可通过放松颈部肌肉来缓解症状,如可通过按摩等方式减轻疼痛,从而使颈椎病的症状减轻。按摩时应去正规按摩店进行按摩,以免过于暴力对颈部造成较大压力,使症状加重。

(2)烤电。患者除休息或按摩外,还可通过对颈部进行烤电治疗,可以促进局部的血液循环,放松颈部肌肉的僵硬,使颈部的压力得到减轻。

(3)佩戴颈托。患者原则上应避免颈部的劳累和过度活动,减轻颈部的压力,选择有支撑的颈托固定头颈,既可缓解颈部压力,还可以限制颈部活动,从而达到制动减压的效果。

2. 运动康复

运动疗法是通过主动或被动的运动方式,使患者运动、感觉功能得以恢复的训练方法。运动康复旨在加强颈背部肌肉力量,通过颈背部肌肉力量的增强可以减轻颈椎间盘的压力,防止因颈椎失稳造成更严重的颈椎疾病,避免颈后部肌肉僵硬、项韧带钙化、椎间盘突出压迫等。

研究发现,6周的颅颈屈曲练习可以明显改善慢性颈部疼痛患者的姿态;肩部稳定性训练可以改善肩胛骨周围肌肉的失稳状态,还可以增强肩部肌肉的力量;通过对受试者颈肩部进行瑞士球训练,则可以有效改善受试者颈肩部疼痛。

本体感觉神经肌肉促进法(PNF),是由神经、肌肉、本体感觉共同参与的以神经发育为促进方法的治疗手段,主要利用牵张、关节压缩和牵引,施加阻力等本体刺激和应用螺旋形对角线式运动模式来促进运动功能恢复的一种治疗方法。其主要功能是增加可收缩肌肉、组织的长度,使关节活动度达到理想状态。针刺和PNF技术配合治疗颈肩部综合征可以有效改善颈肩部的疼痛。

颈肩肌肉失衡不是单一肌肉的问题,既包含紧张短缩的肌肉,又包含薄弱松弛的肌肉,将这两种问题的肌肉同时干预治疗才能从根本上改善颈肩肌肉的失衡问题。对于紧张短缩的肌肉主要进行松解拉伸,对于薄弱松弛的肌肉主要进行肌力、耐力的训练。总之,运动是治疗颈肩部肌肉失衡问题的有效干预方式,多种模式的治疗方式比单一的手法治疗更加有效。

有很多不同的锻炼方法,如颈椎操、米字操等,也可以数星星、放风筝等,还可以采用蛙泳、打羽毛球等方法。

头手相抗:双手握在颈后部,头颈向后用力相互抵抗,然后脖子向左转,顶住左手臂维持10 s,再向右转顶住右手臂维持10 s,锻炼3~5 min,可以锻炼颈项背部的肌肉。

缩下巴:也称麦肯基疗法。患者平视前方,尽量放松肌肉、挺胸,但是不要耸肩,双手可以扶住自己下巴向后推,维持数秒钟,锻炼颈项背部的肌肉。

3. 选择合适的枕头

(1)枕头过高。

正常睡眠每天需要超过8 h,枕头主要可以保持颈椎、头部及胸椎正常生理曲度并对脊柱起到支持作用,使脊柱受重力作用保持松弛状态。如果睡眠时枕头过高,可导致颈椎生理曲度遭到破坏,肌肉受到损伤,处于痉挛状态,可能会诱发颈椎病。

(2)枕头过低。

如果平时睡眠时枕头过低,压迫神经血管,导致后循环缺血,可引起耳鸣、头昏等症状,同时可伴有鼻黏膜肿胀充血或肌肉酸胀无力等现象。由于颈部肌肉长时间过度拉伸,还可能会出现落枕等情况。

对于已经患有颈部疾病的人来说,应选择高度适中的枕头,一般为10~12 cm,能够保护颈椎,防止鼻部、头部充血,还能够起到保护颈椎的作用。在工作、学习中,应注意颈部动作,不要长时间处于同一个姿势,避免长时间低头看书、看手机等,以免导致颈部肌肉劳损。同时做好颈椎保暖工作,避免寒冷刺激,可以使用热水袋进行局部热敷,促进血液循环。

四、颈椎疾病的预防

1. 正确的坐姿

桌子与座椅相称,半坡式的斜面办公桌较平面桌更好。使用计算机、手机等电子设备是应尽量平视屏幕,避免长时间低头造成颈椎损伤。坐姿要坐正坐直,挺胸抬头。坚持劳逸结合,适当活动和放松颈部。

2. 良好的睡姿

不良睡姿会增加颈部肌肉负担,甚至使颈部骨骼变形。建议选择较硬的床垫,枕头高度要适中,使颈椎保持正常的颈部曲度,防止颈部肌肉处于持续的牵拉状态。侧卧时枕头高度要充足,防止头颈部向下歪曲和颈肩两侧受力不平衡。老年人可选择后枕部承托高度略高于颈部承托高度,使颈椎略向前倾。

3. 运动预防

长期保持低头姿势后,要多做颈部后仰动作,以增强肩颈部的肌肉力量。羽毛球、网球、蛙泳等运动也可以预防和缓解颈部疾病。平时休息时也可以采取"小燕飞"动作,以锻炼人体的颈部肌肉群,同时锻炼下背部的核心肌肉群,对于缓解劳损、预防颈椎病非常有帮助。

第二节　头前伸姿势评估与危害

现在许多职业完成工作必须长期维持坐姿,如教师、学生、司机、企业职员等。久坐人群受到其工作、学习需要的限制,维持坐姿时间增加的同时体力活动的时间也被压缩。久而久之,便出现了各种健康问题,比如肥胖、身体姿势改变及由此引发的各类并发症。

一、头前伸姿势评估

头前伸(forward head posture,FHP)是指人体在矢状面中头部重心位于身体的前侧,是生活中十分常见的不良姿势。许多头前伸者会有头痛、肩颈痛等症状。

通常,姿势评估是由评估员(或其他专业人员)借助一些工具对患者(或其他有需要的人)进行的,其主要通过评估者的目测对患者的姿势完成评价。这样的评价过程具有相当的主观性,评估者需要建立一个理想的姿势模板,再将患者的姿势与其进行对比,而后得出一个自己判断的结论。这种评估方法简单、成本低、易于重复实施,但其评价结果一方面受限于评估者的专业水平,另一方面不一定具有一贯性。

为了更为客观、准确地评价患者姿势,越来越多的评价方法不断出现,比如摄影测量(photographic measurement)。就头前伸而言,人体矢状面(即按前后方向,将人体分成左右两个部分的纵切面)的照片就是一份非常好的可用于评价的材料。在此不得不提出头颈角概念:人体矢状面照片中耳屏与第七颈椎棘突连线与水平线的夹角。一般认为头颈角不大于51°为头前伸,头颈角大于51°为非头前伸。

二、长时间低头姿态的危害

人体直立时,颈椎所承受的质量就是头部本身的质量,随着低头角度的增大,颈椎所承受的质量也会急剧上升;当头低至15°时,颈椎所承受的质量就会达到头部质量的两倍,相当于负重5 kg;当头低至30°时,颈椎所承受的质量就是10 kg;当头低至60°时,承重可直接达到22.5 kg。

长期低头状态会造成胸椎后凸增加,从而形成驼背姿势,这种姿势容易引发下背部的疼痛。头前伸姿势使胸锁乳突肌和斜角肌紧张缩短,并使肩胛提肌和头后半棘肌拉长,这种姿势导致颈部过度屈伸,使颈椎上阶段的曲度因过度伸展而变直。斜方肌上部过度激活,收缩肌力增强,中、下部斜方肌长期拉长肌力薄弱,致使头前伸的姿势增加。

从性别对比看,维持长时间不正确的姿势而产生的头部前伸的情况,女性普遍高于男性。其原因主要为:①女性在青春发育阶段由于身体生理发育的特点而羞于面对自己身体的变化,以致会以含胸来掩饰,导致圆肩、胸椎后凸等不良姿势更容易出现;②女性本身的肌肉力量与耐力方面就比男性弱,而且女性很少锻炼身体上部力量,所以肌肉比男性更容易出现失衡状态。

三、头前伸姿势建议

通常头前伸(颈椎过度前凸)是由驼背(胸椎过度后凸)代偿导致,二者高度相关。其中,头前伸表现为寰枕关节及上段颈椎后伸,下段颈椎及上端胸前曲;可能与枕后肌群(小直肌/大直肌、头上/头下斜肌)、头半棘肌、头夹肌、斜方肌上束等肌肉缩短(肌肉过紧)有关,通常对这些肌肉进行针对性的拉伸能够对相关症状有一定缓解。但多数情况下,如果是由驼背代偿引起的,仅对颈部相关肌肉进行拉伸是不能解决问题的,需要同时针对驼背进行相关干预。

驼背通常是躯干前方(胸椎段)的肌肉缩短(肌肉过紧),以及躯干后方的肌肉拉长(力量薄弱)引起的。需要对前方的肌肉(主要是胸大肌、胸小肌)进行针对性拉伸;同时加强对躯干后方的肌肉(主要是斜方肌中下束、大小菱形肌等)的锻炼。通过这些方法进行干预一般能得到不错的效果。

四、积极预防

1. 良好的睡姿

不良的睡姿会增加颈部肌肉的负担,造成颈部骨骼变形。"卧如松"式的睡姿有利于脊柱自然形成弓形,使人处于舒适体位,全身肌肉容易达到放松状态,既有利于睡眠,又对颈椎起到很好的保护作用。

建议选择略硬些的床垫,睡眠时才能保持脊柱和颈椎的生理弯曲;选择高矮适中的枕头托起颈部,目的是使年轻人恢复颈部正常生理曲度,颈部略后伸;老年人则应顺应现有曲度为宜,后枕部承托高度略高于颈部承托高度,使颈椎略前倾;侧卧位时枕头高度要充足,头颈部才不会向下歪曲,避免出现颈肩两侧受力不平衡。

2. 保持正确的坐姿

颈部肌肉用力不协调,颈椎易形成磨损、增生。中小学生骨骼处于发育阶段,颈部过低、歪头、斜颈、端肩、前伸等不但容易形成颈椎病,而且对视力也极其不利。

保持端正的坐姿,使案台与座椅相称,半坡式的斜面办公桌较平面桌更有利;使用计算机、手机等电子设备时应平视屏幕,最好选用大尺寸屏幕,避免长时间低头,造成颈椎损伤。

3. 坚持劳逸结合

建议工作学习间隔 1 h 起身放松休息,让颈部左右转动数次,前后点头,幅度宜大,转动轻柔,自觉酸胀为好。如做颈肩部的一个米字形的活动操,既简单又实用,取端坐位,全部放松,颈部依次做"前屈 – 后仰 – 左侧屈 – 右侧屈 – 左旋转 – 右旋转"几个动作,每个动作到最大幅度时保持 3 ~ 5 s,后回到预备式,重复 6 ~ 8 次。

4. 注重饮食健康

应多食富含钙质、蛋白质、维生素等食品,这些食物有益于骨骼、肌肉、韧带,也可以增强自身抵抗力,不易被病毒侵袭。应尽量减少食用油腻、油炸食品。

5. 加强肩颈部肌肉锻炼

采用运动疗法锻炼颈椎,增强颈部肌肉的韧性,有利于颈段脊柱的稳定性,增强抗击外力作用的能力。放风筝、打羽毛球等户外方式有益于颈部的保健,在不方便户外活动情况下也可以选择颈肩康复操、练瑜伽、打太极拳、引体向上等适合室内的运动方式。

颈肩康复操运动式及注意事项:

第一式:前屈后伸;第二式:旋颈望踵;第三式:回头望月;第四式:雏鸟起飞;第五式:摇转双肩。

颈肩康复操主要应用于健康人群、颈椎病患者稳定期、康复期,急性发作期、症状严重者宜及时就医、听从专科医师指导意见;每个人具体情况不同,当根据自身情况循序渐进,量力而行,活动量不应过大,以颈肩肌肉轻度酸热、舒适、疼痛可耐受为宜;贵在坚持,以上动作练习约 10 min 为 1 组,每日 2 ~ 4 组,不可急于求成、运动过量;不可进行快速、大幅度、反复或过于用力地摇晃颈椎,避免颈椎再次受伤,反而不利于疾病康复。

6. 注意颈部防寒保暖

一些颈椎病的发病根源在于筋骨劳伤、正气不足、颈部受寒,预防时要严防寒风潮湿侵邪,尤其炎热夏季长期处于空调房中,易冷气吹袭,导致气血凝滞,诱发颈椎病。因此,做好颈部保暖工作,空调温度适中,洗发后务必要吹干后入睡。

7. 防止颈部受伤

尽量避免急性损伤,如抬重物、闪、挫伤等。如有损伤及早彻底治疗软组织损伤,防止其发展加重为颈椎病。

第三节　膝关节损伤及预防

任何的剧烈运动,无论是跑步还是打球,或是一些不恰当的下肢动作,都可能对膝关节造成损伤。了解膝关节损伤的原理,就可以有效地减轻或避免膝关节的损伤。

一、膝关节损伤的分类

膝关节常见的损伤包括半月板损伤、韧带损伤及滑膜损伤。

1. 半月板损伤

半月板损伤是在运动员常见的损伤之一,如足球和篮球运动员。

半月板的位置可随膝关节的运动而改变:屈膝时,半月板滑向后方,伸膝时,半月板向前方;屈膝回旋时,一侧半月板滑向前,另一侧则滑向后。运动中,膝关节在进行屈曲回旋状态下突然伸直的急骤强力动作时,此刻半月板恰好处在股、胫骨内外侧髁的突起部位中间,可因受到强烈冲击、挤压而容易造成损伤。例如,足球运动员在膝关节屈曲的情况下,突然做出踢球的动作,就有可能导致半月板损伤。由于内侧半月板与胫侧副韧带紧密相连,所以内侧半月板的损伤机会较多。

半月板损伤会有明显的膝部撕裂感,随即关节疼痛,活动受限,走路跛行。关节表现出肿胀和滑落感,并且在关节活动时有弹响。

2. 韧带损伤

膝关节韧带损伤中最常见的是前后交叉韧带的损伤。膝交叉韧带牢固地连结股骨和胫骨,可防止股骨和胫骨前、后移位。交叉韧带损伤易发生于有身体冲撞或高速度运动的情况,受伤机制包括屈膝外翻伤、外旋伤、过伸伤等。较常见的受损原因是直接的撞击或打击造成膝关节过伸或外翻,超出韧带的调节范围,从而引发交叉韧带的撕裂。此外,在跑步或者跳跃时突然的减速或者改变方向时也易造成交叉韧带的损伤。

除交叉韧带外,内外侧副韧带也是容易受到损伤的部位。膝关节微屈时的稳定性相对较差,如果此时突然受到外力导致外翻或内翻,则有可能引起内侧或外侧副韧带损伤。临床上内侧副韧带损伤比例较高。

3. 滑膜损伤

滑膜是组成关节的主要结构之一。滑膜层富含血管网,可分泌滑液。滑液不仅可以润滑关节面,减少摩擦,增加关节灵活性,而且保证了关节软骨和半月板等软骨组织的新陈代谢。外伤或过度劳损等因素损伤滑膜,会产生大量积液,使关节内压力增高。如不及时消除这些积液,则很容易引起关节粘连,影响正常活动。

患者会感觉膝关节疼痛、肿胀、压痛,滑膜有摩擦发涩的声响。疼痛最明显的特点是当膝关节主动极度伸直时,特别是有一定阻力地做伸膝运动时,髌骨下部疼痛会加剧,被动极度屈曲时疼痛也明显加重。

二、膝关节损伤的常见运动

了解通过膝关节损伤的原理,再来看看哪些运动容易对膝关节造成损伤的运动如下。

1. 爬山

上山时,膝关节负重基本上就是克服重力做功,而下山时除了自身体重以外,膝关节还要负担下冲的力量,这样的冲击会加大对膝关节的损伤,使髌骨、半月板、关节面的摩擦加剧,很容易造成伤害。

2. 跑步机跑步

很多人都认为跑步是一种极其伤害膝关节的行为,然而,竞技跑步者的关节炎发生率为13.3%，久坐不动人群的关节炎发生率为10.2%，而健身跑步者的关节炎发生率仅为3.5%。由此可见，高强度和过量的跑步会引发关节问题，但对于普通健身跑步的人来说，跑步则是有利于关节健康的。但不建议使用跑步机进行跑步，因为跑步机是匀速的，这样就会使膝关节失去缓冲的时间。如果膝关节和肌肉的协调性跟不上，会对膝关节的半月板、软骨形成振荡损伤。

三、膝关节损伤的预防

（1）运动装备条件和场地条件。在平时运动时，如条件允许，尽量选择合适的运动装备，如弹性良好的运动鞋、护膝等。另外注意不要在太坚硬或凹凸不平的场地上运动。

（2）运动前热身，运动后放松。准备活动不足，是造成膝关节损伤的主要原因之一。充分做好准备活动，使关节、韧带、肌肉进入兴奋状态，可以提高关节的灵活性和协调性，减少膝关节损伤概率。运动后的放松对于膝关节损伤的预防也同样重要。在运动结束后进行适当的放松练习，如下肢的拉伸及按摩等，对下肢的关节都有积极的护理作用，可促进局部血液循环，加速疲劳的消除，对预防膝关节慢性劳损有积极的意义。

（3）控制体重，体重超重是原发性膝关节骨关节病发病的重要因素，过大的体重容易对双膝关节产生额外的负荷。有研究发现，女性体重减轻5 kg，原发性膝关节骨关节病形成的风险相应减少50%。肥胖者应当注意控制体重，选择合适的运动方式，不适宜长时间进行剧烈的奔跑和跳跃等运动。

（4）加强身体素质锻炼，适当加强下肢力量的训练。预防膝关节损伤应加强大腿前、后肌群及小腿三头肌的训练，以增强膝关节的稳定性和坚固性，如负重深蹲、马步等，这样可以减少损伤的发生。

第四节　翼状肩评估及成因

翼状肩首先要从骨和关节以及肌肉与关节的配合等方面进行分析，了解合理的肩胛骨的解剖学位置形态及关节连接状态。

一、翼状肩的解剖学基础

1.肩胛骨

三角形的肩胛骨有3个弯曲：下弯曲、上弯曲和侧弯曲。触诊下弯曲可方便地了解手臂运动时肩胛骨的运动。肩胛骨还有3个边缘。手臂放在身体边上时，内侧或脊侧缘几乎与脊柱平行；外侧缘或腋窝边缘从肩胛骨的下弯曲一直到后弯曲；上边缘从上弯曲一直延伸到喙突。肩胛骨在略微凹进的关节窝处和肱骨头连成关节。关节窝的斜坡相对于肩胛骨的水平轴向上倾斜约4°，活动时从向下倾斜7°，到向上倾斜约16°，倾斜的程度大不相同。休息时，肩胛骨通常靠着胸壁的后侧面，关节窝朝向正面平面前约35°。肩胛骨的这种朝向称作肩胛骨面。当手臂举过头顶时肩胛骨和肱骨通常位于此平面。

2. 肩胛胸壁关节

肩胛胸壁关节本身并非实际的关节，而是肩胛骨与胸廓侧后壁之间的一个连接点。这两个面不直接接触，它们由肌肉分隔，例如：肩胛下肌、前锯肌与竖脊肌。这些肌肉相对厚且润滑的面可以在运动过程中削弱关节中的剪切力。在解剖位置上，肩胛骨通常位于第 2 根肋骨与第 7 根肋骨之间。内侧缘位于脊柱外侧 6 cm 处。尽管存在很大差异，但肩胛骨常见的静止姿势是大约 10° 的前倾、5°~10° 的向上旋转和大约 35° 的内旋转，该姿势与之前描述的肩胛骨平面相一致。当肩胛骨内侧缘翘起，肩胛下角离开胸廓而突出于皮下，肩胛骨失去贴胸的作用力，称为"翼状肩"，翼状肩症状者手臂举过头顶时肩胛骨并不位于此平面。

二、肩胛骨正常位置评估

（1）站立时，肩胛骨上角平对第 2 胸椎，下角平对第 7 胸椎。

（2）肩胛骨内侧缘与脊柱距离 4 指。一般两个手指足够，超过 3 指说明可能存在军姿背。

（3）肩胛骨平面（前引角度）小于 30°。

（4）肩胛骨上下角约处于同一垂直平面内。

三、翼状肩成因分析

翼状肩的形成可以是由肌肉骨骼系统或者神经系统异常造成的，也可能是两者共同作用造成的。

1. 肩周围肌

（1）前锯肌。

位于胸廓侧壁，以数个肌齿起自上 8 个或 9 个肋骨，肌束斜向后上内侧，经肩胛骨的前方，止于肩胛骨内侧缘和下角。其作用为拉肩胛骨向前和紧贴胸壁，下部肌束使肩胛骨下角外旋，助臂上举；当肩胛骨远固定时，可上提肋骨助深呼吸。若此肌力弱、与斜方肌失衡或瘫痪，则会导致肩胛骨下角离开胸廓而突出于皮下，出现翼状肩。因此，前锯肌是维持肩关节正常节律以及活动度的主动肌之一，如果缺乏力量与耐力，会使肩胛骨在内收时处于静止位置，肩胛骨的内侧缘及下角会变得逐渐突起变成翼状肩。

（2）斜方肌。

起自上项线、枕外隆凸、项韧带、第 7 颈椎和全部胸椎的棘突，上部的肌束斜向外下方，中部的平行向外，下部的斜外上方，止于锁骨的外侧 1/3 部分、肩峰和肩胛冈。其作用是使肩胛骨向脊柱靠拢，上部肌束可上提肩胛冈，下部肌束使肩胛冈下降。当斜方肌中下部和菱形肌无力时，拉不住肩胛骨，就会向外翘起。

（3）胸小肌。

胸小肌缩短会拉着喙突向前向下，从后侧观察时，肩胛骨的下角尤为突出，可能会与圆肩驼背头前引的体态合并出现。

2. 肩锁关节

了解翼状肩胛的成因需要提到肩锁关节,在多数的健身书籍中,肩锁关节被归类为平面关节,而视为微动关节,其运动方式一般被忽略而简化为:认为其和锁骨一起共同绕着胸锁关节一起运动,而产生上提/下降、外展(前伸)/内收(后缩)、上回旋/下回旋等运动方式。

实际上肩锁关节确为平面关节(多轴关节),运动幅度较小,但该关节其关节较小,且加强韧带较弱,而周围牵拉肩胛骨的肌肉确较为强大,容易因为相关方向肌肉力量的不平衡,而造成该关节的安静体位产生偏差。

肩锁关节其实可以做上回旋/下回旋、内回旋/外回旋、前倾斜/后倾斜等多种运动形式。翼状肩胛,是肩胛骨的位置产生了内回旋、前倾斜及下回旋的结果。

四、翼状肩的判断

翼状肩是由于肩胛骨未在正确力偶线,尤其在完成肩关节推时,肩胛骨会明显突出,胸锁关节、肩胛胸壁关节也会随之发生力学上的改变,从而出现其他不良姿态并存现象。以下是判断翼状肩胛的方法。

(1)首先,检查肩膀是否向前旋转(圆肩姿势)。即使不弯腰驼背,圆肩依然会导致翼状肩。

(2)自然站立位,给背部拍张照片,看看肩胛骨是否向外突出。理想状态下,肩胛骨应该是平平地贴在背上。

(3)用手推墙,并给背部拍照。如果发现肩胛骨明显突出了,说明有翼状肩。

(4)平躺在地上,手持哑铃,举起手臂并朝天花板推哑铃。如果有翼状肩,会感觉肩胛骨正在掘地并且很疼。

(5)翼状肩症状者在完成撑墙俯卧撑或正常俯卧撑时,肩胛骨会明显突兀,用手抠动肩胛骨时,肩胛骨内侧肌群薄弱,肌肉和骨骼之间存在较大的空隙,在完成单侧肩关节发力动作或不稳定界面肩关节支撑时,肩胛骨无法保持稳定,出现肩胛骨晃动等现象,这些都是翼状肩导致的问题。

综上所述,翼状肩胛的产生,很多人认为源自上肢带骨绕着胸锁关节产生了一定的运动。这其实不够准确,翼状肩胛不同,主要是肩胛骨绕胸锁关节过于外展造成。产生的机制多数为带肩胛骨前伸的肌肉力量过于强大而带肩胛骨内收的肌肉力量过于弱小形成的。

使肩胛骨内回旋的肌肉主要是胸小肌;使肩胛骨外回旋的肌肉主要是前锯肌、斜方肌。使肩胛骨前倾斜的肌肉主要是胸小肌;使肩胛骨后倾斜的肌肉主要是前锯肌下部纤维。使肩胛骨下回旋的肌肉主要是胸小肌、菱形肌和肩胛提肌;使肩胛骨上回旋的肌肉主要是斜方肌、前锯肌。

要想改善翼状肩胛,在日常健身或训练中,应当注意加强前锯肌、斜方肌等肌肉的力量,同时注意改善胸小肌等肌肉的伸展性。弹力带系地面,锻炼者站于侧方,手持弹力带完成肩关节侧上举(外展),可锻炼前锯肌和斜方肌上束,同时避免刺激胸小肌。

第五节　翼状肩的神经损伤及定位

翼状肩会明显阻碍上肢运动功能,神经损伤是其较为常见的原因,其中胸长神经损伤导致前锯肌麻痹最为常见。从位置上看,肩胛骨内侧翼表现为胸长神经损伤,外侧翼表现为脊副神经或肩胛背神经损伤,但后者较少见。此外,由于肩胛骨周围筋膜营养不良、臂丛神经损伤和肩胛骨异常(包括骨软骨损伤或骨折)而致的肩胛骨的动态稳定结构广泛的瘫痪也可产生翼状肩。其他原因包括肩胛胸关节周围肌肉力量弱,导致肩关节不稳的结构异常或个人随意、习惯性动作等原因也会引起翼状肩。以下主要分析探讨神经损伤导致的前锯肌、斜方肌和菱形肌等肌肉麻痹与翼状肩形成的关系。

一、前锯肌

前锯肌是可以划分为3个功能性节段的肌束:上部是一个类似圆柱体,连接肩胛骨上角和第1,第2根肋骨,它提供了肩胛骨上角的稳定性,在将手臂举过头顶时增加在肩关节旋转时肩胛骨的稳定。中间部连接肩胛骨内侧缘前部与第2、第3和第4肋骨,有助于肩胛骨外展,参与肩关节的外展活动。下部的前锯肌由较宽厚的羽状肌组成,连接肩胛骨的下边缘,将肩胛骨下角与第5～10根肋骨相连。它的活动在手臂外展弧度最高,结合上斜方肌提供肩胛骨外展和向上旋转,参与肩关节向上和向外旋转。这3个肌束的共同作用是使肩胛骨的内缘紧贴胸壁,稳定肩胛骨的位置,共同实现上肢的功能。如果胸长神经损伤导致前锯肌麻痹会使肩关节的活动范围明显受限及肩部持续地疼痛,极大地降低肩部的力量和耐力,严重影响肩关节的功能。

胸长神经是唯一支配前锯肌的神经,胸长神经起源于臂丛上干的上部,这条运动神经直接起源于C5、C6和C7的前支。解剖变异包括13%来自C4,8%来自第7根成分的缺失。有报道指出,尽管该神经通常由颈神经C5、C6和C7组成,但其组成可能存在变化,如C5或C7可能没有作用,或C8可能与其他3根神经根连接,共同成为胸长神经。C5和C6的腹侧支在连接C7根之前穿过前中斜角肌合并。这些神经根的前支在经过臂丛前融合形成胸长神经,其后在锁骨后面,第1肋骨前面继续向下延伸到第8或第9根肋骨支配前锯肌。

胸长神经的平均长度为27 cm,直径为3 mm,走形位于前锯肌的表面,并且在绕过外侧胸壁时该神经位置表浅,极易在外伤中受损。此外,胸长神经的直径比臂丛的其他神经小,被较少结缔组织所包围,并在前锯肌的表面行走,这些因素再加上胸长神经的绕行,可能是导致胸长神经易损伤的原因。其他引起胸长神经损伤的因素还包括患肢牵拉伤、臂丛神经炎、医源性损伤等。肩胛骨内侧翼表现为胸长神经损伤,当上臂前屈时,肩胛骨内侧翼更加突出,外展限制在90°或更少,手动稳定肩胛骨可以改善屈曲和外展。

此外,神经损伤的原因除胸长神经外还有脊副神经或肩胛背神经受损。这种损伤在运动过程中导致异常的肩胛骨和肱骨相互作用,称为肩胛骨运动障碍,该损伤在经常做头顶动作的运动员中最为普遍,比如有重复的过顶举重运动的运动员,表现为肩胛运动障碍和相应的举过头顶手臂运动受限。其机理可能是牵拉损伤,当胸长神经离开沿胸壁环绕它的筋膜鞘发生牵拉时,长期重复手臂抬到头顶,导致最终胸长神经的延长并可能磨损胸长神经。一项研究表明,通过将人体标本的手臂置于上方,同时头部侧向倾斜远离患部的肩膀,可以使胸长神经长度增加一倍。另一种可能机制涉及肌肉的痉挛,压迫胸长神经。胸长神经损伤的鉴别诊断表现有肩胛运动障碍和肩胛内侧翼,如果患者有需要举过头顶体位进行手臂重复运动的情况,则胸长神经受损的可能性更大。初步治疗应采用保守的、非手术治疗方法,一般允许 6 ~ 24 个月的保守治疗,大多数病例在这段时间会自行消退。

二、斜方肌

绝大多数驱动肩复合体的肌肉受来自臂神经丛两个区域的运动神经支配:①从后束中分支出来的神经,例如:腋神经、肩胛下神经与胸背神经;②从神经丛近端部分分支出来的神经,例如:肩胛背神经、胸长神经、胸神经与肩胛上神经。而斜方肌不受这种神经支配系统的控制,主要受副神经(脑神经Ⅺ)的支配,受上颈神经前根的运动与感觉神经支配较少。

斜方肌麻痹不如前锯肌麻痹常见,肌纤维分布广泛,从颅骨至第 12 胸椎,并向外侧延伸至肩胛骨、锁骨外侧 1/3 和肩峰。其上部抬高肩胛骨,中间部分后缩肩胛骨,下部分降低肩胛骨并向上旋。

副神经支配斜方肌和胸锁乳突肌,在脊髓和颅骨部分连接形成副主干,并通过颈静脉孔形成外分支。然后神经沿着颈内静脉向外侧穿过并支配胸锁乳突肌,然后进入颈部后三角,只被皮肤和皮下筋膜覆盖,支配斜方肌。副神经损伤导致的斜方肌麻痹使得正常肩肱节律被打乱,前臂前屈和外展无力,所有手臂举过头顶活动受限。

三、菱形肌

菱形肌麻痹引起的翼状肩较少见,其位于斜方肌深部,肩胛骨内侧缘和脊柱之间,具有后缩、上提、下回旋肩胛骨的作用。菱形肌受肩胛背神经支配,该神经起于 C5 腹侧支,偶尔起于 C4。它穿过中斜角肌,靠近胸长神经,然后深入肩胛提肌,沿着肩胛骨内侧边缘下降支配菱形肌。菱形肌麻痹翼可表现为肩胛骨内侧边缘疼痛,肩胛骨下角突出,但这种情况有时可以随着手臂的抬高而消除。

总之,翼状肩绝大多数案例是由前锯肌、斜方肌或菱形肌麻痹引起的,翼状肩最常出现在胸长神经损伤导致的前锯肌麻痹。尽管在许多案例中,胸长神经损伤的真正病因仍是一个谜,但在那些有急性创伤和急性症状出现的患者中,创伤的病因是明显的。对于那些没有急性创伤的患者,关于神经压迫或牵引损伤有多种不同的理论。这些患者的临床表现与神经痛性肌萎缩症非常相似,这可能是更合理的解释。翼状肩主要的治疗方法是保守治疗。

肌电图检测是区分胸长神经麻痹与其他翼状肩病因的有效辅助手段,因此可以为患者的预期治疗提供参考。对于副神经损伤导致的斜方肌麻痹,在早期干预更有可能起作用,在 20 个月内进行神经松解或神经修复已被证明是有效的治疗方法。对于少数肩胛背神经损伤导致的菱形肌麻痹,最常见的原因可能是外伤引起的牵引损伤。

翼状肩主要的治疗方法是保守治疗。绝大多数的肩胛骨翼是由前锯肌、斜方肌或菱形肌麻痹引起的,对于臂丛神经损伤患者,可采用显微神经外科将胸背神经转移至胸长神经以恢复肩胛骨功能。

第六节 网球肘的症状与成因

一、肘关节解剖

肘关节是保持手姿势的功能性关节,是前臂的支点,也是一个负重关节。肘关节除了屈伸功能外,还有前臂旋转功能。屈伸功能主要由肱尺关节完成,其次为肱桡关节。前臂旋转功能由近端、远端桡尺关节完成。肱骨远端两侧隆起部为内、外上髁,内上髁为前臂屈肌总腱附着部,外上髁为前臂伸肌总腱附着部。

二、网球肘概述

网球肘又称肱骨外上髁炎、肘外侧疼痛综合征、桡侧伸腕肌腱劳损等,是由肘关节急性外伤、慢性劳损等引起的肱骨外上髁周围软组织的创伤性无菌性炎症。其最典型的症状是肘关节外上方有一个明显压痛点,按压剧痛,相应的前臂区域也有牵涉性疼痛,患者出现腕关节及前臂旋转功能障碍,常常影响握持工具,无力拧干毛巾等。

网球肘的发病与职业有密切关系,特别是发生于经常做旋转前臂和屈伸肘、腕关节的劳动者,多为家庭妇女、木工、砖瓦工、水电工、操作计算机者、运动员等。本病发病可因急性扭伤或拉伤而引起,但多数患者发病缓慢,一般无明显外伤史,多见于需反复做前臂旋转、用力伸腕的成年人,以35～50岁居多。

网球运动员长期反手击球,在击球过程中,容易造成前臂伸肌止点处的损伤;而前臂伸肌起点处,恰好在肱骨外上髁处。前臂在旋前位时,腕关节的反复背伸活动,亦可导致肱骨外上髁附着处的伸腕肌腱过度牵拉,从而发生劳损或扭伤。

类似现象还存在于乒乓球,射箭,棒球,因为这些项目都具有长期的伸腕伸肘,旋转前臂的动作,而这些动作恰好是诱发网球肘的主要因素之一。后来发现,经常从事搬运的人,甚至普通人身上也会出现肱骨外上髁处疼痛。

在骨诊疗法中有更加形象的说法:桡骨后移,前臂过度旋前或旋后;外力辅助伸展和自主收缩伸肘,可导致肱骨外上髁处的伸肌总腱上附着点承受超过正常范围的张力,长久、频繁地完成此类动作可导致其慢性损伤。

三、网球肘的症状和体征

肘外侧疼痛,疼痛呈持续性渐进性发展,特别是做拧衣服、扫地、端壶倒水等动作时疼痛加剧,常常因为疼痛而前臂无力,握力减退甚至物体落地,休息时疼痛感减轻或消失。

肘外侧疼痛,以肱骨外上髁处压痛明显,前臂伸肌群紧张试验阳性,伸肌群抗阻试验阳性。由于反复损伤,腱纤维的肱骨外上髁部发生撕裂、出血,形成骨膜下血肿,继而机化、骨化,导致骨膜炎,产生肱骨外上髁骨质增生、伸肌腱附着点发生撕裂、环状韧带的创伤性炎症或纤维组织炎、肱桡关节与伸肌总腱滑囊炎、肱桡关节滑膜被肱骨与桡骨小头嵌挤引起的炎症,这些病理上的变化可引起肌肉痉挛、局部疼痛或延伸腕肌向前臂放射性窜痛。

四、肘关节生物力学分析

肘关节桡侧腕短伸肌的特殊解剖结构,使伸肌的过度使用或者所承受负荷过大,成为肘关节的损伤原因。

从生物力学角度对肘关节进行受力分析来看,肘关节主要进行屈伸运动,幅度可达140°,过伸可以增加10°~20°,还可以做旋前、旋后运动,幅度为10°~15°,女性可达25°左右。

由于肱骨关节是典型的滑车关节,其关节轴倾斜向内下,当屈前臂时,前臂与上臂中轴之间会发生5°~15°的转动,称为提携角;因此,大于15°称为肘外翻,小于0°称为肘内翻。

当前臂屈曲某一角度时,作用在肱二头肌和肱肌上的肌肉力 F_m 可以分解为两个分力 S 和 R。其中,S 为稳定力,压紧肘关节起稳定作用;R 为旋转力使前臂屈伸和回旋。

设肌力的作用点与肘关节的转动中心距离为 d_R,则旋转力 R 随前臂屈曲角度变化而变化,肘屈曲角度接近90°时,R 最大。肘关节角度越小,产生的旋转力越大,当肘关节伸展角度为90°时,旋转力最大。

五、网球肘的成因

1. 生物力学因素

不同的握拍方式中,指间关节和掌指关节对腕关节的弯力矩不同;网球肘的成因之一是运动员的手腕肌力不平衡。

专业运动员的伸展/屈曲力矩比低于正常健康人;专业运动员的手腕和掌指关节力量值接近,但正常的健康人手腕和掌指关节力量值相差很大。

2. 肘关节附近肌肉断裂

肱骨外上髁附着旋前圆肌、肱桡肌、桡侧腕长伸肌、桡侧腕短伸肌、指伸肌、尺侧腕伸肌等。网球肘的发生可能与肌肉的过度收缩有关,或与其滑膜炎、肌腱炎有关。此外,运动中伸肌侧总肌腱的大部分撕裂会影响附近的动脉血管,使参与者产生很强烈的疼痛感。

3. 直接拉伤和撞击

在击球时,肘关节旋外,腕关节内收,容易造成组织拉伤;在奔跑时不小心摔倒,肘关节直接着地。

4. 神经通道的病变

从解剖学角度看,肘外侧腕伸肌腱受臂丛神经中颈5、6神经支配,当颈4、5、6椎体移位或小关节增生时,椎间孔变窄,导致颈 5、6 神经产生炎症或损伤,进而引起前臂肌紧张痉挛,肌腱附着在骨上的膜受到牵拉,出现肘部外侧疼痛,甚至减弱。

5. 其他因素

疲劳时没有注意休息和拉伸,肌肉力量不足,韧带的柔韧性差。

第七节　肩肱节律异常

一、肩肱节律的解剖

肩肱节律(SHR),1934 年由 Codman 等人首次提出,将肩胛胸壁关节与盂肱关节运动范围的比值称为肩胛与肱骨节律。简而言之,是指当一侧手臂外展或前屈到一定角度后,除肱骨做运动外,肩胛骨也会同时做上旋运动,且两者运动范围呈一定比例关系。

肩关节复合体由 4 个独立关节:盂肱关节、肩锁关节、胸锁关节和肩胛胸壁关节共同构成。肩锁关节和胸锁关节构成肩带,其在单独活动时幅度均很小,但与盂肱关节相协同后会大大增加肩关节复合体的运动幅度和灵活性。肩胛胸壁关节虽不具有关节结构,但在关节功能上被视为肩关节的一部分。当其中任何一个关节出现炎症,都会影响其他关节原本的功能,使肩关节复合体的运动幅度下降。

肩关节复合体在 3 块骨(锁骨、肱骨、肩胛骨)、4 个关节(胸锁关节、肩锁关节、盂肱关节和肩胛胸关节)和 17 块肌肉的协同作用下,可在 3 个运动平面(矢状面、额状面和水平面)上完成多种复杂的动作。

肩锁关节和胸锁关节调节这一节律,使得肩胛骨处于一个匹配的位置来为盂肱关节提供最理想的关节运动,并通过改变其活动范围来调整肱－胸运动范围。

Scibek 等人认为上肢能够流畅地进行全关节活动度的上举,依赖于"肩肱节律"的正常化。人体独特的过顶动作(如挺举动作的支撑阶段)正是"肩肱节律"的具体体现。

二、肩肱节律的两个阶段

关于"肩肱节律"具体角度比例的研究,最早是在 1944 年,Inman 等人使用放射线照相技术讨论了锁骨、肩胛骨和肱骨对整个肩关节运动的影响,并且提出了肱骨上抬的角度与肩胛胸壁关节上旋的角度是恒定的 2∶1 关系。

Inman 将其分为两个阶段:

(1)0～90°阶段。在此阶段,盂肱关节外展 60°,肩胛胸壁关节上旋 30°(其中此上旋活动由 20°～25°的肩锁关节上旋和 5°～10°的胸锁关节上旋共同完成)。

(2)90°～180°阶段。在此阶段,盂肱关节外展 60°,肩胛胸壁关节上旋 30°(其中此上旋活动由 5°的肩锁关节上旋和 20°～25°的胸锁关节上旋共同完成)。

三、SHR 测量方法

(1)在肱骨头中心确定 a 点,肱骨体上端中心确定 b,连接 ab 点,直线为 A 线。

（2）以 a 点为圆心，作出与地面垂直的 B 线;A 线与 B 线相交，记录两线夹角为角1。

（3）在肩胛骨的肩胛盂上端点取 c 点和下端点取 d 点，连接 cd 点，直线为 C 线。

（4）以 c 点以圆心，做出与地面垂直的 D 线，C 线与 D 线相交，记录两线夹角为角2。

（5）角2与角1之比即为 SHR。

理论上可以将肩外展 90° 时 SHR 的比例关系 2:1 作为肩关节整体运动的参考数据，但实际上因人而异，还需单独分析。

四、SHR 异常原因

（1）肩关节周围肌肉肌张力不平衡导致的关节运动受限，主要是肱骨外展及肩胛骨上回旋受限。

能使肱骨外展及肩胛骨上回旋的肌有三解肌、冈上肌、斜方肌、前锯肌等。

肱骨外展肌。三角肌外侧头（外展 60° 以内，作用较小，90°~180° 之间收缩效果最好）;冈上肌（手臂下垂位至外展 20° 以内，为手臂外展的启动肌）。

肩胛骨上回旋肌。斜方肌上部（近固定时，上部肌束的拉力指向上方，其旋转分力使肩胛骨上提、后缩和上回旋）;前锯肌（近固定时，下部肌束使肩胛骨下降和上回旋）。

（2）中枢神经系统或周围神经系统（臂丛）受损影响。

（3）遗传导致的上肢发育不全。

五、SHR 异常的影响

当肩关节复合体中任意关节运动受限时，均会对肩肱节律产生影响。例如，当固定肩胛骨时，手臂仅能外展 30°，此时手臂无法举过头顶，无法完成过顶动作。

如果肩胛骨上旋运动受限，当做出过顶动作时，盂肱关节窝将无法有效支撑肱骨，这也会增加动作的不稳定性，严重时甚至会引起肩关节疼痛，影响正常活动。

此外，肩胛骨受限会增强肱骨大结节与肩峰撞击的风险，导致肩峰下撞击综合征。

六、SHR 异常的解决建议

1. 原理

根据《筋膜手法:实践操作》中所提出的"协调中心（CC）"与"感知中心（CP）"的两个概念，来讨论当肩关节复合体运动受限时的诊断与康复方法。

①协调中心（CC），位于特定运动中运动单元激活时肌肉牵伸力汇聚的部位。

②感知中心（CP），位于关节处，感知疼痛部位。

筋膜组成的协调中心发生任何致密化（或纤维化）都会导致不协调的运动，继而刺激关节的疼痛感受器（感知中心或者涉痛区域）。在这种情况下，变化的协调中心（CC点）成为疼痛的原因，关节（感知中心/CP点）成为疼痛发生的部位。即使是一个不明显的筋膜紧张，感知中心（CP点）也可能成为疼痛的所在。在这种情况下，疼痛可能发散到更多部位，可能涉及整个关节或拮抗的肌筋膜单元，有时还会沿着整个肌筋膜序列蔓延。因此，在按压一个协调中心（CC点）疼痛向近端或远端放散时，治疗的有效性是确切的。

2. 筛查

（1）筛查测试1。在双臂外展超过90°的情况下，项部或者肩部疼痛加剧。如果主动运动无法诱发疼痛，需要加上对抗性阻力筛查。

（2）筛查测试2。请患者抗阻力外展手臂，阻力置于肘部，检查者可感受两侧手臂力量差异。

3. 治疗

（1）治疗1。患者取坐位，后背倚靠在凳子上，治疗师用肘关节作用于CC（斜方肌前缘及中斜角肌部位）。

（2）治疗2。患者卧于非疼痛侧，治疗师用肘关节或指间关节置于CC（三角肌）上，对向肱二头肌肌腱长头。

深入探究正常的肩肱节律，肩胛骨与肱骨协调的偶联运动关系对于更好地理解运动相关的异常和疾病是至关重要的。肩肱节律的改变与肩关节复合体病变相关联。具有肩关节疼痛病史的患者通常在手臂上举过程中伴有代偿的肩关节运动。肩关节复合体的某一些疾病也主要归因于肩肱节律异常。因此，了解肩关节结构，找寻解决肩肱节律异常的方法是非常有必要的。

第八节　肩袖肌群及损伤

一、肩袖肌群

肩袖又称旋转袖，由冈上肌、冈下肌、小圆肌、肩胛下肌的肌腱组成，附着于肱骨大结节和肱骨解剖颈的边缘，其内面与关节囊紧密相连，外面为三角肌下滑囊，是包绕在肱骨头周围的一组肌腱复合体（图7-1）。其环绕肱骨头的上端，可将肱骨头纳入关节盂内，使关节稳定，协助肩关节外展，且有旋转功能。

肱骨头的前方为肩胛下肌腱，上方为冈上肌腱，后方为冈下肌腱和小圆肌腱，这些肌腱的运动产生肩关节旋内、旋外和上举活动，但更重要的是，这些肌腱将肱骨头稳定于肩胛盂上，对维持肩关节的稳定和肩关节活动起着极其重要的作用。

肩袖的功能是上臂外展过程中使肱骨头向关节盂方向拉近，维持肱骨头与关节盂的正常支点关节。冈上肌附着于肱骨大结节最上部，经常受肩峰喙肩韧带的磨损，从解剖结构和承受的机械应力来看，该部位为肩袖的薄弱点，当肩关节在外展位做急骤的内收活动时，易发生破裂，因肢体的重力和肩袖牵拉使裂口越拉越大，而且不易愈合。

无论是健美专项训练，还是其他项目的力量训练，在训练前进行肩袖关节的热身是避免肩关节损伤的重要措施。例如，卧推、推举等动作对于肩关节压力相对较大，对于肩关节稳定性要求较高，在训练前肩袖肌群的热身必不可少。此外，哑铃飞鸟侧平举等动作需要肩关节进行极度外展的反复运动，如不进行肩袖的充分热身，易导致肩袖劳损。

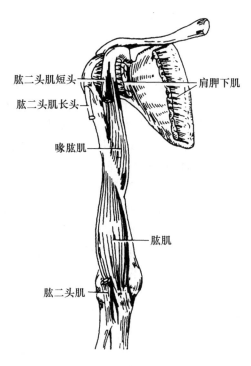

肱二头肌短头　　　　　　肩胛下肌
肱二头肌长头
喙肱肌
肱肌
肱二头肌

图 7-1　肩肌和肱肌

虽然,肩袖肌群由于肌肉体积及位置等原因并不会从外观上对健美者形体产生影响,但其可通过训练对健美者形体产生间接影响。

二、肩袖损伤

肩袖是冈上肌、冈下肌、小圆肌及肩胛下肌的肌腱在肱骨头的前方、上方及后方共同构成袖套形状的肌腱结构。肩峰下间隙又被称为"第二肩关节",它的上界由肩峰、喙突、喙肩韧带及肩锁关节构成,下界是肱骨头。间隙内包含冈上肌腱、冈下肌腱、肱二头肌腱长头、喙肱韧带及肩峰下滑囊等结构。肩峰下间隙的骨性距离是指肩峰与肱骨头、锁骨外侧端与肱骨头之间的最短距离,多数学者认为骨性距离狭窄在撞击综合征的发展中起很大的作用。

以冈上肌为例,冈上肌肌腱位于肱骨头与喙肩弓之间,其深面是关节囊,前面是肩峰下的滑囊,对于保持肩关节的稳定有着重要的作用。

冈上肌同三角肌共同作用,可以使上肢上举(外展)和内旋。如果冈上肌腱完全断裂,就不能保持上肢上举 60°～120° 的位置。冈上肌损伤后上肢可能出现侧方悬吊,但三角肌又有一定的代偿功能。

冈上肌最薄弱的部位是距离肱骨头附着点(止点)1 cm 跨过肱骨头处,这也是冈上肌腱断裂最常出现的部位。在肌腱易损伤区域有丰富的毛细血管网,但是随着年龄的增长和该部位的磨损,此处供血会逐渐减少,出现典型的组织退行性变,并引起组织弹性降低、脆性增加。当上臂外展 60°～120° 并保持这一姿势时,血管受压,血流和氧供给进一步降低,可增加冈上肌腱损伤的风险。

三、病因及分类

撞击综合征和过度牵拉所致肌腱炎以及各种原因造成的创伤都可引起肩袖损伤。

撞击综合征是指由于软组织嵌顿于肩峰下间隙,即肩峰与肱骨头之间所引起的一系列症状和体征。肩关节活动时,嵌顿的软组织可以引起疼痛。网球、游泳、投掷、举重运动员等常常需要将手举过肩水平面的人群是此类疼痛损伤的高危人群。

当软组织体积过大时,就有可能被卡压在间隙里中;比如肱骨头、肩峰和喙肱韧带间隙内的结构,包括肱二头肌长头腱、冈下肌、冈上肌、小圆肌、肩胛下肌和冈上肌上的滑囊。肩峰下间隙本身也可能出现导致间隙内压力升高的问题,如韧带增生钙化或弹性减退、肩峰前下缘肩锁关节处骨质不平滑或出现骨刺等赘生物等。

过度牵拉所致肌腱炎在年轻运动员中更为常见。这些患者往往不会出现肩袖的部分断裂,主要表现为双肩活动度及肌力的不对称。后关节囊紧张和肩胛骨周围肌肉肌力减退是常见问题,这可导致肩袖代偿性超负荷工作并最终引起肩袖损伤。此外,潜在的肩关节不稳定也可出现过度牵拉所致肌腱炎相似的症状。

仕何使肩部进行抗阻内旋或阻止外旋的外力均可引起肩袖损伤,在手球、美式足球及摔跤中比较常见;摔倒时肩部直接着地或着地时手臂处于过伸状态;举起或投掷大质量的物品。

肩袖损伤有不同分类和程度,根据损伤位置分类损伤可发生在滑囊表面或肌腱下面;根据损伤程度分类可分为完全损伤和不完全损伤。

如果肩袖依然被光滑的滑膜及滑囊组织包绕,那么肩袖损伤的严重程度可以遵循如下分级:

①仅有轻度滑膜/滑囊刺激症状或关节囊轻度磨损,损伤范围小于 1 cm。

②在滑囊、滑膜或关节囊损伤的基础上合并肩袖肌纤维的真性断裂或磨损,但损伤范围小于 2 cm。

③出现更严重的肩袖撕裂,表现为磨损及断裂往往累及整个肩袖肌腱表面,但损伤范围小于 3 cm。

④在磨损和撕裂的基础上出现非常严重的肩袖部分撕裂,通常累及多根肌腱。

如果肩袖肌腱完全断裂,则遵循如下分类:

①小的完全断裂,如针刺样损伤。

②肩袖中等程度的断裂,只累及 1 根肌腱,损伤范围小于 2 cm,断端肌腱无回缩。

③巨大的肌腱断裂累及整个肌腱,断端轻度回缩;撕裂范围为 3~4 cm。

④严重的肌腱完全断裂累及 2 根及以上肌腱,常伴有断端回缩。

四、诊断试验

肩袖损伤的诊断方式有很多,常见的体格检查试验有倒罐(empty can test, ECT)/满罐试验(full can test)、落臂试验(drop arm test)、外旋肌力的坠落试验(drop test)、肩峰撞击旅发试验和 Hawkins 试验等。

1. 倒罐/满罐试验

①倒罐试验。倒罐试验最早由 Jobe Moynes 提出,用来检测冈上肌腱的完整性。被检者手臂外展 90°至肩胛骨水平,肩关节内旋使拇指朝下,检查者下压被检查者手臂并嘱被检查者做对抗运动,若被检查者出现疼痛或有肌力减弱则为阳性。

②满罐试验。被检查者手臂应处于外展 45°位,检查者同样下压被检查者手臂并嘱被检查者做对抗运动,出现疼痛或肌力减弱则为阳性。

2. 落臂试验

检查者将患者肩关节外展至 90°以上,嘱患者自行保持肩外展 90°~100°的位置,患者无力坠落者为阳性。

该试验对诊断冈上肌损伤具有高度的特异性,但阳性率不高,多见于冈上肌完全撕裂。

3. 外旋肌力的坠落试验

患者取坐位,肩关节在肩胛骨平面外展 90°,屈肘 90°,检查者使肩关节达到最大程度的外旋,然后放松嘱患者自行保持该位置。阳性者无力保持最大外旋,手从上方坠落,至肩内旋。提示冈下肌、小圆肌损伤。

4. 肩峰撞击诱发试验

检查者立于患者背后,一手固定肩胛骨,另一只手保持肩关节内旋位,使患者拇指尖向下;然后使患者前屈过颈。如果诱发出疼痛,即为阳性。该试验的机理是人为地使肱骨大结节与肩峰前下缘发生撞击,从而诱发疼痛。

5. Hawkins 试验

检查者立于患者后方,使患者肩关节内收位前屈 90°,肘关节屈曲 90°,前臂保持水平。检查者用力使患者前臂向下到肩关节内旋,出现疼痛者为试验阳性。该试验的机理是人为地使肱骨大结节和冈上肌腱从后外方向前内撞击喙肩弓。

一般很难确定一个单独的临床体格检查试验在肩袖损伤的诊断是特异的。比如 Jobe 的倒罐试验,肩锁关节炎、盂肱关节炎及肩胛下肌损伤都显示阳性。对于肩袖损伤的诊断,除了以上的体格检查试验,在临床上需要结合肩关节造影、超声或磁共振检查。

第九节 肩胛骨动力障碍

肩胛骨动力障碍是指肩胛骨在静息位位置或动态移动过程中的运动轨迹发生的异常变化,该障碍本身不是一种肩关节损伤,而是与盂肱关节位置异常、肩锁关节紧张、肩峰下间隙的空间减小、肌肉力量及激活顺序异常等相关的一种功能障碍。

可在肩峰下撞击综合征、肩袖损伤、盂唇损伤、肩关节多方向不稳等多种肩部疾病中观察到肩胛骨动力障碍。普遍症状表现为静止或动态时肩胛骨内侧缘或下角突出翘起远离胸壁(翼状肩),或在上臂上抬的过程中有肩胛骨过早地升高或耸肩现象,上臂上抬或回落时肩肱节律失常。研究表明,患肩胛动力障碍的运动员未来肩部疼痛风险较正常运动员约高一倍,在上肢过顶动作较多的运动员中,很多没有肩关节损伤的个体也有肩胛骨动力障碍的症状,由于肩胛骨动力障碍与肩关节损伤之间的高度相关性,因此,了解肩胛骨动力障碍并纠正治疗对于上肢过顶动作较多项目的运动员尤为重要。

一、肩带的运动轴与运动

1. 运动轴

由于上肢的运动非常复杂,涉及多关节多肌肉的协同运动。而肩带的关节多、运动复杂,为方便描述、研究、量化肩带的运动,研究者们对肩带的运动进行了总结和分类,大致可分为如下几种:

①上下回旋(downward - upward rotation),围绕肩胛骨某一矢状轴旋转。

②前后倾(anterior - posterior tilting),围绕位于肩胛冈的旋转轴旋转,后倾:下角向前、上侧缘向后的运动。

③内外旋(internal - external rotation),围绕某一斜垂直轴旋转,内旋:内侧缘远离脊柱。

④前伸后缩(clavicle protraction - retraction),围绕胸锁关节垂直轴旋转。

⑤上提下降(clavicle depression - elevation),围绕胸锁关节矢状轴旋转。

2. 肩带的正常位置

①正常站立位置下,肩胛骨包含:30°~40°的内旋、10°左右的前倾、5°左右的上回旋;锁骨包含 10°~20°的后缩、0°~10°的上提。

②肩胛面外展至 90°时,肩胛骨包含 40°~50°的内旋(增加 10°)、5°~15°的后倾(增加 20°后倾)、20°~30°上回旋(增加了 20°);锁骨包含 20°左右的后缩(增加了 5°~10°)、5°~15°的上提(增加了 5°)、20°左右的后回旋(增加了 20°)。说明健康人的肩胛骨在运动时是符合一定的运动模式的。

二、致障碍因素

首先,肩胛骨动力障碍与肩部疾病因素有关,如多种肩关节常见损伤(肩痛、肩峰撞击综合征、肩袖损伤)等;其次,盂肱关节不稳、胸锁关节关节炎及不稳、肱骨头内旋等关节性因素;以及颈神经根病变,胸长神经、副神经神经麻痹等神经性因素。

总之,形成原因大体可以分为两类:一是软组织萎缩或弹性减弱,其中弹性减弱主要包括软组织缺乏弹性及僵硬,如关节囊僵硬、肩胛骨相关肌肉紧张等;二是神经肌肉功能变化,主要表现为神经肌肉控制力减弱及肌肉力量的改变,肌肉控制力减弱表现为缺乏同步收缩及力偶(大小相等)方向相反、作用在同一直线上的一对力异常,肌肉力量的改变包括相关肌肉力量减弱及增强。

与软组织机制涉及肌肉紧张性及内部肌肉问题相关的肩胛动力障碍,在疾病发生发展过程中的作用仍然不明确。其既可能是肩部疾病的症状和体征,也可能是疾病发展过程中的代偿反应,抑或是肩部功能损伤的病理因素机制。因此,通过合适的方法对肩胛动力障碍进行准确的评估,对于进一步理解肩胛骨动力障碍的规律和其在肩关节疾病发生发展中的作用具有重要意义。

三、分型

肩胛骨动力障碍常见的分型方法有三种。

1. Kibler 分型

Kibler 分型最为常用,已成为肩胛骨动力学障碍分类的金标准。

(1)Ⅰ型(下角型)。静息位,肩胛下角围绕肩胛骨的水平轴在矢状面内向背侧突起;肩关节运动时,肩胛下角向背侧突起,肩峰向胸壁前倾。

(2)Ⅱ型(内侧缘型)。静息位,整个肩胛骨内侧缘向背侧突起;肩关节运动时,肩胛骨内侧缘围绕垂直轴在额状面向背侧倾斜远离胸壁。

(3)Ⅲ型(上缘型)。静息位,肩胛骨上缘上抬或肩胛骨紧贴胸壁向前移位;肩关节运动时,出现耸肩动作而不伴有明显的肩胛骨翼状隆起。

(4)Ⅳ型(肩肱对称型)。在静息位,两侧肩胛骨是相对对称的(有可能优势侧肩胛骨较低),肩关节运动时,肩胛骨对称上旋,肩胛下角远离中线向外侧移动,内侧缘紧贴胸壁。

Kibler 分型广泛用于临床,但是由于是基于视觉分析,在很多情况下,由于软组织如脂肪组织和肌肉组的覆盖,不同分型的确认难以实施,而且这种分型方法不能够量化肩胛动力障碍的严重程度。尚无证据表明这些分类模式和明确的疾病诊断有联系。这些分类模式只能代表肩关节功能障碍诊断的一部分而不是一类明确的肩关节疾病诊断。

2. Yes or No 型

Yes or No 型相对 Kibler 分型更为简便,其将肩胛骨动力障碍分为两型,Yes 表示存在肩胛骨动力障碍,包括 Kibler 分型中的下角型、内侧缘型和上缘型,No 表示不存在肩胛骨动力障碍,即 Kibler 分型中的肩肱对称型。

3. Mc Clure 型

临床医生通过检查肩关节运动障碍和肩胛骨异常改变两者的严重程度判断,主观将肩胛骨动力障碍分为轻微异常和明显异常两种类型。

四、评估

1. 肩胛骨侧移试验(LSST)

检查受试者在不同姿势下两侧肩胛骨是否对称。试验包括 3 种姿势:①受试者双手置于两侧身体(放松位);②受试者双手支撑于双侧髂外侧;③受试者上臂处于上抬或下降 90°位时,上臂内旋。在每种位置上,测量双侧肩胛下角与最近棘突的距离。以 1.5 cm 为边界值,大于 1.5 cm 为肩胛动力障碍。

2. 肩胛骨协助试验(SAT)

受试者将肩关节抬起,检查者将受试者的肩胛骨内上界固定,并从外上方向推其内下界,协助肩胛骨上旋,检查者观察患者的试验反应:阳性反应为检查者支撑肩胛骨后,受试者感到撞击症状减轻。

该试验适用于有撞击综合征者或存在疼痛弧者,不适合无任何症状者。该试验通过增加后倾及减少肩关节上抬来改变肩关节功能障碍。

3. 肩胛骨动力障碍试验(肩胛骨动力障碍T)

指受试者双侧上臂在负重(负荷量据体重而定)状态下尽可能高地上举(采用竖拇指位)及下降,完成5次重复的肩关节主动前屈及外展运动,观察受试者肩肱节律情况及肩胛骨位置变化情况。在运动过程中,肩胛骨过少或过多地上抬、前伸、不连续或耸肩运动被定义为节律紊乱,肩胛骨内缘或肩胛下角远离后胸壁定义为肩胛骨翼状隆起。这2种情况都被称之为肩胛骨动力障碍T试验阳性。

该试验良好的信度已被证明,在一大群运动员中,发现使用该试验定义为肩胛动力障碍的人群,当用三维运动跟踪系统时检测他们肩关节活动时,同样出现肩胛骨上旋减少、锁骨上抬及锁骨回缩。

4. 肩胛骨后撤试验(SRT)

肩胛骨后撤试验也称为肩胛骨复位试验,包括徒手固定受试者肩胛骨内缘并使肩胛骨处于后倾位置(胸壁处于轻度回缩的位置)。如果患者疼痛减轻,该试验阳性或是固定受试者肩胛骨,受试者上臂等距上抬时,冈上肌肌力增加,该试验为阳性。

肩胛骨复位试验尤其适用于肩袖力量及上唇(关节唇)疾患的检查。

五、混合型肩胛骨运动障碍的康复

在Ⅰ和Ⅱ混合型肩胛骨运动障碍中,上斜方肌活动增强,下斜方肌活动减弱,会形成明显的翼状肩,在手臂抬高过程中,肩关节前撞击和肩关节前不稳定的个体,可能会增加肩关节后撞击的风险。因此,上斜方肌和下斜方肌的肌力平衡训练是Ⅰ和Ⅱ混合型肩胛骨运动障碍的康复重点。

根据解剖定位,上斜方肌和下斜方肌形成的力偶模式改变,下斜方肌开始激活的时刻延迟,因而影响肩胛骨的上回旋和后倾活动。若前锯肌力量较弱,上斜方肌会出现代偿性激活,上斜方肌过度激活,肩胛骨内侧缘上部会出现过度上移,且下斜方肌激活减弱,导致肩胛骨上旋减少。研究也发现,Ⅱ内侧缘型肩胛骨运动障碍在降臂阶段上斜方肌活动显著增加。

因此,在Ⅱ型肩胛骨运动障碍康复训练中,应选择最小程度激活上斜方肌的练习。手臂抬高的下降阶段更需要强调肩胛骨运动的评估。这主要是因为运动障碍组与正常组的肌电图比较显示,肌电图的改变主要发生在手臂抬高的下降阶段。

总之,要恢复正常的肩胛运动,可能需要针对不同的肩胛骨运动障碍的类型抑制或激活不同的肌肉,且由于大多数的变化发生在手臂下降阶段,在这个阶段评估肩胛骨的运动障碍是特别重要的。

第十节　肩峰撞击综合征与肩峰形态

肩峰撞击综合征(SIS)是1972年由Neer首先提出来的,是指肩部前屈、外展时,肱骨大结节与喙肩弓反复撞击,导致肩峰下滑囊炎症、肩袖组织退变,甚至撕裂,引起肩部疼痛、活动障碍,是对单独的或混合多样因素引起的肩前方或前外上方疼痛的总称。

肩峰撞击综合征导致肩部疼痛的一种常见疾病,有研究者认为其病因是肩峰下表面存在骨赘,肩袖和肱骨头反复撞击,喙肱韧带受到撞击和拉伸所致。有研究调查证实,在当地病例中,因为解剖学因素(肩峰形状结构)引起的肩峰下撞击综合征,约占以肩关节疼痛为主诉总病例的60%,说明肩峰形状结构对于肩峰撞击综合征来说有很大影响。

一、肩胛骨形态结构与肩关节外展分析

1. 肩胛骨形态结构

人体肩胛平面与冠状面呈现40°~50°的夹角,为了能够清晰地显示肩峰的形态(肩峰下表面的光滑度、是否有骨赘、肩峰下间隙的大小),常采用肩胛骨侧位X射线片来观察肩峰下的形态,为肩峰撞击综合征提供有力的诊断证据。

肩胛骨正位X射线片主要起鉴别诊断的作用,了解盂肱间隙、关节盂周围骨赘、肩锁关节等情况,排除其他病症。

2. 肩关节外展分析

肱骨头与喙肩弓(喙突、肩峰、喙肩韧带组成的结构)之间的距离,一般情况下为10~15 cm。内部包括肩峰滑囊、冈上肌及其肌腱、肱二头肌长头腱、肩关节囊上部等结构。

手臂的外展是一个多关节协作共同完成的动作,其中包括:①盂肱关节在外展过程中是以凸的关节头向上滚动、向下滑动的方式去运动的。②手臂外展的过程中伴随着盂肱关节、肩胛胸廓关节、肩锁、胸锁关节的协同运动,其中以盂肱关节的外展、肩胛骨的上回旋之间的协作最明显。③手臂外展中,肩袖肌群主要负责维持盂肱关节的稳定性;除此之外,外展到后期,冈下肌、小圆肌等会外旋肱骨以避免肩峰下间隙的减少。

二、肩峰撞击综合征试验

1. 利多卡因试验

对所有患肩注射利多卡因,注射后30 min内复查Neer撞击试验,疼痛消失或明显缓解为利多卡因试验阳性,疼痛无缓解或加重为利多卡因试验阴性。

试验结果:Ⅰ型肩峰中,试验的阳性率为44.4%;Ⅱ型肩峰中,阳性率为53.3%;Ⅲ型肩峰中,阳性率为84.4%。

利多卡因试验是将局部麻药利多卡因直接注射到肩峰下间隙,对肩峰下间隙内的滑囊炎症、肩袖炎症等有暂时的止痛作用。

虽然利多卡因试验阳性不一定表明肯定是肩峰撞击综合征,因为肩峰下间隙内有其他病变时也可以产生阳性结果。但是,肩峰撞击综合征患者绝大多数都会产生阳性结果,而且利多卡因试验阴性说明肩部病变不在肩峰下间隙内,可以排除掉肩部疼痛患者中非肩峰撞击综合征因素。

2. Neer 撞击试验

患者可以采取站位、坐位,检查者站在患者患侧侧方。先抓住患侧手臂内旋,然后在肩胛面内将患者手臂完全上抬。如果患者出现肩关节处疼痛,测试为阳性。

肩关节内旋,是有目的地将肱骨大结节移至肩峰下间隙的位置,再上抬就能够更强烈地刺激肩峰下间隙内的软组织。如果软组织存在损伤,挤压就能够诱发出疼痛。

3. Hawkin 测试

检查者立于患者后方,使患者肩关节前屈 90°,肘关节屈曲 90°,前臂保持水平。检查者用力使患侧前臂向下致肩关节内旋,出现疼痛者为试验阳性(原理:人为地使肱骨大结节和冈上肌腱从后外方向前内撞击喙肩弓)。

4. 疼痛弧征

受试者上肩关节外展 60°~120°范围内出现肩前方或肩峰下区疼痛时即为阳性(原理:肩峰下间隙内的软组织与喙肩弓间的摩擦引起疼痛)。

三、肩峰撞击综合征的诊断

对于肩峰形态结构对诊断肩峰撞击综合征的意义一直存在争议。有观点认为,不论原因或结果,肩峰形态(肩峰下骨赘)是诊断肩峰撞击综合征的重要依据,甚至肩峰形态异常首要的解决办法就是手术。也有观点认为,肩峰下骨赘不完全和撞击有关,两者不呈平行关系,所以肩峰异常只能作为一种提示而非重要依据。要诊断肩峰撞击综合征需要确定诱发因素与肩峰下的撞击程度,还需要确定撞击后的组织是否发生了改变。需要进行 MR、关节镜手术、动态 X 射线透视等。

肩关节疼痛、Neer 撞击试验、X 射线检查肩峰形态、利多卡因试验 4 项指标联合就可以诊断肩峰撞击综合征。肩部疼痛是肩峰撞击综合征的必然结果;而撞击试验是在模拟肩峰下撞击的动作;利多卡因试验在于排除掉非肩峰下间隙病因的情况;X 射线检查肩峰下间隙异常可进一步证明肩峰下间隙的问题。

四、肩峰撞击综合征分期

肩峰撞击综合征可分为 3 期:

① Ⅰ 期。肩峰下囊和肩袖的水肿和出血。

② Ⅱ 期。产生不可逆的变化,例如肩袖的纤维化和肌腱炎。

③ Ⅲ 期。产生更多的慢性变化,例如肩袖的部分或完全撕裂。

五、肩峰撞击综合征的成因

当滚动、滑动的运动模式受到破坏、肩关节不再按照正常的运动轨迹运行,肩峰下间隙就有可能减小,从而挤压肩峰下软组织,造成肩峰撞击综合征的发生。

1. 肩峰形态与 SAS

肩峰形态与肩峰撞击综合征的关系可通过 X 射线片检查:根据患者在肩胛骨侧位

X射线片所显示的形态,将肩峰大致分为3类。

①Ⅰ型肩峰:肩峰平直,下缘光整。

②Ⅱ型肩峰:肩峰呈弧形,凸面向上。

③Ⅲ型肩峰:肩峰尖端呈钩状,下表面有骨赘。

有研究报道,在64例病例的75患肩中,Ⅰ型肩峰占总肩数的13.3%,Ⅱ型肩峰占22.7%,Ⅲ型肩峰占64%。天生Ⅲ型肩峰的人群更容易患有SAS,原因是钩状的肩峰使得肩峰下间隙更小,发生SAS的可能性更大。

2. 盂肱关节不稳与SAS

盂肱关节是人体最灵活的关节,当盂肱关节稳定性下降,正常运动模式被破坏,造成SAS的可能性也会提高。

3. 肩复合关节和SAS

肩复合关节(盂肱+胸锁+肩锁+肩胛胸廓)在外展全过程中满足:盂肱关节外展(120°)、肩胛骨上回旋(60°)=胸锁关节上抬30°+肩锁关节上回旋30°、肱骨外旋(25°~55°),当上述运动被影响时,就可能产生SAS。

①冈上肌收缩可下压外展中的肱骨头(保持肱骨头的位置),并与冈下、小圆肌外展,使得大结节避开肩峰;当它们出现问题可能会造成SAS。

②上交叉综合(胸大、小肌紧张,菱形肌中下斜方肌过弱)会造成肩胛骨过度前倾,肱骨处于内旋位置,肩复合关节在外展中无法正常运作,可能造成SAS。

③前锯肌(肩胛骨上回旋的重要肌肉)无力,使得肩胛骨脱离正常位置,即前倾(肩胛下角翘起)或内旋(肩胛内侧缘翘起),可能引发SAS。

④斜方肌上束激活过度,可能会干扰正常肩肱节律,从而挤压肩峰下组织造成SAS。

⑤锁骨相关肌肉紧张,导致胸锁关节无法正常上抬,造成肩胛骨没有完整的上回旋角度,可能造成SAS。

原发性撞击和肩峰先天的结构有一定关系,Ⅲ型肩峰的肩峰下间隙狭窄更易发生肩峰下撞击征。另外,肱骨大结节的骨赘形成,肩锁关节增生肥大,以及其他可能导致肩峰-肱骨头间距减小的原因,均可造成肩峰下结构的挤压与撞击。

继发性肩峰下撞击症是由肌肉不平衡、后方关节囊过紧、肩胛骨运动问题、盂肱关节不稳定等疾病产生的反复微小撞击造成的。例如,当关节囊过紧时就有可能将肱骨头与肩峰或者锁骨的外侧端拉得过于靠近,肩峰下间隙变小,从而导致撞击的出现。如果肩袖肌群不协调,可能会导致肱骨头的运动轨迹出现问题,同样可能导致肩峰撞击的出现。比如冈上肌与冈下肌、小圆肌、肩胛下肌的肌肉力量在上提与下拉方面差距太过悬殊,会导致肩关节在外展时,无法使肱骨头在关节盂内形成一种滚动+滑动的运动模式,从而偏离正常的轨道,导致肩峰撞击的产生。

六、肩峰撞击综合征的影响因素

1. 肩袖肌群（主要力量）

肩袖肌群止于肩关节周围，在肩外展时收缩以提供主动的稳定。当肩袖肌群无力、肌力失衡时，可造成其不能稳定盂肱关节，肱骨头可能会脱离原有的滑动、滚动模式，造成 SAS。

2. 关节囊、周围囊韧带（被动力量）

关节囊、周围囊韧带是由致密结缔组织构成的被动稳定结构。当关节囊部分紧张迫使肱骨头脱离原有运动轨迹时，可能造成 SAS。

3. 盂唇、肱二头肌长头腱（被动力量）

肱二头肌长头腱提供向下的拉力，而盂唇加深关节窝。盂唇的撕裂损伤会造成关节不稳，肱二头肌不能起到原有的下拉作用，可能造成 SAS。

七、肩峰撞击综合征治疗

目前治疗 SAS 的手段人体分为保守治疗、手术治疗两种方式。

1. 保守治疗

（1）应用主动活动及物理治疗消除肩峰下间隙的炎症。

目前比较普遍的治疗方法是：热疗后加以特定肌群的针对训练（肩胛骨稳定训练＋肩袖肌力训练＋本体感觉训练）可有效改善 SAS 症状。

有研究表明：传统物理治疗辅以核心肌群等速肌力训练对 SAS 康复治疗有明显的促进作用。针刀能够改善 I 型肩峰撞击综合征患者肩关节功能，且效果明显优于非甾体抗炎药的使用。

（2）通过药物去除炎症。

通过药物去除炎症包括口服非甾体类消炎止痛药物、局部外用药及肩峰下间隙封闭治疗。

2. 手术治疗

手术采用肩峰下间隙减压术，包括前肩峰成形、肩峰下滑囊切除、肩锁关节骨赘切除。

康复训练重点应放在肩胛骨稳定肌，牵拉关节囊后部，增强肩袖肌力，恢复正确的技术动作。通过增加冈下肌、小圆肌和肩胛下肌的力量来控制肱骨头向前位移。此外，在科学的专项体能训练的前提下，需要教练员传授正确的技术动作，进行科学的训练监控。正确的游泳技术动作可以避免局部负担量过大引起的疲劳和微细损伤，如正确的躯干滚动以降低肩胛骨的过度前伸，从而维持正常的盂肱关节位置，避免肩峰下摩擦与撞击综合征。

第十一节 肩胛下肌及损伤

肩胛下肌是参与构成肩袖各肌肉中最大最有力的肌肉,占据肩胛下窝的绝大部分,与冈上肌、冈下肌、小圆肌一起将肱骨头稳定在关节盂上,也是肩袖相关肌肉中唯一的内旋肌,运动时一起维持肩关节水平位的力偶平衡,对肩关节发挥着动力性稳定作用。

肩袖损伤是肩关节疼痛的一个重要病因,其最常见且讨论最多的是冈上肌、冈下肌及肌腱的损伤,而肩胛下肌作为肩袖最大且唯一的前肩袖肌,其损伤经常被忽视。

目前我国肩胛下肌损伤发生率随年龄增大而呈上升趋势;在运动员中,肩胛下肌损伤也是常见肩袖损伤的一种,其损伤不仅会导致肩部疼痛,还可造成肩部功能障碍。

一、肩胛下肌解剖学

1. 形态结构

肩胛下肌位于肩胛骨前面的肩胛下窝内,被前锯肌覆盖,为一块呈三角形的扁肌。起自肩胛下窝的内 2/3、肩胛腋缘前面下 2/3 和肩胛下筋膜,肌纤维向外逐渐汇集,移行于扁腱经肩关节囊前面,止于肱骨小结节及关节囊前壁。在该肌矢状面上,可见 6 或 7 片类似弯曲为半环形的腱板,腱板增厚并连于止端腱,与肩关节囊前壁的纤维相交织,加强肩关节的稳定性。

Gleason 等发现肩胛下肌肌腱可分为两部分纤维,深层止于肱骨小结节延伸至肱骨结节间沟,并在结节间沟内延伸出表面层,包绕肱二长头腱止于大结节上,浅层止于肱骨大结节。

肩胛下肌腱的止点作为肩袖的一部分,在肩关节过度外旋、肩关节脱位等情况下,可发生部分或全部断裂,从而影响肩关节的稳定性,限制肩关节活动。实践中常易忽略该损伤,造成肩关节稳定性下降。

2. 神经血液供应

肩胛下肌由肩胛上动脉、肩胛下动脉和腋动脉的小分支供应血运。多见由锁骨下动脉的分支供应,其前部由肩胛下动脉、胸外侧动脉、肩胛上动脉回旋支和腋动脉一个分支供应,后部由旋肱后动脉和肩胛下动脉提供,腋动脉较其他动脉分布较少。

肩胛下肌的支配神经为肩胛下神经(C5、C6)的上下支。

3. 肌肉运动功能

肩胛下肌收缩时,可以使上臂绕肩关节内收、旋内,拮抗三角肌,并帮助将肱骨头维持在肩胛骨关节窝内,以增加盂肱关节的稳定性,同时也具有防止肱骨向前移位的作用。

手臂上举时会将肱骨头拉向前下方,它是肩关节前方有力的保护结构,可防止肱骨头向前下方脱位。

肩胛下肌的肌纤维走向既有横向也有斜向。在上肢呈下垂位时,全部收缩使肩关节旋内,但是上部肌纤维(横向)活动较大。当肩关节以 90°外展位内旋时,因为肩胛骨往上旋转,下部肌纤维(斜向)活动较多。

常见功能障碍:肩胛下肌容易缩短和紧张,导致手臂持续内收和内旋,并抑制外旋肌群,形成圆肩的体态。如果该肌肌力薄弱,则容易成为盂肱关节前部的不稳定因素之一,易导致肱骨头被迫向前滑移,造成肱骨前移的体态。

二、肩胛下肌损伤机制

肩胛下肌损伤是多种原因共同导致的,包括肌腱本身的退化、外伤及喙突下撞击等。

随着年龄的增大,人体各肌肉功能退化是一个自然规律,肌腱也随之退化,易引起肩胛下肌的损伤。研究发现,30~80岁的成年人肩袖损伤的概率随年龄增长而出现逐渐增高的趋势,尤其在50岁以上的人群中显著增加,由此引出了肩袖损伤病因的一个学说,即退变学说。

肩胛下肌撕裂都是位于肩胛下肌附着区的上半部分,为关节侧的部分损伤,这也是肩胛下肌退变的常见部位。

外伤致伤包括主动损伤和被动损伤。

(1)被动损伤。

被动损伤最常见当肩关节处于外展位时,受到外旋力的创伤或喙突下的撞击而引起,在过肩投掷样动作的运动员中比较常见。

关节活动时,由于肱骨头始终位于肩胛盂中,肱骨头旋转中心和肩胛盂保持一致,而不向前移动来保持肩关节活动的稳定性,不会导致喙突与肩袖间隙发生接触。若肩关节发生前方不稳,外旋肩关节时会导致肱骨头前移,与喙突尖端发生撞击,从而造成肩袖间隙损伤,导致喙突下撞击。

(2)主动损伤。

主动损伤是由于上臂处于外展旋后位时,上臂突然用力内收、内旋而用力失衡,引起肌纤维部分撕裂;或由于患者上肢长期保持内收、内旋动作,反复收缩舒张肩胛下肌,上肢突然内收、内旋时而导致急性损伤,引起肌纤维在止点处撕裂或小血管出血。

三、损伤分型

目前,肩胛下肌损伤的分型报道不一,最早提出的是 Pfirrmann 等人,根据肩胛下肌肌腱矢状面的 MRI 图像设计了以下分类:

①Ⅰ型。损伤累积小于1/4肩胛下肌肌腱宽度。

②Ⅱ型。损伤累积超过1/4肩胛下肌肌腱宽度。

③Ⅲ型。肩胛下肌肌腱完全脱离肱骨小结节。

该损伤分型并不适用于所有的肩胛下肌肌腱病变,如肩胛下肌在附着点内侧、小结节处及肌肉部位的损伤。因此,还有待完善和改进分型方法。

通过研究肩胛下肌的解剖学特点及损伤机制和分型,可以为肩胛下肌损伤相关疾病的运动康复和指导肩关节活动提供理论依据。

第十二节　上交叉综合征

上交叉综合征(upper crossed syndrome)是指人体长期处于一种状态下,使周围肌群痉挛疲劳而导致的相关关节、肌肉等发生的一些病理性改变,造成肌肉力量失衡形成的一种疾病。

一、身体姿态的变化

上交叉综合征原本属于随着年龄的增长,人体由于肌肉、骨骼弱化产生的一种退变性形变,但随着科技的快速发展,人们的学习、工作方式与生活习惯都发生了彻底的改变,大部分人工作或者学习时,长时间处于坐、含胸弓背状态,人们用自己认为舒适的姿势进行学习、工作,渐渐失去原本对身体姿态的控制模式。久而久之,这种常坐于办公桌或者计算机面前,缺乏合理的锻炼状态的人,便逐渐失去正常的肌力平衡,使处于长期紧张状态下的肌肉变得僵硬,而长期处于拉长状态的肌肉会变得无力、松弛。于是,出现了含胸弓背、圆肩、头前伸的状态,造成了上交叉综合征患者越来越多,年龄也逐渐年轻化。

身体姿态的变化主要有头部前伸,颈椎前凸,胸椎后凸(寒背),肩胛骨上提和前伸(圆肩),肩胛骨外旋或翼状肩胛。

二、上交叉综合征的评估

标准人体姿态站立时,耳垂(颞骨乳突)、肩峰、躯干中间、股骨大转子、膝关节及外踝稍前方应在一条垂直重力线上。若身体某处出现靠前或者后缩,则代表身体此处可能存在肌力或骨关节之类的问题。

指导患者靠在规格为高 2.4 m、宽 1.8 m、最小刻度格为 5 cm×5 cm 的评估板上,处于正常放松站姿下进行观察,记录患者身体侧面与正面观的图像,通过与标准人体姿态对比并分析患者存在的问题。

目前,上述测试结果含角度的大小数值,对于上交叉患病的认定还处于研究中,但可以将患者干预前后的身体姿态角度变化,作为评估上交叉综合征改善的标准。

三、上交叉综合征产生机制

上交叉综合征的产生是由多种原因共同造成的,这里更多地关注由日常行为和锻炼产生的肌肉紧张导致的上交叉综合征。

1. 头颈部的不良姿势

头颈部的不良姿势包括头前探、屈颈、寒背、圆肩等,这些不良姿势往往发生在长期以错误坐姿伏案工作的人群,此类患者因长期在计算机前工作,头部超过肩膀处于前探姿势,维持时间过长使得头颈部的侧屈和旋转易发生障碍。在学生群体中,不良的坐姿使头颈部频繁屈曲,长时间低头屈颈写作业、看书等,过长的颈部弯曲导致颈痛。背包客一族则是寒背的主要人群,因背包过重导致肩部负荷增加,因而长期表现寒背的不良姿势,出现背部酸痛症状。以圆肩不良姿势为主的人群是司机,司机长期开车,肩部长期处于紧张、过度前屈和前伸状态,从而导致圆肩的发生,出现肩背部酸痛等症状。

2. 不正确的锻炼方式

经常锻炼胸大肌而不注重背部的锻炼会使前胸的肌肉(胸大肌)及上背过紧,下背肌肉(菱形肌和斜方肌中/下束)及近颈的肌肉过弱,造成胸前背后肌肉发育不平衡,长久会形成寒背。

另外,圆肩姿势时肩外旋肌力减弱,导致在肩外展动作时上臂无法及时外旋,造成肱骨大结节和肩峰发生撞击,挤压冈上肌和肱二头肌长头腱,因而会出现肩关节外展受限或肩关节外展时,发生肩峰撞击。

3. 失衡的肌肉

紧张的肌肉包括胸大肌、胸小肌、枕骨下肌、斜方肌、肩胛提肌、胸锁乳突肌、斜角肌等。薄弱的肌肉包括深层颈屈肌、下斜方肌、冈下肌、小圆肌、菱形肌等。

四、上交叉综合征的危害

(1)影响个人形象,使人看起来气质欠佳。

(2)紧张的肌肉会造成肩颈疼痛,严重可压迫颈椎神经,引起头痛和手臂麻木。

(3)颈部曲度减小、僵硬,引起大脑供血不足,使人整天昏昏沉沉,打不起精神。

(4)呼吸不顺畅,摄入氧气减少,体能废物排出受阻,影响身体功能,容易在体内累积毒素。

(5)腹腔容量减小,影响消化和营养吸收,造成便秘。

(6)圆肩会使横膈膜处于紧张状态,造成大动脉和腔静脉的压迫,使心脏工作负担加重。

第十三节　下交叉综合征

下交叉综合征(lower crossed syndrome,LCS)运动干预研究在国内外的研究中开展都比较少,仅有部分学者从肌筋膜角度对下交叉综合征的发病机制和治疗思路进行了阐述。下交叉综合征的定义最早由 Janda 提出,用来描述下腰部肌肉系统失衡的一种体态表现模式。Janda 将人体肌群分为强直肌系统和时相肌系统两大部分,强直肌系统通常是指屈肌或姿态肌,而时相肌通常是指伸肌。按照这个思路,下交叉综合征可以定义为肌肉失衡导致的姿态改变,将肌肉失衡定义为易于紧张或缩短的肌群和易于受到抑制的肌群之间的一种受损、不平衡的关系。据此,进一步判断,以静态、强直或维持姿态为主要功能的肌肉更趋于紧张,并在各种运动中更易于被激活,而以动态和时相功能为主的肌肉更趋于变得薄弱。

一、下交叉综合征的表现

出现下交叉综合征时,位于背侧紧张的胸、腰伸肌和位于腹侧紧张的髂腰肌、股直肌呈现前后交叉；腹侧薄弱的深层肌肉和背侧薄弱的臀大肌、臀中肌呈现前后交叉。这种失衡模式导致关节功能紊乱，主要发生在 L4~L5、L5~S1 节段和髋关节、骶髂关节。下交叉综合征可观察到特定的姿势变化，包括骨盆前倾、腰椎前凸增加、腰椎侧移、腿部侧旋和膝关节过伸。

二、下交叉综合征的分类

从整体上看，人体姿势问题归类为上交叉综合征和下交叉综合征两种模式，进一步又可将下交叉综合征分为 A 和 B 两种类型。

A 型患者在运动过程中髋关节表现出更多的屈伸动作，在站姿状态下表现出骨盆前倾、轻微的屈髋和屈膝的体态。这类患者的代偿动作表现为腰椎过度前凸及腰椎上段和胸腰节段过度后凸，即驼背姿态。

B 型下交叉综合征涉及更多下背部，此类患者腰部从胸腰节段开始前凸减少，胸椎代偿性后凸增加，会出现驼背、头部过度前伸的体态，并且人体中心后移，肩部位于人体中轴线后面，膝关节出现过度伸展。

三、下交叉综合征形成原因及危害

Herrington 等研究表明，85% 的男性和 75% 的女性呈骨盆前倾体态，6% 的男性和 7% 的女性呈骨盆后倾体态，只有 9% 的男性和 18% 的女性呈中性，可见下交叉综合征具有普遍性。目前，肌肉失衡理论是引起姿势异常改变的主流思想，而该理论主要存在两种观点：一种观点是生物力学的肌肉失衡是肌肉长时间保持一种姿态或重复性动作使肌肉持续承受压力所致。久坐、重复不良姿势是导致肌肉失衡的重要因素，包括躯干肌群（腹直肌、腹内斜肌、腹斜肌和腹横肌）及臀部肌群（臀大肌、臀中肌和臀小肌）无力，胸腰椎体（竖脊肌、多裂肌、腰方肌和背阔肌）及髋屈肌（髂腰肌和阔筋膜张肌）过度活动和紧绷，腘绳肌代偿骨盆前倾，臀大肌受到抑制，从而形成 LCS。这种肌肉失衡会导致关节功能障碍，骨盆前倾带来的影响不仅仅是形态的变化，还会进一步造成骨关节排列不正确、关节功能紊乱及运动模式改变，关节力线的改变在运动过程中将对关节造成损害，可能导致韧带损伤。特别是 L4~L5 和 L5~S1 节段和髋关节。腰椎前凸过大是姿势不良的典型特征，会对健康造成负面影响。骨盆前倾和股骨内旋有着直接的因果关系，股骨内旋意味着内旋肌群紧张，旋肌群力量薄弱。臀中肌是保证骨盆横向稳定的重要基石，也是主要的髋展肌，髋展肌群和旋肌群力量薄弱较易引起髌股关节疼痛。

另一种观点是神经控制的因素导致了肌肉失衡，由于肌肉在功能活动中所扮演的角色而易于失衡，即在不同的运动中肌肉募集的顺序是不同的，当由于神经募集顺序改变而导致在运动中肌肉工作循序紊乱，便会使一些肌肉发生代偿，另一些肌肉功能被抑制，最终导致肌肉失衡。

Janda 指出，人体内除了运动系统以外的所有系统都是不受意识支配的，肌肉非常脆弱且不稳定，是神经肌肉系统中最容易暴露的部分，关节结构、肌肉功能和中枢神经系统控制交互作用，其中任何一个系统的改变都会影响其他结构和功能，使得运动系统产生不正确的反馈，从而身体产生各种不同的适应性变化，进而使人体表现出力学机制紊乱和运动反馈异常。肌肉系统在中枢神经系统参与下控制骨骼系统完成动作,在功能性运动中肌肉既主导运动又起着稳定的作用。

综上所述,下交叉综合征普遍存在,国内对下交叉综合征的研究较少,故对 LCS 进行相关研究是非常有必要的,如何较好地通过运动干预来改善 LCS 值得深入研究。而 LCS 的成因大多数是由长期重复不良的动作或维持不良的身体姿势引起的,故在日常生活中避免不良的身体姿势、减少久坐对预防 LCS 至关重要。

骨盆前倾是下交叉综合征的症状之一,其只是针对骨盆的一种非正常姿态的描述,而下交叉综合征包括下腰部至下肢的综合的非正常姿态的描述。

第十四节　髋 屈 挛 缩

由于现代生活节奏加快,人们逐渐适应了久坐,并且疏于锻炼,可能会造成不同程度的体态问题,包括对站立姿势的影响。

一、髋屈挛缩与正常姿势

髋关节主要由股骨头和髋骨的髋臼组成,其中髋臼的关节软骨覆盖在月状面上,关节囊很厚、很致密。深层还有轮匝带可约束股骨头向外脱出(图7-3)。

由于久坐、髋伸肌的无力或髋关节囊肿痛等,会导致髋关节长时间保持屈曲状态而引起髋屈挛缩(hip flexion contracture)。长期如此,髋屈肌与囊韧带就会出现适应性紧张,因此会限制髋关节的完全伸展功能。此时的重力线处在髋关节的前方,因此产生了一个使髋关节屈的力矩,为了向前倾倒,就会激活髋伸肌来对抗髋屈的趋势,进而会增加站立时能量的消耗。

真正理想的站立姿势即人体在站立时,重力作用线穿过枕骨乳突,位于第二骶椎的前面、髋关节的后面、膝关节的前面与踝关节的前面。

健康的成年人在站立时仅需要较少的肌肉收缩来保持髋关节的稳定,此时髋关节囊韧带被拉伸,使髋关节保持被动稳定来对抗身体的重力。并且,此时重力线、髋臼和股骨头对齐,这正是关节软骨最厚的地方,因此能给关节下骨最好的保护。

二、髋屈挛缩的诊断

坐在桌子边缘,一边的脚弯曲,双手将膝盖往胸口抱,然后慢慢向后躺,让下背与桌面接触,另一条腿自然下垂。健康:非抱膝的大腿与桌面有接触,而小腿与大腿垂直;髋屈挛缩:大腿离开桌面。

三、髋屈挛缩对身体的影响

1. 费力

髋屈挛缩患者尝试站直时,重力作用线会转移髋关节前方,会额外产生一个使髋关节屈的力矩(此时重力充当髋关节屈肌的作用),为了防止自己向前倾倒,就需要更多的

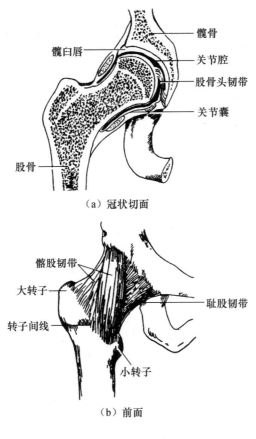

（a）冠状切面

（b）前面

图 7 – 3　髋关节

髋伸肌代偿收缩来保持平衡,这样就会消耗更多的能量,长时间站立时就会更加疲倦。

2. 易产生恶性循环

代偿姿势站久会觉得疲累,想去坐着,长时间久坐会又进一步使髂腰肌与髂股韧带紧张,加深髋屈挛缩的程度,需要髋伸肌更大地收缩,增加更多的耗能。

3. 伤害髋关节软骨

髋关节伸肌收缩来维持人体平衡,此时关节间的应力也随之增大,并且此姿势中,较厚的关节软骨区域并不会呈现最佳重叠,进而阻碍关节均匀分散压力。随着时间的推移可能会增加关节表面的磨损。

四、髋屈挛缩的改善

1. 避免久坐

久坐不仅会造成髋关节的功能障碍,还会引起腰痛、心脏疾病与糖尿病等。建议每坐 1 h,就站起活动或拉伸 10 min。

2. 对腹肌进行抗阻训练

有着较大张力的腹部肌肉可能会有助于髋关节伸展（站立时腹直肌、腹外斜肌与臀大肌、腘绳肌在髋关节处形成一对力偶，力偶好像车的方向盘）。

推荐动作：平板支撑。

3. 增强髋关节伸肌力量

推荐动作：壶铃摇摆、臀桥、负重后踢腿等抗阻练习。

4. 拉伸髋关节屈肌与囊韧带

推荐动作：俯卧位的拉伸可使骨盆呈现自然的后倾位，有助于加大髋关节屈肌与韧带的拉伸幅度。

5. 站立时保持髋关节锁定位

在髋关节锁定位时，髋关节的韧带的拉伸效果可能会更佳。

髋关节锁定位，即站立状态下，完全伸展髋关节的同时轻微内旋和外展股骨，此时关节囊内的大部分韧带扭转或旋转到最紧的位置，这样有利于髋关节囊韧带的最大拉伸。

综上所述，髋屈挛缩主要表现在髋关节处，而髋关节相当于整体身体的中心枢纽部位。其上连接骨盆，骨盆上端又连接脊柱，因此当髋关节发生功能障碍时，不仅会影响骨盆的方位，而且会伴随着脊柱的不正常形变，比如腰椎过度前凸、驼背与侧弯等。其下连接股骨，支配着整个下肢运动链，所以当出现膝超伸、平底足等问题时，也要着重对髋关节进行功能评估，这样才能更好地改善体态，提高生活质量。

第十五节　膝关节解剖与前交叉韧带损伤

前交叉韧带（anterior cruciate ligament，ACL）是维持膝关节稳定的重要解剖结构，其功能主要是与膝关节周围及内部其他结构共同维持膝关节静态及动态稳定，具有限制胫骨内旋、前移、过伸及内外翻多重作用。ACL 断裂后可以产生明显的膝关节不稳，严重影响膝关节功能，目前临床上通常采用膝关节镜下 ACL 重建手术以修复受损的 ACL 解剖结构。随着手术技术的发展与相关研究的深入，膝关节的解剖学结构也被与 ACL 损伤联系在一起，如胫骨平台后倾角、股骨髁间窝形态、髁间窝宽度指数（NWI）等。

一、胫骨平台后倾角

胫骨平台后倾角被定义为胫骨纵轴的垂线和沿着胫骨内侧平台的切线之间的角度。这一概念最早产生于膝关节置换手术中，通过截骨取得一个理想的后倾角是术后恢复膝关节伸屈功能的关键。目前胫骨平台后倾角的测量是基于膝关节的磁共振成像技术，基于胫骨平台表面几何形态差异可将胫骨平台后倾角（posterior tibial slope，PTS）分为内侧胫骨平台倾角（medial tibial lateau slope，MTS）和外侧胫骨平台倾角（lateral tibial plateau slope，LTS）。

测量方法:所得胫骨纵轴线及内/外侧平台的切线夹角减去90°。

基于 MRI 的研究把胫骨平台后倾角进一步细化为内侧和外侧两部分,相关的研究数据也体现出多样性的结果。Hashemi 等人研究发现,与 ACL 未损伤的对照组相比,在 ACL 损伤的男性和女性受试者中都发现 LTS 显著更大,但是仅仅在男性受试者中观察到膝关节 MTS 增大。Beynnon 等人在业余运动员群体中将 88 名遭受了初次非接触性 ACL 损伤者和同等数量的对照组比较,通过 MRI 测量被研究者双膝的内侧和外侧胫骨平台后倾角等数据并进行了定性分析,结果显示女性群体中 ACL 损伤风险与较大的 LTS 之间有显著的相关性,而在男性中则没体现出相关性,MTS 则与 ACL 损伤风险无关。胫骨平台后倾角的增加对膝关节生物力学的影响已经在数学模型和人体标本膝关节分析中进行了探究,多数的膝关节数学模型研究提示,其增加能够使膝关节胫骨前移增大并增加 ACL 的应力。此外,Webb 等人对 200 名经历过自体肌腱移植 ACL 重建的孤立性 ACL 损伤患者进行了长期的随访研究,分析了胫骨平台后倾角和研究对象中 ACL 损伤发生率之间的关系,发现胫骨平台后倾角的增加与 ACL 重建后进一步 ACL 损伤概率的增加有显著的相关性。

目前胫骨平台后倾角相关的研究成果数据来自于 ACL 损伤患者的手术治疗、尸体解剖及数学建模,更好地了解胫骨平台后倾角的意义可能有助于预防 ACL 损伤并改善其手术治疗策略。

二、股骨髁间窝形态、髁间窝宽度指数

股骨髁间窝狭窄与 ACL 损伤易感性的关系已为骨科临床所重视,对股骨髁间窝解剖形态的正确认识可以预测 ACL 损伤发生的危险性及预测 ACL 重建术效果,指导 ACL 重建术。通过对高分辨率 MRI 中的髁间窝进行测量,包括髁间窝宽度、股骨双髁宽度、分型统计和髁间窝宽度指数,以此来研究 ACL 损伤与髁间窝形态的关系已成为目前的研究热点。

1. 髁间窝形态

根据解剖特点可将髁间窝分为 A 型、U 型和 W 型。其中,A 型有狭窄的底端和尖尖的顶,中部狭窄较轻,近似字母"A";U 型底端和中部较宽,顶端圆钝,近似倒置的字母"U";W 型顶端有明显的两个峰。

近年来随着研究的不断深入,人们发现髁间窝形态与 ACL 损伤之间存在着密切相关性,很多学者认为髁间窝形态的差异是导致 ACL 损伤的危险因素之一。Al Saeed 等人通过对 560 例患者的轴位磁共振影像资料观察并对这些数据进行相关性分析研究后认为,A 型髁间窝的出现是导致 ACL 损伤的一个重要危险因素。

2. 髁间窝宽度指数

按照 Al Saeed 等的方法在轴位 MRI 上进行测量。先确定股骨内、外侧髁关节软骨面的共同切线作为基准线,然后在股骨内侧髁外侧缘突出点水平作与基准线平行的直线,直线与股骨外侧髁外侧缘、股骨内侧髁内侧缘交点间的距离为股骨双髁宽度,记为 W_1,在髁间窝顶点处作与基准线垂直的线段,即为髁间窝高度,在此高度 1/2 处作与基

准线平行的直线,直线与股骨内侧髁外侧缘、股骨外侧髁内侧缘交点间的距离为髁间窝宽度,记为 N_1。NWI 为髁间窝宽度与股骨双髁宽度的比值,即 N_1/W_1。

人们对髁间窝宽度与 ACL 损伤间的关系认识较早,1938 年就有研究发现髁间窝狭窄人群的 ACL 可能更容易损伤。此后这一问题逐渐引起人们的重视,NWI 可以排除年龄、性别、身高、体质量等因素的干扰,较为准确地反映髁间窝的狭窄程度,并能够减少误差,使测量结果标准化。假设 NWI 存在个体间差异,那么它就能用来对比不同的患者。Shelbourne 等人发现在 X 射线平片上无论是双侧或单侧 ACL 受损受试者髁间窝宽度均显著小于对照组。张志强等人研究发现 NWI≤0.20 即可认为髁间窝狭窄。而关于 NWI 标准值的大小问题,不同的学者也给出了不同的结论。据许多学者报道,非接触性 ACL 损伤的运动员存在髁间窝狭窄,并有显著的统计学意义。

股骨髁间窝狭窄等解剖变异是导致 ACL 损伤的重要因素之一,因此,针对股骨髁间窝进行相关影像学的测量对于评估 ACL 损伤风险,预测 ACL 重建术的效果以及 ACL 髁间窝撞击症的发生率,较为准确地控制髁间窝成形术范围等有着重要意义。

除上述膝关节解剖学形态参数可能影响非接触性 ACL 损伤外,还有多种危险因素如激素、神经肌肉、遗传等各类因素也会导致损伤发生。综上所述,就某一个体而言可能出现多种危险因素并存且相互影响,但是,上述危险因素并存的多变量风险模型尚未建立,这就为将来研究提供了新思路、新方向,继而应更加全面、科学地设计研究方法,从而科学地预测 ACL 损伤的危险性并专注于创建全面、临床适用的风险模型,去确定哪些是受伤的危险因素,并为那些可能存在多个损伤因素的人员提供预防策略的方向。

三、前交叉韧带损伤机制

从膝关节结构本身来看,它缺乏髋关节和踝关节的固有稳定性,所以需要肌肉、韧带和其他结构给予加强才能稳定,而前交叉韧带在其中就扮演着非常重要的角色,它可以限制膝关节过伸,防止胫骨前移,引导膝关节依照固定的规律活动。

膝关节不论伸直或屈曲,前后交叉韧带均呈紧张状态,屈膝时,外力从前向后加于股骨,或从后向前撞击胫骨上端,均可造成前交叉韧带撕裂。在运动中,尤其是像篮球这样急速旋转、突然变向较多的运动,膝关节过伸或外旋发生的风险较大,因此,发生前交叉韧带损伤的概率也较高。

与一般韧带相比,前交叉韧带位于关节腔内,由组织液包裹,血液供应较少,只能与组织液进行物质交换,因此一旦损伤,恢复起来也比较慢。

四、前交叉韧带的影响因素

(1)肌肉力量。

膝关节周围有大量的肌肉和肌腱,连同两个交叉韧带固定在膝关节位置。比较重要的如股四头肌、腘绳肌。大腿后侧的腘绳肌负责腿的弯曲和伸直运动,加强腘绳肌的力量能够很好地帮助膝关节的前交叉韧带灵活运动。

柔韧性较好,则膝关节旋转、外展角度比较大,而柔韧性较差则膝关节活动范围受限,容易导致前交叉韧带撕裂。

（2）体重。

前交叉韧带是膝关节的一部分，而膝关节是人体最大、最复杂的关节，也是人体承受自身质量最多的关节。人站立或行走时，膝关节负重大致为人体的 1~2 倍，在跑步时，膝关节负重大致为人体的 4 倍，运动时，尤其是进行对抗性较强的篮球运动时，膝关节负重大致为人体的 6 倍。体重越大，膝关节磨损情况越严重，前交叉韧带等受损伤的概率也越大。

（3）疲劳。

当运动员机体出现疲劳症状时，容易出现技术动作变形、身体控制能力下降、对可能出现的损伤预判不足和自我保护意识降低等情况，增加了前交叉韧带等损伤发生的风险。

五、前交叉韧带损伤检查方法

（1）抽屉试验。

患者平卧床上，膝屈曲 90°，双足平置于床上，保持放松。检查者坐于床上，抵住患者双足使之固定，双手握住膝关节的胫骨端，向前方拉小腿，如出现胫骨前移比健侧大 5 mm 为阳性，为前直向不稳定。

（2）Lachman 试验。

病人仰卧或俯卧位，屈膝约 30°角。检查者用一只手固定大腿，另一只手试图向前移动胫骨。阳性结果提示有前交叉韧带损伤。

该试验不但在陈旧性损伤时可以检查，在急性损伤时也可以进行检查，由于无半月板的干扰，检查的阳性率明显提高，可以准确检查到韧带的终止点。

Lachman 试验阳性并伴有软性终止点，说明前交叉韧带完全断裂；Lachman 试验阳性并伴有硬性终止点，说明前交叉韧带部分损伤；Lachman 试验阴性并伴有硬性终止点，说明前交叉韧带正常。

（3）MRI 检查。

MRI 上，正常的 ACL 是经过髁间窝的一条或几条边缘清晰、光滑的低信号带，起自股骨外侧缘的内侧，向前内侧斜行，止于胫骨棘。ACL 解剖上有 3 条束状纤维：后外侧束、前内侧束和中间束。每条纤维束都各有功能，并可单独损伤而产生部分撕裂。根据ACL 损伤的时间和程度不同，MRI 有不同表现。急性 ACL 损伤可表现为韧带边缘不规则、波浪状和/（或）韧带不连续。典型撕裂常见于韧带中部或股骨韧带附着点，常伴韧带损伤区积液。

六、后交叉韧带损伤

后交叉韧带（PCL）损伤相对于前交叉韧带（ACL）损伤来说比较少见，大致发生率仅有 ACL 损伤的 1/20~1/30，在所有膝关节韧带损伤中只占 3%~20%。

在膝关节韧带结构中，PCL 最为强大。生物力学试验证明，PCL 对抗外力的强度相当于 ACL 的两倍。

PCL 受伤的机制较为特殊，多为屈膝时胫骨上端遭遇一个向后的暴力所致，这种情况在生活中并不多见。常见于摩托车手和滑雪运动员,当腿或膝盖被摩托车挡板或滑雪板固定住,发生意外滑倒时,身体有一个向前的冲击力,这样就会导致后交叉韧带撕裂。

PCL损伤的临床症状缺乏特殊性,导致了一定程度的漏诊和误诊。

第十六节 足球运动中膝韧带损伤

足球运动是损伤发生率较高的运动项目之一,运动损伤一直困扰着足球运动员的训练和比赛,导致科学的系统训练和正常的比赛难以实现,严重阻碍了其运动水平的不断提高,给足球事业带来了较大的损失。

研究发现其受伤的部位主要集中在下肢,损伤类型扭伤与软组织损伤最为突出。

一、膝关节周围的韧带及作用

(1)髌韧带。从前方加固关节和限制膝关节过度屈,并防止髌骨向侧方脱位。

(2)胫侧副韧带。从内侧加固关节,并限制膝关节过伸。

(3)腓侧副韧带。从外侧加固关节,并限制膝关节过伸。

(4)腘斜韧带。部分纤维与关节囊融合,从后方加固关节。

(5)膝交叉韧带。可分为前后两条,彼此相互交叉,分为前交叉韧带和后交叉韧带。前交叉韧带限制股骨髁向后移动,避免股骨相对于胫骨向后脱位;后交叉韧带限制股骨髁向前移动,避免股骨相对于胫骨向前脱位(图7-4)。

二、膝关节韧带损伤病理

足球运动是对抗性很强的运动项目,激烈的比赛中常常出现冲刺、急停、变向、转身、跳起、变速,甚至铲球、身体冲撞等激烈运动性身体接触,运动员需要时刻注意场上动态并转换体位,常常出现在极短时间内走位发生变化,这种变化产生的暴力冲击力往往是膝关节所不能承受的。

当膝关节外侧受到直接暴力使膝关节猛烈外翻,便会撕断内侧副韧带;当膝关节半屈时,小腿突然外展也会使内侧副韧带断裂;而当膝关节处于屈曲位或伸直位时,来自前方的使胫骨上端后移的暴力可以使后交叉韧带断裂;膝关节伸直位下内翻损伤和膝关节屈曲位下外翻损伤都可以使前交叉韧带断裂。一般前交叉韧带很少会单独损伤,往往合并内、外侧韧带与半月板损伤。

三、副韧带损伤与交叉韧带损伤

虽然同为膝韧带损伤,副韧带损伤和交叉韧带损伤即有所不同的。

1. 副韧带损伤

(1)病理。

当膝或腿部外侧受强大暴力打击或重压,使膝过度外展,内侧副韧带可发生部分或

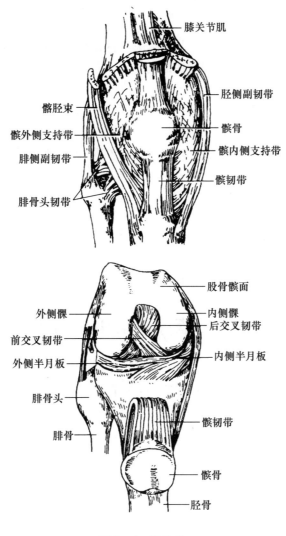

膝关节肌

髂胫束

髌外侧支持带

腓侧副韧带

腓骨头韧带

胫侧副韧带

髌骨

髌内侧支持带

髌韧带

股骨髌面

外侧髁

前交叉韧带

外侧半月板

腓骨头

腓骨

内侧髁

后交叉韧带

内侧半月板

髌韧带

髌骨

胫骨

图 7-4　膝关节

完全断裂。相反,膝或腿部内侧受暴力打击或重压,使膝过度内收,外侧副韧带可发生部分或完全断裂。

（2）症状。

受伤时可听到韧带断裂的响声,很快便因剧烈疼痛而不能继续运动或工作,膝部伤侧局部剧痛、肿胀,有时有瘀斑,膝关节不能完全伸直。韧带损伤处压痛明显,内侧副韧带损伤时,压痛点常在股骨内上髁或胫骨内髁的下缘处;外侧韧带损伤时,压痛点在股骨外上髁或腓骨小头处。

2. 交叉韧带损伤

（1）病理。

有身体冲撞或者高速度的运动,容易发生前交叉韧带断裂。常见的受伤动作如足球运动中与对方球员对脚发生外翻伤。

（2）症状。

韧带撕裂时伴有撕裂声和关节错动感，关节内出血，导致关节肿胀、疼痛，多数不能继续从事原来的运动，甚至伸直和过屈活动受限。

四、预防和应急处理

佩戴必要的比赛护具，使用支持保护带，分散韧带受力；训练运动技巧，在比赛中保护好下肢，尽量减少冲撞；多做关节练习，如坐位伸膝、俯卧屈膝等增强韧带力量；规范技术动作；良好的体育道德，不采用犯规动作；增加下肢肌肉力量练习和协调性练习；保持场地灯光、地面无安全隐患；防止疲劳训练和比赛。

（1）交叉韧带损伤。

膝关节冰敷以便消肿止痛。关节制动，必要时加压包扎，减少再出血。

（2）副韧带损伤。

制动患肢，避免患肢负重活动，24 h 内患处冰敷，24 h 后热敷治疗。

第十七节　篮球运动中半月板损伤

篮球运动属于同场竞技类项目，运动强度大，对抗激烈；训练和比赛过程中突然的变向和启动，以及旋转、跳跃等动作较多。膝关节是人体重要的支撑和运动关节，而半月板对整个膝关节的稳定、缓冲及减震等方面起着重要的作用。在篮球运动中，运动员出现半月板损伤的情况比较常见。

一、半月板解剖

半月板是膝关节内，股骨和胫骨之间的纤维软骨环，四周厚而中间薄，上面稍呈凹形，以便与股骨髁吻合，下面较平整，与胫骨平台相接，因外形酷似弯弯的月牙，所以称为"半月板"。内侧半月板呈"C"形，外侧半月板近"O"形（图 7-5）。

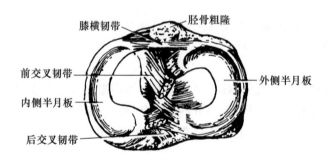

图 7-5　膝关节半月板

半月板的功能：

（1）力量缓冲作用，吸收振荡。

（2）维持膝关节的稳定，维持运动协调。

（3）散布滑液，润滑关节。

（4）限制膝关节过度伸屈与过度旋转。

二、半月板损伤的机制

篮球运动项目本身的特点是造成运动员膝关节损伤的诱因之一，篮球运动中的进攻或防守，常运用的技术动作多为跳跃、转身、移动和滑步。在转身、滑步和移动的过程中通常会有小腿内旋和外旋，或小腿内翻和外翻伴随膝部的伸和屈时，若产生与半月板的矛盾运动则半月板受损在所难免。

运动员在快攻时常常会出现急停、快跑、跳投、抢篮板并伴随激烈的身体触碰与冲撞等致使膝关节一直处在半蹲或半屈状态，造成膝关节磨损严重，膝关节局部过重负担极易造成半月板损伤。

如当膝关节处于屈曲位而小腿固定时，股骨下端骤然过度外旋、伸，可致外侧半月板受伤甚至撕裂。同理，如股骨下端骤然内旋、伸，可致内侧半月板发生损伤。

篮球场上不同位置的运动员半月板损伤的机制也有一定的区别，这是由场上不同位置的运动员身体素质和技术特点的不同所决定的。

三、半月板损伤分区

半月板内侧部分无血液供应，只有外围的边缘部分能从滑膜得到血液供应。因此除了近边缘部的撕裂外，其他撕裂很难愈合。半月板分为三个区，即红－红区、红－白区及白－白区。红表示有血运，白表示无血运。红－红区撕裂位于滑膜缘有血运区，即撕裂两侧缘均有充足血供，愈合能力很强。红－白区撕裂位于有血运和无血运的分界部，也有一定的愈合能力。而白－白区则完全无血运，极难愈合。红－红区及红－白区撕裂在妥善的修复后均可愈合。

四、半月板损伤的治疗

急性半月板损伤时可用长腿石膏托固定4周。有积血者可于局麻下抽尽积血后加压包扎。急性期过去后疼痛减轻，可以开始做股四头肌锻炼，以免发生肌萎缩。

症状不能消除者考虑手术治疗。但手术治疗时，根据目前的医学研究不主张将半月板完全切除。如果确有半月板损伤，目前主张在关节镜下进行手术，边缘分离的半月板可以缝合，容易交锁的撕裂的半月板瓣片可以局部切除，有条件缝合的亦可以予以修复。破碎不堪的半月板可以在关节镜下全部摘除。关节镜下手术创伤小，对关节干扰少，术后恢复快，已成为常规处理方法。

五、半月板损伤后回归赛场的影响因素

对于篮球运动员来说，一旦遭遇半月板损伤基本上都会对其职业生涯产生一定的影响。这可能与运动员的年龄、身体素质、损伤的类型和程度，以及手术方式等因素

有关。

随着医学水平的进步,选择在半月板撕裂后进行半月板修复重建术虽然比摘除术需要更长的恢复时间,但是愈后效果良好,引发的后遗症比较少。

国内学者曾报道,随着医疗水平的提高,经过半月板手术及术后康复训练的运动员有 73.3% 可以恢复到受伤前的训练水平,另外的 26.7% 则不能,这部分运动员多数主诉膝关节异样感、不稳定感。

对于运动员来说,半月板损伤术后须严格按照术后康复训练计划训练,其后大多数都可以重返运动场,对运动能力基本没有影响,但必须注意运动姿势和运动的强度,此外还要注意运动保护,如佩戴运动护具防止运动中的意外损伤。

第十八节　胫骨前肌肌腱损伤

胫骨前肌肌腱将胫骨前部的肌肉连接到足的前部,胫骨前肌肌腱(tibialis anterior tendon,TAT)是踝关节的主要背屈肌和次要内翻肌肌腱的组成部分。它在步态的不同阶段都有重要的作用:在摇摆阶段,背屈踝关节可以提起足部;在站立支撑阶段,踝关节跖屈时,TAT 收缩以稳定踝关节,防止脚部和踝关节损伤。

胫骨前肌如果肌腱撕裂,可能会导致疼痛,影响正常活动,如步行和跑步。虽然胫骨前肌肌腱断裂是一种少见的情况,但它也是下肢第三常见断裂的肌腱,仅次于跟腱和髌腱。

一、功能解剖

胫骨前肌与趾长伸肌、姆长伸肌共同起自胫、腓骨上端,与骨间膜(胫腓骨上端骨间膜前面)沿着胫骨前面向下移动,经小腿横韧带和交叉韧带的深面,止于内侧楔骨内面和第一趾骨底。

胫骨前肌可以使足背屈、内翻(近固定条件下);还有抬高稳定足弓的功能。

二、胫骨前肌肌腱损伤

TAT 断裂通常是由创伤性事件引起的,如当脚踝被强行跖屈,并有被向外拖拽的力时就会使肌腱处于最大拉伸状态,导致其撕裂。

1. TAT 损伤分级

①Ⅰ级。肌腱的过度拉伸、轻微断裂。

②Ⅱ级。肌腱部分断裂。

③Ⅲ级。肌腱完全性断裂。

2. TAT 断裂的类型

(1)完全和不完全性断裂。完全性断裂的报道较多。

(2)急性和慢性断裂。如果症状持续 6 周或以上,则认为是慢性破裂。初步评估时的主诉包括脚踝疼痛、步态异常或改变、行走疲劳增加。体检结果包括踝关节前部假肿瘤、肌腱正常轮廓缺失、踝关节背屈无力伴脚趾过伸。

（3）创伤性和非创伤性断裂。创伤性破裂多见于年轻患者，发生在开放性撕裂伤、钝性创伤伴或不伴骨撕脱碎片、强迫足底屈曲和踝关节背屈外翻之后。大多数自发 TAT 断裂是由肌腱逐渐变弱、过度使用和退行性变导致的。

三、症状与诊断

1. 常见症状

①脚踏步态/高踏步步态/足下垂步态；②踝关节屈曲力量丧失；③脚踝疼痛；④爪状趾、跗外翻畸形；⑤局部肿块；⑥小腿前侧可触及的间隙；⑦腓肠肌缩短。

2. 视触诊、手法检查

①通常先检查小腿前部是否有肿胀，肌腱的轮廓是否清晰。

②针对脚的关节活动度（ROM）及脚周围肌肉的力量进行进一步的检查，测试足的各个关节的松弛度，了解是否存在异常，可与健侧足部对比，同时要确定活动是否能引发疼痛。

3. 影像学检查

X 射线可排除其他伤害，例如骨折。

MRI 是"金标准"，MRI 显示足部和脚踝周围的软组织结构，这有助于确认肌腱是否撕裂。

超声也有助于确认 TAT 破裂，确定肌腱端间隙大小。

四、康复干预方案

当胫骨前肌腱发生断裂时，通常需要休息、冰敷和制动（佩戴支架），这些方法可以保护受伤的组织，并促进愈合。后续治疗将基于撕裂的严重程度来确定。

Ⅰ级撕裂通常不需要手术；固定 2~3 周后，可以开始进行康复运动。

Ⅱ级撕裂需要休息 3~4 周，之后可以开始物理治疗，以安全地恢复足部和脚踝的活动能力。

Ⅲ级断裂通常需要手术修复。通过缝合线将肌腱重新连接。有时，邻近的肌腱（胫腓骨上端骨间膜前面踇长伸肌）用于加强修复。术后 4 周可以开始进行康复。

手术后，可能在一段时间内不被允许在脚上施加质量，这就需要使用轮式助行器或拐杖步行。脚和脚踝需要固定在石膏，或可拆卸靴子中，直到愈合。

康复训练计划，以Ⅲ级损伤为例，分周次进行。

（1）第一周。

渐进式负重训练，使用电子秤，将大约 25% 的身体质量通过患侧脚放置一周。

被动与主动的活动度训练，康复师帮助进行关节幅度小范围的活动，或主动进行踝关节各个方向的运动（背屈、跖屈、内翻、外翻、环转），改善脚踝和足部的运动范围，也可以进行脚趾关节活动度训练和伸展运动。10~12 次/组，每个方向 3 组。

（2）第二周。

渐进式负重训练,将大约50%的身体质量通过患侧脚放置一周。

治疗师帮助进行关节幅度大范围的活动,主动的关节活动度训练,在第一周的基础上提高次数与组数。15～20次/组,每个方向做4组。

(3)第三周。

将大约75%的身体质量通过患侧脚进行负重训练。

治疗师帮助进行关节幅度全范围的活动,在第三周的基础上提高次数与组数。15～20次/组,每个方向做5组。

(4)第四周。

继续加强患侧足部的负重,开始进行轻度抗阻的关节活动度训练,选择4.5～6.8 kg的弹力带固定于足的远端,做主动抗阻的各个方向的关节活动度训练,可改善胫骨前部、胫骨后部、踝关节和小腿肌肉的功能和力量。10～12次/组,每个方向2组。

站立提踵、脚跟站立等动作训练,强化小腿的力量。10～12次/组,做3组。

(5)第五周。

进行患肢的完全负重,抗阻的关节活动度训练可选择增加弹力带磅数或增加次数与组数。

进行小型深蹲或弓箭步等动作训练。10～12次/组,做3组。

(6)第六周以后。

可在第五周的基础上增加弹力带磅数与动作训练的次数与组数。

平衡训练,先选择平地的单足站立,再进阶至不稳定的平面,如海绵软垫和折叠的厚毛巾,进行单足站立的平衡训练,提高踝关节的稳定性。

第十九节　踝关节形态与损伤

踝关节扭伤是临床中常见的运动损伤性疾病,占全部运动损伤的10%～15%。其中,外侧副韧带损伤约占90%以上,10%～30%患者因治疗不及时或方法不当会逐渐发展为慢性踝关节不稳。

研究表明,踝关节扭伤十分常见,可占到医院急诊科所有入院患者的7%～10%,每天每1万人中会发生1次脚踝内翻损伤,约占肌肉骨骼系统所有损伤中的25%,其中约50%与运动有关,尤其常见于篮球、足球、排球等体育项目。

一、踝关节的形态结构

踝关节(又名距小腿关节或距上关节)是由胫骨下关节面、内踝关节面和腓骨的外踝关节面构成形似叉形的关节窝,与距骨上部及两侧的滑车关节面构成,关节囊前后薄而松弛,两侧厚而紧张。

1. 韧带

关节内侧有三角韧带加固,用于限制足过度外翻及过伸,外侧的三条韧带分别是距腓前韧带、跟腓韧带、距腓后韧带,作用是防止小腿骨移位、限制足过度内翻(图7-6)。

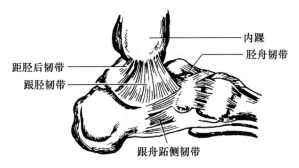

（a）距骨小腿关节与附骨间关节及其韧带(内侧面)

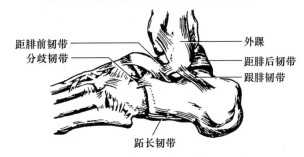

（b）距骨小腿关节与蹠骨间关节及其韧带(外侧面)

图 7 - 6　距小腿关节的韧带

①距腓前韧带。起自外踝前缘,向前内止于距骨外踝关节面的前方及距骨颈的外侧面。

②跟腓韧带。起自外踝尖前方,向后下止于跟骨外侧面中部的小结节。

③距腓后韧带。起自外踝后缘,水平向后止于距骨后突,位置较深,韧性强。

2. 骨结构

距骨滑车前宽后窄,当足伸时,较宽的滑车前部嵌入关节窝内,关节较稳定;当跖屈时,较窄的滑车后部进入关节窝内,足可有轻微的侧向活动,容易发生损伤。

内踝高而外踝低,导致足内翻比外翻更容易。

3. 软组织

软组织外侧的肌肉较薄弱。踝关节外侧韧带不如内侧的三角韧带坚强。

二、踝关节扭伤

踝关节是个特别的滑车关节（单轴关节）,主要做屈、伸运动,屈位条件（脚尖下压）下亦可以内翻和外翻。其特别之处在于,踝关节距骨上关节面形成的关节头,该关节头前宽而后窄,踝关节伸位（脚尖上抬）,关节头前部进去关节窝,因此更稳定（内外翻幅度减小）;相反则踝关节稳定性变差,容易扭伤,如穿高跟鞋,运动中出现足部对抗或承重,应尽可能避免踝关节处于屈位。

踝关节的两侧可触及骨凸起分别称为内踝（胫骨）和外踝（腓骨）,标准解剖学姿势条件下内踝高而外踝低,受外踝的阻挡,因此内翻崴脚更常见,容易扭伤外侧的韧带。

进化中为平衡内外踝高低的差别,踝关节内侧韧带较强(三角韧带,长宽厚)而外侧韧带较弱(跟腓韧带,距腓前、后韧带),而在扭伤时,内翻位崴脚更常见,造成崴脚时其实外侧韧带损伤更常见,因其薄弱也更易伤。

综上,踝关节扭伤更多发生在足处于屈位(脚尖下压位),如下山、下坡或下楼梯时,以及运动条件下,脚尖着地突然变向(尤其疲劳时),及对抗项目出现两足或足与器械、物体发生剧烈碰撞时容易发生。

三、踝关节外侧副韧带的损伤机制

Ozeki 等也通过研究新鲜冰冻脚踝标本,测量距腓前韧带、距腓后韧带、跟腓韧带中央部的应变变化,以获得全范围的踝关节运动,研究表明:当踝关节跖屈 16.2°时,距腓前韧带达到最长,张力最大,此时易发生距腓前韧带断裂,而距腓后韧带和跟腓韧带则分别在踝关节背屈 18°、17.8°时达到最长,张力最大。

外侧副韧带损伤常发生在运动起跳足跖屈位落地,足内翻伴内旋位,此时踝关节位于跖屈位,距腓前韧带受到的拉力最大,容易发生不同程度的撕裂甚至断裂。这与目前的研究结果一致,Panagiotakis 等利用 3D 建模技术,通过将比赛时录制的踝关节外侧副韧带损伤时刻,即时的动作视频 1:1 还原,然后进行生物力学分析,结果显示,踝关节韧带损伤可能有两种机制。

(1)在跖屈位时足的内翻和内旋,可能会导致距腓前韧带、跟腓韧带损伤。

(2)跖屈位足内翻可能会导致跟腓韧带损伤。

四、距腓前韧带、跟腓韧带、距腓后韧带常见损伤

距腓前韧带最容易损伤,其次是跟腓韧带,最后是距腓后韧带。

(1)距腓前韧带在跖屈下所受应力最大,跟腓韧带则在背伸下应力最大,而损伤机制中,足的跖屈内翻最为常见,过度内翻的力超出了距腓前韧带最大应变程度,就会造成不同程度的撕裂甚至完全断裂。

(2)在跖屈位伴有内旋时,可能会导致跟腓韧带损伤。

(3)距腓后韧带在背伸 18°时,达到最长,受到的应力最大。在足的跖屈位内翻(有时伴有内旋)时,受到外力小于距腓韧带的所能达到的最大应变力,因此不易损伤。

五、踝关节外侧副韧带损伤的影响因素

踝关节外侧副韧带损伤的风险显著增加与多个因素有关:①体重指数(BMI)的升高;②慢速足内翻肌肉力量降低;③快速向心跖屈肌肉力量较强;④被动足内翻的本体感觉异常;⑤腓骨短肌反应时间延长。

这些因素提示,在运动踝关节扭伤后,需要加强踝关节外翻肌群(腓骨长、短肌)的肌肉力量,同时可以加入一些本体感觉训练,另外超重或肥胖(BMI≥24 kg/m²)的人群需要适当减重。

第二十节 足底筋膜炎

足底筋膜炎在运动和非运动人群中均普遍存在,尤其是在跑步人群中高发,是最常见的足部疾病。

一、足底筋膜与足底筋膜炎

足底筋膜是位于足底的组织,起自足跟,向前止于足趾。足底筋膜由内侧、外侧和中央三部分组成,中央带最厚、最强韧,起自跟骨结节内侧突的距面,向前分为5支与足趾的屈肌纤维鞘及跖趾关节的侧面相融合。内侧带覆盖踇展肌,但甚薄弱。外侧带也很薄弱,覆盖小趾展肌,在它的外侧另有坚韧的纤维带加强,它起于跟骨结节内侧突或外侧突,止于第5跖骨粗隆。足底筋膜的主要功能是缓冲,同时也协助维持足弓(图7-7)。

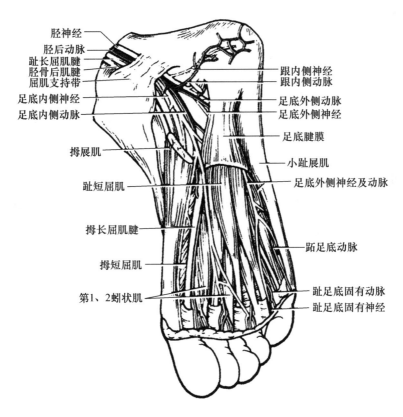

图7-7 足底肌腱与腱膜

足底筋膜炎从字面来讲就是足底筋膜出现了炎症反应,所谓炎症,一般有红、肿、热、痛等表现,但足底筋膜炎除了疼痛,往往没有肿胀、发红、发热的表现。所以近年来,主流观点认为足底筋膜炎其实并非真正的炎症,而是由于反复的细微损伤、过度紧张引起的足底筋膜劳损和退化。加之足底筋膜不是肌肉,本身相对缺乏延展性,当足底筋膜受到很大的作用力时,如跑步带来的持续高强度牵拉,难免导致结构受损。

二、足底筋膜炎的典型症状

足底筋膜炎的最典型症状是早晨醒后下床,脚落地时,足跟部疼痛最为明显,走动一会儿后疼痛会有所缓解。典型症状是休息一段时间,或者在足部不负重一段时间后,站起行走的前几步出现隐隐作痛。

疼痛的具体位置是在足跟靠内侧处,这里恰恰是足底筋膜从足跟发出的起点,偶尔也有患者会反映疼痛出现在足底中部。

患者在充分活动后,例如行走或跑步后,足跟疼痛减轻,但是在长距离跑步后程,可能再次出现疼痛甚至被迫停下脚步,还有患者夜间足跟疼痛会加重。

足底筋膜炎相对更多见于女性。

三、足底筋膜炎的危险因素

虽然有时足底筋膜炎并没有明显的原因,但下面这些因素会增加发生足底筋膜炎的风险。

(1)年龄。足底筋膜炎在 40~60 岁之间最常见,是不可控因素。

(2)肥胖。多余的体重对脚是额外的负担。

(3)某些类型的运动。对脚后跟和附着组织造成很大压力的活动,如长跑、弹跳活动、芭蕾舞蹈和有氧舞蹈都可能导致足底筋膜炎的早期发作。

(4)足部力学。扁平足、脚弓过高或者走路姿势异常都会影响站立时体重的分布方式,给足底筋膜带来额外的压力。

(5)需要长期站立的职业。长时间站立可能损伤足底筋膜。

四、足底筋膜炎的并发症

足底筋膜炎如果置之不理,可能会变成慢性足跟痛,影响正常活动。因疼痛而改变走路的方式还可能会导致足、膝、髋或背部的问题。

第八章　延伸到运动康复领域

第一节　颈部肌肉与损伤防治

一、颈部肌肉力量的重要性

颈部的强度可以决定头部受冲击时速度的改变量及头部受伤的程度,对受到冲击后防止昏迷有重要作用。

颈部力量的改善也有助于人体的姿势控制:颈部肌肉得到合理的激活和动员时,可以引起更多的本体感觉传入,有效激活躯体感觉、运动统合等功能,刺激本体感受器,提高中枢神经系统对姿势稳定的控制,间接提高人体动态平衡能力。

二、颈部主要肌肉群(图8-1)

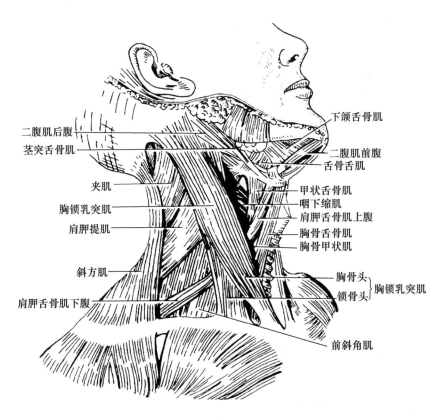

图8-1　颈浅肌群

1. 斜方肌（trapezius）

斜方肌呈三角形，分为上、中、下三部分；起于枕外隆凸、项韧带和全部胸椎的棘突，止于锁骨外侧1/3、肩峰和肩胛冈；近固定时起到使肩胛骨上提、回缩和上回旋的效果，远固定时使头和脊柱颈胸段运动。

2. 斜角肌（scalenus）

斜角肌类似斜方肌，分为前、中、后 3 部分。前斜角肌起自横突前结节插入第 1 肋内侧缘的斜角肌结节；中斜角肌起自寰椎横突和颈椎横突后结节插入第 1 肋表面；后斜角肌起自低段颈椎横突后结节插入第 1 肋表面。斜角肌首要负责颈椎的外旋和环转，次要作为呼吸肌，帮助呼吸时第 1 肋运动。

3. 肩胛提肌（lavetor scapulae）

肩胛提肌位于斜方肌上部深层，为带状长肌；起于 1~4 颈椎横突，止于肩胛骨上角。头部固定时使肩胛上提，肩胛固定时使头部转动。

4. 夹肌（splenius muscles）

夹肌由两块肌肉组成，即头夹肌（splenius capitis）和颈夹肌（splenius cervicis）。位于背部深层，斜方肌和菱形肌深面，上位的胸椎和颈椎两侧；头夹肌起自前三胸椎的棘突，侧插于上下颈线之间；颈夹肌起自 4~6 胸椎棘突，插入中段颈椎的横突后结节。一侧收缩使头颈向同侧屈和回旋，两侧同时收缩使头颈后伸。

5. 胸锁乳突肌（sternocleidomastoid）

胸锁乳突肌位于颈部前外侧，左右两侧的胸锁乳突肌形成 V 字；起自胸骨柄前面和锁骨胸骨端，止于颞骨乳突。一侧收缩时可使头向同侧侧屈及转向对侧，两侧收缩时可使头部屈或伸；上固定时提胸廓辅助吸气。

三、运动员常见颈部损伤与训练

颈椎手法干预是帮助运动员提升运动表现的手段之一，同时增强颈椎肌肉力量的疗法可以应用于医学上减少颈痛。

美式橄榄球每 1 000 名运动员中有 40 名经历过头颈受伤，等同于每场比赛 0.41 起失去意识的事故，为体育项目中的最高比例。驾驶高速飞行器产生的加速度作用于飞行员会带来显著受伤风险，与高水平赛车手类似。拳击运动员则需应对较多头面部冲击，损伤多为颈部肌肉拉伤和扭伤等。

目前运动员或康复治疗应用的颈部训练仪器主要有 multi – ervical unit（MCU）和 Thera – Band tubing。这两种器械均为通过系带连接头部和训练仪器进行发力练习，通过改变插销砝码的质量和弹力带磅数改变训练强度。颈部抗阻训练一般有前屈、后伸、左右侧屈 4 个方向，充分锻炼颈部肌肉各个方向的发力。

四、普通人群常见颈部损伤

普通人群中，"落枕"是生活中最常见的颈部轻症，一般表现为早上起床后感觉颈部疼痛,向一侧转动时有痛感,无法自由活动。主要原因是睡眠姿势不正确或受凉风寒,导致颈椎活动异常或颈部肌肉缺血疼痛和活动受限,出现颈部肌肉痉挛和胸锁乳突肌、斜方肌及肩胛提肌的压痛。常见的处理措施有:

(1)保护疼痛部位。减少活动,避免用力收缩疼痛部位,防止进一步损伤。

(2)热敷。可以用热水沁透毛巾敷在疼痛部位,有利于缓解肌肉痉挛,促进肌肉血液循环,加速修复。疼痛初期可以采用温热敷,温度不宜过高。

(3)单拉伸和推拿按摩。在疼痛部位沿肌肉纹理进行缓慢按摩,尽量避免产生较大痛感。

颈肩肌筋膜炎的普遍症状与落枕几乎一样,为颈部肌肉疼痛、僵直和活动受限,因此常被误诊为落枕。该病为炎症性质,产生原因多为长期性的肌肉紧张或损伤。治疗手段为抗炎措施,而应对落枕的推拿按摩手段则没有很好的效果,甚至会导致病情加重。

慢性颈痛(chronicle neck pain,CNP)在普通人群中也十分常见,大部分与颈部肌群的疲劳和损伤有关,也可能由颈部关节或椎间盘问题引起,出现颈椎缩窄或椎间盘变形及炎症。对比健康人群,CNP 患者颈部多组肌群的力量、耐力均降低,颈椎稳定性下降,颈深肌群出现一定的萎缩,出现颈部深浅、屈伸肌群的协调性降低等。

五、普通人颈部损伤的训练及防治

增强颈部力量有利于减少颈部损伤的发生,普通人进行训练颈部可以采取自重或利用弹力带进行牵拉的方式,具体方法如下。

1. 颈部自我牵伸

起始姿势坐正,两脚分开与肩同宽,头颈保持正中。拉伸颈部后方肌群时双手置于头顶偏后方给予轻微的向前方的牵伸力,头部自然前伸;拉伸胸锁乳突肌、斜角肌时,头颈向对侧后方倾斜,向同侧旋转。如拉伸右侧肌肉时,眼睛看向右上方;拉伸斜方肌时,头部向另一侧屈;拉伸肩胛提肌时,头部向前外侧倾斜,眼睛看向地面。在有紧绷牵拉感的位置保持 15 s,可以用对侧手牵拉增加拉伸幅度。

2. 头部抗阻训练

头部抗阻训练包括抗阻点头和抗阻抬头两个动作。抗阻点头时,双手重叠置于额头前方,给予轻微阻力,完成收下巴的动作。抗阻抬头时,双手交叠置于枕后,给予轻微阻力,完成抬下巴的动作。注意在发力和恢复阶段都应对抗手部阻力。

3. 颈部抗阻训练

颈部抗阻训练包括前屈、后伸、左右侧屈 4 个方向的抗阻训练,将手置于前额,后枕和头侧方给予阻力,颈椎自然缓慢对抗双手给予的阻力完成关节最大范围的活动,在动作完成末端维持,然后回到正中位。

4. 扩胸提肩

坐姿双肩先向后完全展开,再缓慢向上提起,感受斜方肌收紧发力。

5. 颈桥(进阶动作)

双脚分开,收紧核心,骨盆处于中立位,上臂交叉抱于胸前起平衡作用;以头顶着地,保持颈部稳定,避免颈部过伸;面部下颌自然放松,保持呼吸稳定;完成姿势坚持30 s以上,后慢慢下放。

第二节　青少年脊柱侧弯的病理与矫正

青少年脊柱侧弯是青春前期或骨骼成熟前发生的脊柱畸形,不仅影响患儿的体型和外观,严重威胁青少年的身心健康。有调查研究表明,青少年该病的发病率逐年上升。其中,据统计,特发性脊柱侧弯在10~16岁的青少年中患病率为1%~3%。

首先,学生较大的学习压力、不端正标准的坐姿和较少的运动会导致脊柱侧弯。同时,单一的运动方式也会带来身体形态的改变,许多具有单侧用力特征的运动项目,如高尔夫、羽毛球、乒乓球等,如果参与这些运动的青少年长期单侧用力,也会造成身体形态上的不对称性变化,引起脊柱侧弯。这不仅影响美观,也会对青少年的运动能力和生活质量造成影响。

一、脊柱侧弯的定义

脊柱侧弯,即脊柱侧凸。脊柱侧弯是一种脊柱的三维畸形,包括冠状位、矢状位和轴位上的序列异常。

如有高低肩或后背左右不平,就应怀疑"脊柱侧凸"。在拍摄站立位的全脊柱 X 射线片后,如果正位 X 射线片显示脊柱有大于10°的侧方弯曲,即可诊断为脊柱侧凸。

对于青少年来说,轻度的脊柱侧凸通常无明显的不适和明显的躯体畸形。较重的脊柱侧凸则会影响婴幼儿及青少年的生长发育,使身体变形,严重者可以影响心肺功能,甚至累及脊髓,造成瘫痪。

二、青少年脊柱侧弯的类型

1. 先天性

①先天性脊椎发育不全,如先天性半脊椎、楔形椎体、椎弓及其附属结构的发育不全。

②明显的家族遗传史。

2. 后天性

①姿态性脊柱侧突。由某种不正确姿势引起,常在学龄期儿童发现。

②神经病理性脊柱侧凸。脊髓灰质炎、神经纤维瘤病、脊髓空洞症、大脑性瘫痪等使肌肉的张力不平衡所致。

③胸部病理性脊柱侧凸。幼年患化脓性或结核性胸膜炎,患侧胸膜过度增厚并发生挛缩;或在儿童期施行胸廓成形术,扰乱了脊椎在发育期间的平衡,均可引起脊柱侧凸。

④营养不良性脊柱侧凸。由于维生素 D 缺乏而产生佝偻病的小儿亦可出现脊柱侧凸。

3.特发性

约80%的脊柱侧凸病因不明。

三、脊柱侧弯的病理及变化

1.脊柱的变化

椎体呈楔形改变,既有左右楔变,又有前后楔变(造成侧弯或后凸畸形,常见两者同时存在形成侧后凸)。

椎体在凸侧增大,向凹侧旋转,凸侧的椎弓根也随之增长,同侧横突及椎板也随之隆凸,棘突偏向凹侧,凹侧的椎弓根变短,椎管变成凸侧边缘长而凹侧边缘短的三角形。脊髓偏向凹侧紧贴于凹侧椎弓根旁。

2.椎间盘的变化

椎间盘是凸侧增厚、凹侧变薄的楔形改变。

纤维环的层次是凸侧多于凹侧,髓核有向凸侧移位的现象。

3.肋骨的变化

随着凸侧椎体的向后方旋转,肋骨随之隆起,临床上称为隆凸。

4.肌肉韧带的变化

变化较小,有变化的小肌肉常常是在凹侧最严重处。在显微镜下有些肌肉有变性,横纹消失,肌核减少,间隙纤维增生等。

5.内脏的变化

主要是心脏和肺脏的变化,为胸腔变形压迫所致。因为多数畸形程度稍重的病人产生心肺功能不全,特别是合并有胸后突减少或胸前凸的病例。

四、脊柱侧弯的治疗

1.功能性训练治疗

功能性训练主要是通过动力性和静力性力量练习来增加凸侧肌肉收缩力量,通过拉伸练习来增加凹侧的肌肉伸展性来调节两侧不对称应力达到矫正角度的目的。

比如直臂下拉以增强背阔肌,背伸起身锻炼竖脊肌和臀大肌等,单臂悬垂、肩肘倒立、翻滚及有针对性的拉伸也有很好的效果。

2.体操治疗

体操治疗是最方便、经济、安全且无痛苦的治疗。矫正体操还对增进健康、增强体质、促进正常发育、建立正常姿势、改善心肺功能都有一定意义。坚持长期体操练习可改善脊柱的柔韧性、可屈性,增强支撑脊柱肌肉的肌力,特别是凸侧负荷过重的肌肉,应防止其劳损,延缓畸形的发展。

在早期特别是少儿或青春前期轻度特发性侧凸,脊柱活动度、柔韧性好,脊柱尚无明显的结构性畸形时,矫正体操最能起到矫正作用,可作为主要的矫正手段应用。

进行支具矫形时,矫正体操仍为一种必要的辅助疗法,可防止因制动引起的肌肉萎缩及其他失用性改变,预防脊柱僵硬,改善呼吸功能。

3. 空中瑜伽

空中瑜伽与体操类似,但是由于其反重力性特点,锻炼者可以更舒展、更柔韧。同时,空中瑜伽能够帮助锻炼者锻炼腰腹力量,其平衡点和受力点都集中于腰腹,良好的腰腹力量有助于锻炼者脊柱的稳定性,从而有效地治疗脊柱侧弯。

有研究者将上述方法结合进行运动干预。

①左腿跨侧栏练习;②左腿侧够橡皮筋练习(左手拉下高于头的皮筋,在橡皮筋弹性回落时及时用脚踝勾住,要求左侧腰部肌肉要及时收缩);③舞蹈的扒杆动作练习(左侧):擦地练习、划圈练习、小踢腿练习和蹲练习;④左侧侧压腿练习(拉伸右侧肌肉);⑤直臂侧下拉皮带(双侧的背阔肌);⑥俯卧沙袋提拉;⑦左侧单臂悬垂练习;⑧垫上运动:前、后滚翻,肩肘倒立起;⑨腹肌练习(正、侧转);⑩学会多套韵律体操组合。所有的练习都在音乐控制下完成。共干预约 50 次,1.0~1.5 h/次,时间为两个半月。

通过两个半月,约 50 次(每次 1.0~1.5 h)训练,患者的 Cobb 角由 34°回到 28°,专科医生建议可不用戴支具。说明运动干预对青少年脊柱侧弯 Cobb 角恢复效果显著。

五、脊柱侧弯的预防

保持正确的坐姿,运动时姿势要标准。在进行乒乓等单侧运动时,青少年要减少运动量,同时进行弱侧手的训练。

积极参与运动,各类运动中均有有益于脊柱活动的动作,但尽量在有人指导的状态下进行。

适当地进行背部肌肉的训练,可以以小质量的各种划船动作为主,同时进行运动前的激活与运动后的相应拉伸。

第三节　腰椎间盘突出症分型、成因及运动防治

腰椎间盘突出症是指因椎间盘变性、纤维环破裂、髓核突出而刺激或压迫神经根、马尾神经所表现出的一种综合病症,也是日常生活中腰腿痛常见的原因之一。腰椎间盘突出症主要和椎间盘退变、损伤、遗传、发育异常等因素相关,可通过手术治疗和非手术治疗来达到治疗目的,多数患者可以治愈。

一、分型

(1)膨出型。

纤维环有部分破裂,而表面完整。髓核因压力而向椎管局部隆起,表面光滑。这种类型的突出经保守治疗大多有效。

（2）突出型。

移位的髓核限于较少层的纤维环内，切开纤维自行突出，纤维环完全破裂，髓核突向椎管，但后纵韧带仍然完整。

（3）脱出型。

髓核穿破后纵韧带，形同菜花状，但其根部仍然在椎间隙内，需手术治疗。

（4）游离型。

椎间盘破裂，椎间盘碎块脱入椎管内或者完全游离。这种类型的椎间盘突出症，首选手术治疗。

（5）Schmorl 结节和经骨突出型。

Schmorl 结节是指髓核经上、下软骨板的发育中后天性裂隙，突入椎体松质骨内而形成的结节；而经骨突出型是指髓核沿椎体软骨终板和椎体之间的骨管通道，向前纵韧带方向突出，形成椎体前缘的游离骨块。这两种形式的椎间盘突出，在临床上仅可引起腰痛，而不引起神经根症状，往往不需要手术治疗。

二、病因

1. 椎间盘退变

椎间盘退变是根本原因。腰椎间盘在脊柱的运动和负荷中承受巨大的应力。随着年龄的增长，椎间盘逐渐发生退变，纤维环和髓核的含水量逐渐下降，髓核失去弹性，纤维环逐渐出现裂隙。在退变的基础上，劳损积累和外力的作用下，椎间盘发生破裂，髓核、纤维环甚至终板向后突出，严重者压迫神经产生症状。

2. 损伤

损伤多见于青壮年，在运动中或在某些不恰当的发力动作下造成的急性损伤，导致纤维环破裂造成腰椎间盘突出。

3. 其他

如妊娠和腰椎骶化、骶椎腰化和关节突不对称等腰骶部先天发育异常，使下腰椎承受异常应力，均会增加椎间盘的损害。

三、诱发因素

（1）腰部急剧的姿态改变。

对于患者来说，如果腰部姿势发生过于快速的改变可能会引起椎间盘突出的症状。

（2）长时间不恰当姿势。

患者应避免久坐久站，久坐久站往往会引发症状。

（3）其他。

如受凉寒湿，日常生活中，咳嗽、排便等行为活动时会让腹部压力升高者，也有可能会引起相应症状。

四、运动疗法

腰椎间盘突出症的患者其腰部活动受限较大,其中以前屈受限最大,后伸活动度一般影响不大,同时对椎体间的旋转、环转运动有一定影响,由于椎间盘往往是在过于暴力的剪切力的作用下受伤,所以腰椎间盘突出症的患者在做躯干的旋转和环转运动时一定要轻柔缓慢,不可急剧暴力。此外,由于腰椎间盘突出症往往是由椎间盘承载了过重的负荷导致,所以对于患者来说,应尽量避免负重训练,在跑跳时也应选择强度较低、冲击力较小的跑跳方式,同时在运动动作的选择中应尽量避免腰椎屈曲姿态的动作。

对腰椎间盘突出的患者来说,运动疗法往往是非常有效的。由于腰椎间盘突出症其主要原因是椎间盘承受载荷过大而导致其挤压周围组织而引起相应症状。所以临床上一般选取可以加强核心力量、减少椎间盘内压的方式来进行功能锻炼。下面介绍几种常用的锻炼方法。

1. 加强核心力量稳固腰椎关节的运动

(1)俯卧式小燕飞。

在硬床上或干净的硬质地板上,取俯卧位,脸部朝下,双臂以肩关节为支撑点,轻轻抬起,手臂向上的同时轻轻抬头,双肩向后向上收起。与此同时,双脚轻轻抬起,腰底部肌肉收缩,尽量让肋骨和腹部支撑身体,持续 3~5 s,然后放松肌肉,四肢和头部回归原位休息 3~5 s 再做。每天可做 30~50 下,分为 2~3 次,坚持 6 个月以上。腰部疾病的患者最好是作为终身锻炼项目。

(2)平板支撑。

俯卧,双肘弯曲支撑在地面上,肩膀和肘关节垂直于地面,双脚踩地,身体离开地面,躯干伸直,头部、肩部、胯部和踝部保持在同一平面,腹肌收紧,盆底肌收紧,脊椎延长,眼睛看向地面,保持均匀呼吸。每组保持 60 s,每次训练 4 组,组与组之间间歇不超过 20 s。

(3)直腿抬高法。

仰卧位,两腿伸直轮流抬起,动作轻松稍快,不引起疼痛为度,连续做8~10 次,每天做 4~6 组为宜。

2. 释放腰椎间盘内压,修正小关节紊乱的运动方法

单杠悬吊:双手与肩同宽,握住单杠,身体自然下垂,与地面垂直,刻意放松腰部肌肉,保持 30 s 为一组,做 3~5 组。随着锻炼的时间变长,悬吊时间可根据自身耐受适当增加。

3. 释放腰椎间盘内压的同时对核心肌群也具有锻炼效果的方法

(1)双杠臂屈伸。

双手分别握杠,两臂支撑在双杠上,头正挺胸顶肩,躯干、上肢与双杠垂直。肘关节慢慢弯曲,同时肩关节伸屈,使身体逐渐下降至最低位置。稍停片刻,两臂用力撑起至还原。值得注意的是,对于腰椎间盘突出症的患者来说要尽可能选取足够的双杠高度,让两腿可以自然下垂尽量不要屈曲为宜。运动中动作要缓慢,保持躯干垂直于地面,同时有意识地放松腰部肌肉,感受重力引发的牵拉感。每组做 10~20 个,每天做 3 组,也可根据自身锻炼水平进行增减。

(2)引体向上。

两手用宽握距正握(掌心向前)单杠,略宽于肩,两脚离地,两臂自然下垂伸直。用背阔肌的收缩力量将身体往上拉起,当下巴超过单杠时稍作停顿,静止一秒钟,使背阔肌彻底收缩。然后逐渐放松背阔肌,让身体徐徐下降,直到回复完全下垂,重复再做。患者在进行该项运动时要有意识地去放松腰部肌肉,使得重力的牵拉感充分发挥,以卸去腰椎间盘内的压力。由于该动作对力量要求较大,所以患者应根据自身情况选择锻炼。无法完成引体向上的患者可以用单杠悬吊进行练习。

五、传统养生运动对腰椎间盘突出症的治疗作用

1. 中医学上对腰椎间盘突出症的观点

中医学将腰椎间盘突出症归属于腰痛或痹证的范畴,常见引起腰痛的原因有风、寒、湿、热、闪挫、瘀血、气滞、痰饮等。痹的意思是指气血闭塞、血脉不通所致的肢体疼痛,风寒湿气侵袭人体、气血虚弱、身体运化乏力是主要原因。中医认为腰痛的病因和发病机理在于病人肝肾不足,筋骨不强健,或不小心扭挫,或感风寒湿邪,导致身体经络痹阻,气滞血瘀,不通则痛而发病痛。

2. 传统养生运动的治疗方式

(1)太极拳。

太极拳“以意行气”推动气血周流全身经脉,尤经冲脉营养腰府;同时太极拳强调腰部肌肉锻炼,增加了腰部血行与营养供应以强肾固腰。对腰椎间盘突出症的患者具有良好的治疗作用。

(2)八段锦。

八段锦重视“以腰为轴”,可疏通腰部经络,发挥其“行血气而营阴阳、濡筋骨而利关节”的作用,也可调节腰部气血流通。

(3)易筋经。

易筋经长于“抻筋拔骨”,对促进筋骨平衡作用独特,既可提高腰椎骨密度,防治骨质增生,又可强化腰部肌肉,增强脊柱稳定性,通过调节筋骨失衡状态,重塑“骨正筋柔”,缓解腰椎间盘突出症的疼痛及功能障碍。

(4)五禽戏。

五禽戏可伸展肢体、柔筋健骨,间接调整五脏功能,例如虎戏通过牵引腰部,可刺激肾脏,强肾壮腰。

六、运动员腰椎间盘突出症的发生和预防

对于运动员来说,大部分患者是在进行大力量的负重练习中受伤的,也有一部分是在进行超负荷或在比较疲劳的情况下,动作失控受伤的,其中一部分是因专项特点,造成局部负担过重,长期积累逐步形成的。在这些损伤中,有的是可以避免的,有的是比

较难避免的。

在进行大力量、特别是超负荷的练习时,应遵循恢复、巩固、提高、再加量、再巩固、提高、再加量的原则,循序渐进安排训练,在加量后的质量上,不经过巩固而到提高的阶段,突然加量就容易受伤,在进行下肢力量训练的同时,也要加强腰背肌力量的训练,下肢力量和腰背肌力量要相应发展。

要加强区别对待,在大质量的负荷练习时要留有余地。教练员对负荷的质量,要区别不同对象,严格控制。有的运动员好胜心强,顶不起来的质量不要硬顶,有的没有信心完成的质量,要量力而行,不要强求。负荷的质量,应尽量根据每个人力量的大小进行安排,对个别力量比较差的运动员,可适当延长巩固的过程。特别在进行最大质量的练习中,一定要留有余地,不要急于求成。

最大质量的负重蹲应在运动员精力比较充沛时进行,避免在疲劳时,或在前两天进行大运动量训练之后运动员出现疲劳反应的情况下进行。在进行大质量负重蹲的练习时,应留有更大的余地。

在进行负重蹲的训练时,要掌握正确动作,腰部要保持正直,避免弓腰或两肩用力不均,如运动员对该质量用力不能保持平衡时,应降低一些质量,待巩固一个阶段以后再加量。

对于对动作难度要求较高的运动来说,做高、难、险的动作时,事先要想好要领,在完成时不摇晃、不犹豫,要沉着果断。同时注意选择平坦、不滑的场地进行训练,这是预防腰部损伤的关键。

第四节　核心肌群训练与腰椎间盘突出症预后

在腰椎间盘突出症(LDH)的治疗中,运动疗法起到了至关重要的作用,因为对于LDH 的患者来说,其往往伴随着核心肌群力量下降的情况,这就导致肌肉对腰椎的支撑力减少,更多的质量压在了椎间盘上从而进一步加重症状,同时由于维持腰椎稳定的肌群的力量下降,运动中腰椎的不稳定性增加,二次损伤的风险增加。有研究表明,在去除脊柱周围的肌肉后脊柱能够承载的负荷只有 8 kg 左右,但在日常的生活中脊柱所承担的负荷远远超过这个数值,由此可见,肌肉尤其是核心肌群对维持脊柱稳定、加强脊柱承载负荷功能等方面起到了十分重要的作用。通过加强核心肌群的训练可以对 LDH 患者起到较为良好的治疗效果。

一、核心肌群的概念分类

核心是"腰椎－骨盆－髋关节"形成的一个整体,其形状类似于一个圆柱形的"汽缸",具体指膈肌以下、盆底肌以上的中间区域,并包括附着在它周围的神经、肌肉、肌腱、韧带和骨骼系统,同时也受呼吸调节系统的影响和作用。它是人体的中间环节,是连接上下肢的纽带,也是肢体运动的重要"发力源",它的稳定影响着身体运动的整体性。当然在有些项目中,由于专项动作的特殊需求,核心区的范围也因此有所扩展,如游泳则必须把肩关节包括在内,故又称之为"大核心区",具体指肩关节以下髋关节以上包括骨盆、胸廓、髋关节和整个脊柱在内的广大区域。由此,把肌肉的起止点(起点或止点)位于核心区的肌肉群统称为核心肌群。

核心肌群主要分为两类:第一类为局部稳定肌,包括多裂肌、椎旁肌等,起于脊柱或分布于脊柱深层,可以控制脊柱的曲度以及维持腰椎的稳定性;第二类为整体原动肌,包括竖脊肌、臀大肌等,大多处于身体浅表位置,多为长肌,有的连接胸廓和骨盆,负责脊柱运动和方向的控制。

二、核心稳定性及其子系统

1. 核心稳定性

核心稳定性是指人体核心区的关节肌群有效产生、传递能量和保持身体姿势与重心的能力,是在神经、肌肉、骨骼和呼吸四大子系统的协同作用下,控制脊柱和骨盆的稳定姿态,使人体核心区(部位)保持中立位的稳定状态,它为运动肌肉的发力建立支点,为上下肢力量在运动链上的传递创造条件,将不同关节肌群的收缩力量有效整合起来,形成符合专项力学规律的肌肉"运动链",使整体力量的产生、传递和控制达到最佳化的能力。其又可分为分为静态稳定性和动态稳定性两种。静态稳定性通常是指对身体姿势和平衡的保持;动态稳定性是维护动作的产生和控制。

2. 子系统

(1)神经系统。

主要起着感受体内外环境的变化,并对这些变化及时地分析和判断,如同身体的控制中心和交流网络。

(2)肌肉系统。

肌肉在神经支配下收缩所产生的力便通过这些串联和并联的弹性成分和肌腱传递到骨,使骨以关节为轴运动并对抗外力维持身体姿势。

(3)骨骼韧带系统。

核心区骨骼韧带系统主要由椎骨体、椎骨关节及韧带、关节囊、椎间盘等结构构成。在脊柱活动范围内,骨骼韧带系统被动地限制核心区所有关节的活动范围,在神经肌肉系统的协调作用下,对保持机体正常功能位置、维持核心区的稳定性具有非常重要的作用。

(4)呼吸系统。

运动时呼吸与动作的配合对核心区的稳定和力量的产生与传递具有十分重要的作用,因为腹内压的增加可以提高腰椎和躯干的稳定性。

3. 核心肌群的解剖学特征

人体的腹背部周围有多层肌群参与身体躯干的稳定,不同肌群的肌纤维具有不同的方向、性质和作用,这种肌纤维交错式的布置有利于提供更强的稳定性,如同多层胶合板一样。人体的运动具有三维空间性,因此人体的运动可以分解为 3 个面的运动,即矢状面、冠状面和横断面,任何人体运动都是这 3 个面运动的整合,人体在各个面上的运动都是通过主动肌与拮抗肌的共同协调收缩来实现的,身体躯干在每个面上的稳定性也是如此。具体而言,在矢状面上,参与运动和稳定的肌群主要包括腹直肌、腹横肌、竖脊肌、多裂肌、臀大肌和腘绳肌等。在冠状面上,参与运动和稳定的肌群主要包括臀中肌、臀小肌、腰方肌、大收肌、内收长肌、内收短肌和耻骨肌等,在横断面上,参与运动和稳定的肌群主要包括臀大肌、臀中肌、梨状肌、股方肌、闭孔外肌、闭孔内肌、腹内斜肌、腹外斜肌、腰髂肋肌和多裂肌等。核心肌群的训练通常不需要爆发性的全身性运动,而是更关注局部和稳定系统,通过较慢的、低强度的运动模式来有效刺激深层核心肌群发挥功能。

三、针对腰椎间盘突出症可采取的核心训练方法

传统观念上通常将腰背肌训练等同于核心训练,但综合前文可知,腰背肌的训练只是核心训练的一部分,对于腰椎间盘突出症的患者来说,若仅加强腰背肌的训练是无法取得相对较好的训练效果的。

1. 核心训练方法的四个阶段

(1)一阶段。

强调腰周深层小肌肉训练为主。平卧位:将肚脐向内向脊杆靠拢,但保持腹腔为中空的状态(忌吸气)。不要屏气,应自然呼吸,禁止腹直肌收缩。

(2)二阶段。

技巧与一阶段相同,此期目标为在自然呼吸状态下,单次持续收缩时间为 3 min。此期可在持续收缩时间逐渐增加的基础上练习不同体位,如站立位、坐位等功能位训练。

(3)三阶段。

半静止期训练核心肌群力量和协调性。

平卧位:练习腰椎前后向关节稳定性。①将双足置于墙面使双膝及双髋被动屈曲90°,收紧腹部肌肉;②使双肩和头部抬高离开床面,为了避免牵拉颈椎,将双上肢交叉于胸前,此姿势持续 3 个深呼吸后为 1 次完整动作。

侧卧位:练习身体侧向小关节稳定性。①左前臂支撑身体,左肩置于左肘之上保持肩、髋、膝于一条直线;②收紧腹肌,保持 3 个深呼吸;③对侧练习同上。单次运动时间为 2 min。

(4)四阶段。

动态期训练核心肌群稳定与协调性。

四点跪位:平行伸出手臂,保持上肢平举,然后慢慢放下。动作宜慢,忌躯干任何动作。单次运动时间为 3 min。

2. 其他核心训练的方法

(1)三点支撑。

在平卧硬板床上将头、双脚三点支撑,将臀部抬起,臀部尽量抬高,保持 10 s,重复20 次/组,2 ~ 3 组/d。

(2)四点支持。

平卧硬板床,双脚,双手四点支撑,呈拱桥状,保持10 s,重复20次/组,2~3组/d。

(3)五点支持。

平卧硬板床,用头、双脚,双肘五点支撑,将臀部抬起,尽量抬高,保持10 s,重复20次/组,2~3组/d。

四、核心肌群训练相比传统腰背肌训练的优势

通过核心肌群稳定训练能有效缓解患者的疼痛情况,提高腰椎稳定性及协调性,提高临床疗效,降低复发率,而传统腰背肌锻炼无法满足术后改善腰椎稳定性及协调性不足的需求。核心肌群稳定训练的靶点是多裂肌,而传统腰背肌训练以竖脊肌为主,多裂肌是维持脊柱稳定的主要来源,腰骶部约2/3的稳定力量由多裂肌提供,再加上腰部活动范围较大,活动频率较高,所以腰骶段的多裂肌最容易劳损。多裂肌的损伤会影响脊柱的稳定性,导致腰椎间盘突出症的发生或复发,反过来也会引起多裂肌的功能障碍,形成恶性循环。

综上所述,对于腰椎病的患者来说,加强核心肌群的训练对其康复疗效往往具有十分有益的效果。

第五节　肩关节软组织损伤及运动干预

肩关节主要由大而圆的肱骨头和一个小而浅的关节盂共同组成,外部包围的关节囊起到固定作用,但是其非常薄,稳固性比较差。肩关节属于球窝关节,运动方式为屈、伸、内收、外展、旋内、旋外及环转,由关节盂和肱骨头构成,相关疾病有肩关节盂唇损伤、肩周炎、撞击综合征。

一、肩周炎与各项运动

肩周炎,又称肩关节周围炎,俗称五十肩、肩凝症、冻结肩,是以肩关节疼痛和活动不便为主要症状的常见病症。发病人群主要集中在从事体力劳动的人群,年龄段为50岁左右,且女性的发病率高于男性。

1. 在乒乓球运动中

在乒乓球运动中,任何一个击球动作均需要用到肩关节,要求运动员的肩部能够极快地收缩挥臂,从而完成击球运动,一旦技术上存在缺点和错误,违反了肩关节球窝关节的特点及运动时力学原理等,就会对周围组织产生挤压和摩擦,当其承受较大的力量和多次重复训练后会发生损伤。

2. 在举重运动中

当挺举抓起杠铃放胸前并准备上挺动作,参加上挺的上肢肌群如动作不协调、局部力量负荷过重时,容易引起肌肉肌腱末端牵拉伤。常见的有胸锁乳突肌、冈上肌、斜方肌、大小圆肌牵拉。抓举动作的上举人肩部易引起肩关节盂唇的损伤。通常称为肩关节撞击综合征。

3. 在羽毛球运动中

在羽毛球运动中,肩关节起到了十分关键的作用,无论何种击球动作都会有肩关节参与,这样就会使肩关节在运动中使用频率高,大力杀球、击高远球、抽球、击平高球、各个方位的击球这些激烈的羽毛球运动中的动作都会引起肩关节的反复牵拉和摩擦。

业余羽毛球爱好者在练习或健身活动中也常常由于没有正确掌握好高空击球点和发力方法,直接用手臂发力,在肩关节伴有内旋动作的运动中肌肉受到严重磨损,长期如此而造成肌腱炎。

在一次性运动中进行大运动量的条件下会有身体机能不适应运动量的情况发生,特别是局部负担过大容易引起微细损伤,日积月累逐渐发展为劳损,在羽毛球运动中肩关节的损伤在这种情况下可能发生。

二、肩周炎的成因

(1)软组织退行性变。随年龄增长,肩关节对外力承受能力减弱。

(2)长期过度活动、姿势不良。可产生慢性损伤。

(3)上肢外伤后肩部固定过久。肩周组织可继发萎缩、粘连。

(4)医源性操作。如肩部关节手术、牵拉伤后治疗不当等。

三、肩关节软组织退行性变周围的肌腱主要表现

构成肩关节及其周围的肱二头肌长头腱、肱二头肌短头腱、冈上肌肌腱各层包膜的组织老化,弹性减退,强度减弱,更易发生损伤。

肱二头肌长头腱病变或继发损伤被认为是引起肩部疼痛最主要的原因。

肌腱结缔组织硬化及各种细胞衰老,数量减少,妨碍了毛细血管和实质细胞间的营养物质和代谢产物的输送,加速了它们的老化和退行性改变。

四、运动干预肩周炎

肩关节损伤后通过对肌肉力量的训练减少关节损伤,加快肩周炎恢复。

注意事项:运动前充分热身,时间为 5 ~ 10 min,如双腿深蹲、弓步练习、侧身平板支撑、单腿拉伸运动等。

运动过程中注意呼吸,不要憋气,发力时吐气、放松时吸气。做动作要均匀、缓慢、有控制。运动结束后,充分放松身体,如拉伸、泡沫轴放松。

五、辨析肩关节盂唇损伤、肩周炎、撞击综合征

肩关节盂唇是肩关节盂周围的纤维软骨盘,肩关节盂唇损伤属于软骨损伤,是肩关节的辅助结构。

肩周炎,全称为肩关节周围炎,是肩关节周围肌肉、韧带、肌腱、滑囊、关节囊等软组织损伤、退变而引起的关节囊和关节周围软组织的一种慢性无菌性炎症。

撞击综合征又称肩峰下撞击综合征,肩关节频繁进行外展活动,导致肩峰与冈上肌腱

的末端频繁刺激和挤压、撞击,就会导致在局部形成损伤,损伤肩峰下的冈上肌腱及滑囊。

第六节　肩胛骨弹响综合征

在活动中,在上肢抬起至一定角度后,会突然出现一声"嗒嗒"的弹响,其位置较为模糊不清,时而伴有疼痛感。此现象又称为肩胛骨弹响综合征,通俗可理解为肩部弹响。

一、肩胛骨弹响综合征

肩胛骨弹响综合征作为肩胛胸壁关节处的疾病之一,最初由 Boinet 提出,包括肩胸滑囊炎和肩胛骨活动中的捻发音、摩擦音、碰击音,按照严重程度可使患者产生轻微不适或严重疼痛,甚至功能障碍。

肩胛骨是一块三角形扁骨,贴于胸壁后侧形成肩胸关节,其稳定性主要由其周围肌肉维持。这些肌肉包括肩袖肌群、三角肌、肩胛骨周围肌肉,肌肉功能失衡将会导致肩胸关节活动异常。当肩胛骨凹面与胸壁凸面的正常平滑运动被破坏时,肩胛骨弹响综合征就会发生。

二、肩胛骨弹响的成因

弹响肩胛骨的主要病因分为 3 大类:滑囊炎、肌肉异常、骨或软组织异常。

1. 滑囊炎

肩胸滑囊炎主要由肢体过度不当活动和过度使用引起,包括运动(如游泳、投掷、网球等)和日常生活中的各种过顶运动,Sisto 等认为过顶活动刺激滑囊,反复刺激形成慢性滑囊炎,炎症形成疤痕和纤维化,导致捻发音和弹响。创伤也可引起滑囊炎,McCluskey 等报道了 9 例顽固性滑囊炎患者,其中 6 例有创伤史,创伤可直接或者间接导致肩胸关节周围软组织损伤。

2. 肌肉异常

①三角肌。

②三角肌同功能的肌肉。前屈:胸大肌锁骨头(上胸)、喙肱肌、肱二头肌长头及短头。外展:冈上肌、冈下肌、小圆肌。后伸:肱三头肌长头。

③三角肌的拮抗肌群。内收:胸大肌、喙肱肌(内收也是其功能之一)、大圆肌、背阔肌。

④肩胛骨周围(上回旋、前伸、后缩)的肌肉。上回旋:上斜方肌、下斜方肌、前锯肌;前伸:前锯肌;后缩:中下斜方肌(浅层)、菱形肌(深层)。

⑤肩袖肌群(肩内、外旋功能)。

3. 骨或软组织异常

骨异常是弹响肩胛骨的另一原因,以肩胸间骨软骨瘤最常见,已被大量学者报道。骨软骨瘤可位于肩胛骨腹侧和胸壁背侧,引起肩关节周围不适感,如疼痛、肩胛骨弹响

（可以听到或者触及的响声）、假性翼状肩胛（伴或者不伴有活动范围受限）等。

软组织疾病主要涉及神经肌肉及肩带周围病变。胸壁背侧弹力纤维瘤、肌肉萎缩、纤维化或者起止异常，可导致肩胛骨位置活动异常，出现肩胛骨弹响综合征。

Kibler 等认为肩胛骨动力学异常与肩胛骨弹响综合征相互影响，肩部上举时肩胛骨过度后倾，肩胛下角与胸壁间距离缩小；而胸小肌过度紧张，将会导致肩胛骨前倾，缩小肩胛骨上部与胸壁的距离；肩胛骨内下部肌肉较少，此处肩胛下肌最薄，易产生摩擦。Boyle 等通过对 12 具尸体肩胛骨的研究，验证了肩胛骨内上角肋面由于缺少肌肉附着，更容易因肩胸撞击导致滑囊炎和弹响。其他盂肱关节疾病和神经源性疾病均可通过引起肩胛骨位置活动异常，产生弹响肩胛骨。

三、肩胛骨弹响的表现

当肩关节主动活动时（包括耸肩），能听到和触及肩胛骨下方的捻发音，这些声音可以是持续的肌肉摩擦声、粗大敲击声、单纯折断声、间断沉闷音，其他症状包括喀喇音、咬碎音、摩擦音或弹响音。弹响声出现时，肩胛部可无痛，仅有不适，也可能剧烈疼痛。在弹响触发前，患者可有或无肩胛部疼痛不适。

肩胛胸骨滑囊炎典型的症状包括过顶活动的疼痛和困难。经常能感觉到咔嗒声、嘎吱声。患者有时可出现颈部牵涉性疼痛或活动引起的神经根病变。肩胛骨胸廓滑囊炎和捻发音的各种原因已经被提出，包括过度使用综合征、异常肩胛骨形态、盂肱功能障碍、手术后或创伤后的改变（由于骨折导致的畸形愈合或周围的骨痂形成）、骨和软组织肿块，以及肩胛骨运动障碍等。早期对于此问题的治疗对减少不必要的残疾至关重要。

四、肩胛骨弹响综合征的诊断

体格检查首先需评估患者姿势，脊柱侧弯或驼背会影响肩胸关节运动的协调性。对肩胛骨两侧的对称性评估，判断有无明显翼状隆起。肩关节做内收、外展或内、外旋活动时，有无明显捻发音。偶尔，患者能指出激发捻发音的动作。

五、肩胛骨弹响综合征的治疗

1. 运动治疗

运动治疗包括姿势运动调整、肩胛肌训练、核心肌训练。姿势训练的目的在于减轻驼背，保持挺直，强化上胸壁肌肉。肌肉力量异常是肩胛骨动力学异常的重要原因，过度紧张的肌肉包括胸大肌、胸小肌、肩胛提肌、上斜方肌、背阔肌、肩胛下肌、胸锁乳突肌、头直肌和斜角肌；薄弱的肌肉包括菱形肌、中和下斜方肌、前锯肌、小圆肌、冈下肌、三角肌后部、颈长肌或头长肌。恢复肩胛骨周围肌肉力量有利于维持肩胛骨稳定，为肢体近端提供稳定平台，同时改善肩胛骨弹响。Groh 等对 30 例弹响肩胛骨患者实施肩胛肌训练，22 例效果良好。这种训练遵循低负荷、多重复原则，尤其需注意肩胛骨下部稳定肌（前锯肌，中、下斜方肌）训练。

薄弱的前锯肌导致肩胛骨前倾并诱发弹响。肩胛骨内收和耸肩动作可强化前锯肌、菱形肌和肩胛提肌,相反需避免肩胛骨外展和前伸动作,以减少肩胸间的肌肉组织负荷。

肩胛肌训练可充分结合开闭链运动,按照等长收缩、等张收缩、耐力训练顺序来实施康复计划,Moseley 等提出的肩胛肌训练包括肩胛骨平面上举、俯卧撑、划船动作、强化肌力同时,也需牵伸紧张的拮抗肌。

最后,腰、盆、髋等躯干核心稳定肌训练也不容忽视。细致缜密的运动训练需持续3~6 个月或直至目标实现,重点强调形式和功能。

2. 手术治疗

开放手术时,患者取俯卧位,患侧屈肘 90°,手背置于腰背部,抬起肩胛骨内侧缘,呈"凤翅位"。根据病灶位置,于肩胛冈内侧作局部切口,逐层切开并分离肌肉组织,避免损伤神经血管结构,切除滑囊、骨赘、肿块或肩胛骨内上角等,复原肌肉至原先位置,最后闭合伤口。

3. 康复治疗

无论是开放手术还是关节镜手术,术后康复训练对于功能恢复都是必不可少的。虽然康复方案各不相同,但最主要还是依据手术方式。

目前,大量学者认为,如果是开放手术,术后肩膀应常规吊带固定 4 周以上以促进肌肉愈合。术后短时间后开始钟摆和被动运动,依据肌肉修补情况,大约 8 周后允许主动运动,12 周后强化肌力训练,循序渐进加强肩胛骨周围肌肉力量。相反,如果是关节镜手术,吊带仅仅在术后 1 周内间断固定以减少不适,术后即可进行钟摆和被动活动,按照患者耐受程度,可逐渐进行主动活动和肌力强化训练。

当下关于肩胛骨弹响综合征的问题十分普遍,但受到人们的重视程度仍不足。肩关节复合体作为人体上肢活动最重要的关节,与人们的生活息息相关,其重要性不言而喻。对于肩关节复合体解剖形态的充分理解有助于运动健康。

目前,针对肩胛骨弹响综合征手术治疗的研究较多,而运动治疗的研究较少。因此,需进一步探索个体化的运动康复措施。

第七节　骶髂关节炎及运动康复

一、骶髂关节的结构

骶髂关节是由骶骨与髂骨的耳状面构成的平面关节,关节面彼此结合非常紧密且凹凸不平,韧带、关节囊非常致密。人体躯干的重力通过此关节传递到下肢,所以是人体非常强力且牢固的关节。关节周围的韧带起到进一步稳固关节的作用,主要包括如下。

(1)骶髂骨间韧带。

在骶髂后韧带中,骶髂骨间韧带是短而坚韧的韧带,填充于骶骨与髂骨之间的骨间隙中,起到稳定关节的作用。

（2）骶髂后韧带。

骶髂后韧带是位于骶髂关节后侧的韧带,包括骶髂后短韧带和骶髂后长韧带。短韧带起自髂粗隆和髂骨耳状面后部及髂后下嵴,斜向内下方,到达骶骨外侧嵴和骶关节嵴。长韧带位于骶髂后短韧带的浅层,从髂后上棘到第 2～4 骶椎的关节突,向内与腰背筋膜相结合,向外与骶结节韧带相连接。作用是从后方加固骶髂关节。

（3）骶髂前韧带。

在骶髂关节前面是一条宽且薄的纤维束,是骶髂关节囊前方增厚形成的部分。连接骶骨盆面外侧与髂骨耳状面的前缘和耳前沟之间。其功能是防止髂骨外旋。

（4）骶结节韧带。

骶结节韧带位于骨盆后方,起自骶骨尾骨的侧缘,呈扇形,一部分与骶髂后韧带相融合,向下止于坐骨结节内侧缘,参与构成骨盆下口。

（5）骶棘韧带。

骶棘韧带呈扇形,短而坚韧,位于骶结节韧带的深层,起自骶骨尾骨侧缘,连于坐骨棘,固定骶髂关节下方。

二、骶髂关节炎

骶髂关节炎是指骶髂关节发生了无菌性炎症,包括原发性与继发性骶髂关节炎。

原发性骶髂关节炎是因为关节的软骨细胞活性下降,同时骶髂关节周围的肌肉韧带等软组织支持力量减弱,软骨出现退行性变。发病原因与患者年龄、体质、遗传等因素相关,而患者年龄越大,体重越胖,积累的损伤越多。

继发性关节炎是由于患者剧烈运动产生的机械暴力超过关节软骨压力承受范围,关节软骨磨损继而引发骨性炎症。骶髂关节退变、关节软骨退变会使得关节软骨下骨质出现硬化、骨质增生。

（1）症状和体征。

患者臀部上部边缘持续性地出现放射性钝痛,往往会在凌晨出现晨痛与僵硬,通常剧烈运动或负重时加重,而休息后症状减轻,疼痛时轻时重。病情加重后,疼痛可蔓延至腰部、臀部、大腿近端,少数严重者甚至会发展到腹股沟区域,疾病往往多发于久坐、工作长期弯腰人群。

在大多数情况下,骶髂关节炎并不是单独的一个疾病,而是长期不正确坐姿的骨盆处于回旋姿态下,导致骶髂关节周围软组织韧带形变,或在某一次急性外在机械暴力下逐渐发展为慢性疾病。

（2）与强直性脊柱炎的鉴别。

骶髂关节炎不一定是强直性脊柱炎,而强直性脊柱炎患者往往发病是从骶髂关节开始,逐步沿着脊柱向上蔓延恶化,强直性脊柱炎的发病原因不明,有可能与患者基因或免疫系统缺陷有关,所以与骶髂关节炎的发病原因并不相同。

影像鉴定标准上也有所不同,骶髂关节炎会呈现骨质的变硬增厚,而强直性脊柱炎会在骨质变硬的基础上,出现关节面的虫蚀现象,表现为关节面表面参差不齐、毛糙模糊,如同虫咬般,再进一步恶化则会导致骶髂关节间隙变得狭窄,甚至关节间隙完全消失,最终出现骶髂关节完全融合,并且逐渐会向上蔓延至其他关节。

三、常见的骶髂关节疼痛康复手段

目前,国内外对于骶髂关节炎的主流治疗方案包括抗炎药物治疗、推拿按摩康复治疗、关节腔内注射药物治疗、射频治疗、外科手术治疗等。在运动康复上,主要是在炎症急性期结束后,通过锻炼髋关节灵活度,减少患者下肢运动时髋关节灵活度不足造成的骶髂关节代偿,从而减少运动时骶髂关节剪切力造成的损伤。常见的骶髂关节疼痛康复训练手段分有以下几种。

(1)踢腿运动。

患者单脚站位,疼痛侧脚悬空,单手扶墙,膝关节伸直,身体抬起的一侧放松,进行踢腿然后后摆反复循环。另一侧手扶于骨盆髂前上棘处,通过患侧腿的摆动使骶髂关节得到松解,关节间隙变大,从而减轻患者疼痛。

(2)膝胸运动。

患者呈仰卧位,一侧单腿伸直,另一条疼痛侧腿屈髋屈膝,使膝盖尽可能靠近胸部,并且要控制骨盆位置的稳定,不能跟随大腿做骨盆后倾动作。此动作是为了拉伸骨盆后侧肌肉韧带软组织,同时重建屈髋能力。

(3)卧位髋关节操练法。

患者身体做侧卧位,疼痛侧髋部朝上,然后大腿绕髋关节做外展运动,也可以增加难度在小腿套上弹力绳增加阻力。此动作是为了锻炼骨盆外侧肌肉,重建髋外展能力。

(4)旋髋运动。

患者做仰卧位,双手交叉放于脑后,屈膝屈髋膝盖呈90°,一侧脚掌放于床上,疼痛侧脚踝搭在另一侧膝盖上,以膝盖为支点做髋关节外旋,使膝盖尽可能碰到床面。此动作可锻炼髋关节旋外的能力。

(5)常见骶髂关节复位手法。

患者侧卧于床上,双手交叉于胸前,让疼痛侧髋部朝上,上侧腿屈膝,下侧腿伸直,然后肩膀朝后做一个脊柱侧旋的动作,同时骨盆做一个向前回旋的动作。当有人辅助时,可以进一步加大幅度,辅助人站在患者背侧,用一只手手掌向后抵住肩膀,另一只胳膊用手肘从后方抵住髂骨翼外侧,向前下方均匀柔和地发力,如果听到关节弹响属于正常现象,重复4~5次为一组,可以改善骨盆在骶髂关节后倾的不良姿态。

最后,骶髂关节炎常被误认为是强直性脊柱炎,使得人们十分恐慌,但是如果及时就医治疗,调整生活习惯,减少久坐,纠正不良坐姿、锻炼骨盆附近的肌肉,加强保护是可以完全治愈的,所以患者遇到腰骶部疼痛时应当及时到医院检查,不能轻视否则将延误治疗。

第八节　髌股疼痛综合征及运动干预

髌股疼痛综合征(patella femoral pain syndrome,PFPS)是指病因不明的膝前疼痛。目前,国际上尚无统一命名,ACSM称为髌股疼痛综合征,也有人称为髌股关节紊乱(patello femoral disorder,PFD)、跑步者膝(runner's knee)、髌骨轨迹异常(patellar mal-track-ing)、髌骨软骨软化(chondromalacia patellar)、髌股关节疼痛、髌骨排列异常(patellar mal-alignment)和髌股关节不稳等。分歧的原因,在于对具体病理机制存在较多争议。但目前比较公认的主要原因是髌骨的运动轨迹异常。髌股关节在解剖上高度不对称,髌骨的运动也比较复杂,对合不良被认为与膝前痛密切相关。患者通常是跑步、健身爱好者等,因为他们经常奔跑和下蹲。

一、PFPS 的发生

Mullaney 发现髌股关节紊乱占骨科诊所评估的所有膝关节损伤的近25%。髌股关节紊乱包括大量病理特征,如软骨损伤、关节炎及关节不稳定。髌股关节疼痛综合征可能是潜在压迫功能障碍的结果,或不太常见的直接创伤。Blond 研究发现 PFPS 在男性中的年发病率为3.8%,在女性中的发病率为6.5%。这种病理通常与不良预后相关,并且已经提出了多种治疗方案。Vora 指出保守治疗,包括优化膝盖骨周围股内侧肌和外侧肌之间的肌肉平衡以及正规治疗,应该是 PFPS 病患者的第一线治疗。手术应该保留给所有保守治疗方案都失败的病人。

二、PFPS 症状表现

患者通常会出现膝关节前侧疼痛,这种疼痛会因增加髌股压力的活动而加剧,例如:上/下楼梯、膝盖弯曲、跪着和下蹲。肌肉失衡无力是 PFPS 患者常见症状。肌肉失衡有两种主要观点,目前有一部分研究者认为是膝关节处存在肌力不均衡,股四头肌无力,特别是股内侧肌是髌骨脱位的主要原因。另一部分研究者认为髋关节周围肌力不均衡也会影响膝关节而引起疼痛。有研究表明,髋外展和外旋角度的降低会导致相对的股骨内旋和(或)髋关节内收,导致滑车沟中髌骨的压力随着跑步或蹲下等动态运动而增加。

三、PFPS 康复治疗

在 PFPS 患者康复治疗中,开、闭链运动都被用于股四头肌强化训练,对于开、闭链运动哪一种更有益于膝关节肌肉的协调控制与肌力强化存在许多争议。有学者认为小角度屈膝的开链运动有利于髌骨的稳定,而且对髌股关节产生的压力较小,不容易加重髌股关节的损伤,推荐以开链动作作为增强膝关节肌肉的方法,尤其是适合那些体重较大的患者。也有研究发现闭链运动联合髋带肌群训练能有效减少 PFPS 的疼痛症状。有学者比较了两种闭链运动和一种开链运动,发现开链运动不能选择性强化股内侧肌,反而更加利于股外侧肌的激发。还有人认为开、闭链运动都可以促进膝关节的稳定,两者无明显差别。一项前瞻性的临床试验认为开链和闭链运动对 PFPS 患者康复都有效,但闭链更优。

研究显示离心运动可以改善氧运输量和氧利用量;反复的离心训练可以使骨骼肌的蛋白合成和功能发生超量恢复;同等负荷下,离心收缩募集的运动单位少于向心收缩;因此,离心收缩的神经效率更高,可通过离心训练来改善神经激活和肌力增长。Roig

等通过对 20 个随机对照研究进行 Meta 分析证实离心收缩训练可增加肌肉力量和肌肉横截面积,且其效果优于向心收缩训练。在离心训练停止后的 12 周能更好地保持肌肉的峰力矩。Eapen 等对 PFPS 患者行股四头肌开链离心等速运动训练,2 周 6 次治疗后 PFPS 患者膝关节疼痛程度缓解及生存质量提高,但该研究受治疗时间短、无对照组及样本量小限制。郑光新等通过表面肌电研究显示股四头肌闭链离心收缩时股内侧肌收缩的贡献率较向心时更大,负重位下闭链离心收缩更易诱导股内侧肌的收缩和提高股内侧肌肌力。

第九节　坐骨神经痛的运动干预

坐骨神经是全身最粗大的神经,起始于脊髓的腰骶部,途经骨盆,并从坐骨大孔穿出抵达臀部然后沿大腿后面下行至足。坐骨神经在到达腘窝以前分为胫神经和腓总神经支配小腿及足部的全部肌肉和除隐神经支配区以外的小腿外侧及足的皮肤感觉(图 8-2)。

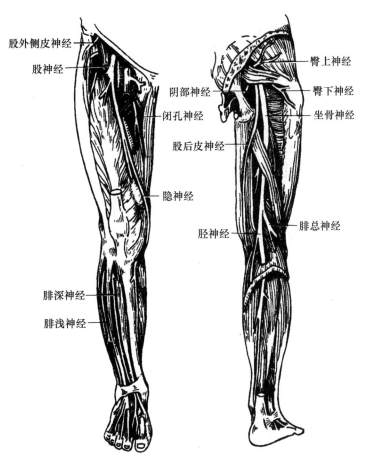

图 8-2　下肢的神经

坐骨神经痛指的是以坐骨神经径路及分布区域疼痛为主的综合征。坐骨神经贯穿整个下肢,控制下肢的感觉和运动,所以其疼痛区域一般在腰部、臀部和大腿居多,也有部分人群的疼痛放射至小腿和足底。只要这条贯穿下肢的神经受到任何一个部位的压迫,都有可能引起整个下肢的疼痛和不适。

一、坐骨神经痛的分类及其原因

一般将坐骨神经痛的原因分为两种:继发坐骨神经痛和原发性坐骨神经痛。

1.继发性坐骨神经痛

腰部神经受到腰椎间盘突出、腰部骨质增生、腰错位、梨状肌紧张等影响,对神经根造成压迫引起疼痛。常遇到的情况是腰椎间盘突出导致的,疼痛部位通常是在髋骨区域,椎间盘受到不平衡外力作用,导致椎间盘内的纤维环破裂,髓核突出,造成疼痛。而这种疼痛一般出现在一侧,腰椎间盘向后侧突出,产生同侧坐骨神经压迫的症状(图8-3)。

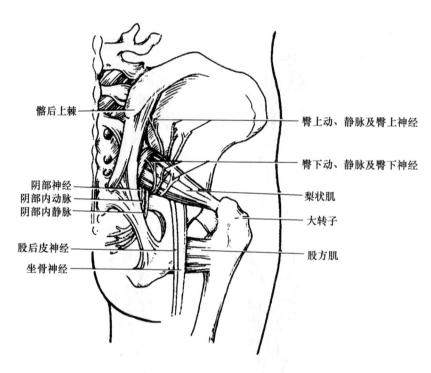

图8-3 臀部的血管和神经

2.原发性坐骨神经痛

原发性坐骨神经痛一般是由坐骨神经炎引起的,疼痛区域大多为单侧,没有明显的腰痛情况,持续性钝痛,一侧受凉时疼痛加重。

二、一般症状

（1）单侧的臀部或腿脚的疼痛，通常腿脚比臀部严重。

（2）会出现持续性或阵发性疼痛。

（3）长时间站立或坐位会加重疼痛，走路后会有所缓解；严重情况会有灼烧、刺痛感。

（4）可能会有腿脚虚弱、麻木或活动困难。

（5）疼痛剧烈的患者会呈特有的姿势，如腰部屈曲、屈膝、脚尖着地。如果病变位于神经根，咳嗽、用力时疼痛会加重。

三、改善与预防

首先要到医院查明病因，针对病因具体施治，比如对于由腰椎间盘突出症引起的坐骨神经痛，患者应积极治疗腰椎间盘突出症。患者可以接受药物治疗，比如口服非甾体类消炎镇痛药、神经营养药等，必要时可应用短效皮质类固醇激素。同时，有坐骨神经痛症状的患者都应该注意卧床休息，而且尽量不睡软床。此外，针灸理疗也可以缓解坐骨神经痛。

坐骨神经疼痛症状比较严重时，一般不建议进行锻炼，需要睡硬板床休息。如果继续进行锻炼，不管何种锻炼方法，都有可能导致椎间盘突出加重，神经根受到挤压就会更加明显。

如果坐骨神经疼痛不是很严重，可以适当地进行体育运动锻炼。运动可以增加椎间盘和肌肉神经等处的血流量，清除炎症物质，建议每天散步 15～20 min。一般来讲在所有的运动锻炼当中，游泳是比较好的，并且游泳还具有水疗的作用，水的浮力能减轻腰背部的压力。如果是梨状肌综合征导致的坐骨神经痛需要积极休息，尤其注意避免久坐，也可以进行适当的游泳锻炼，其他的登高爬山、跳绳、打篮球等体育项目，一般都不太建议。坐骨神经痛的患者也可以选择做一些空中脚踏车或者左右摆腿的运动。

预防坐骨神经痛应避免久坐、久站，注意正确的坐姿及站姿。平时注意腰部保暖，切勿受寒。搬重物时的姿势要正确，即靠近物体，双脚与肩同宽，弯曲膝盖，上身靠近物体，通过腿部力量将物体缓慢搬起。放下物体时也要注意弯曲膝盖。

为了预防出现坐骨神经痛，平常一定要注意腰部的锻炼，可以有选择性地多吃一些高钙的食物或多喝一些牛奶等。

四、简单的康复运动

由腰椎间盘突出引起的坐骨神经痛，首先要解决的是腰椎间盘的问题。

1. 放松腰椎

双腿跪姿，上半身趴在地上，双手向前伸展，尽量让臀部坐在脚后跟上，保持 3 min 即可。

2. 放松腰椎

俯卧位，在腹部下方放置一块略有厚度的毛巾，也可以放置一个瑜伽砖或者泡沫轴,每天练习 5~8 min,每次保持 2 min,重复多次。

3. 伸展腰肌

俯卧位,双手支撑起身体,前期可以手肘 90°撑地,在后期情况有所改善后,可改为手掌撑地,保持 2 min。

4. 增加髋关节灵活性

仰卧位,屈髋屈膝 90°,双手放在身体两侧,腰部贴紧地面,保持上半身不动,髋部及下肢左右交替移动,尽量不要掉到地面,左右各 5 组,循序渐进根据自己的情况叠加次数。

以上动作都要在腰部没有明显疼痛的情况下练习,若过程中出现疼痛,需及时停止或回到上一个动作,不要随意更改练习顺序。

五、由梨状肌引起的坐骨神经痛

如果是由梨状肌等肌肉紧张引起的坐骨神经痛,需要对这些肌肉进行松解,缓解其紧张程度。

(1)自我拉伸臀肌。

(2)手法松解主要是为了让肌肉恢复弹性,改善过度紧张,避免过度紧张挤压神经根。梨状肌紧张多见于久坐少动的人群,因此建议坐半小时起身活动一下。

俯卧位,在辅助者的帮助下,以手掌发力对臀大肌区域进行松解,对梨状肌紧张也能起到一部分的作用,但松解效果甚微。因此更建议采取另一种方式进行松解。

(3)梨状肌属于深层肌群,采取俯卧位,辅助者以手肘放置在梨状肌区域上方进行按压。在手法松解中,建议以手肘或者"筋膜枪"的尖头来进行松解,因为梨状肌属于深层肌肉,一般的手掌无法松解到,需要用面积更小的物体才能达到一定效果。

(4)当内收肌过紧时,骨盆和髋关节都会对坐骨神经造成压迫,因此,拉伸内收肌也非常重要。

第十节　膝关节损伤病因及运动处方

膝关节是全身最大的屈戌关节,由于它的外形也决定了它不是一个十分稳定的关节,因此膝关节的韧带结构在保持膝关节的正常功能和稳定性方面起很大的作用。膝关节虽然是一个屈戌关节,但在屈膝时也能做轻度的磨动和旋转。膝关节的主要功能是负重、传递载荷、参加运动为小腿活动提供力偶。膝关节不如髋关节灵活,主要为屈伸运动,但因其位于下肢的中部,位于身体两个最大的杠杆臂之间,所以承受较大的力,易引起扭伤和骨折。尤其在体育活动中,韧带和半月板的损伤最为常见。

一、膝关节常见损伤疾病

1. 半月板损伤

半月板损伤见于许多运动项目中,特别是接触性运动,日常活动、工作中也比较常见,通常合并其他韧带损伤。小腿相对股骨外旋时,容易损伤内侧半月板;相对股骨内旋时,容易损伤外侧半月板。膝关节过屈、过伸或股骨与胫骨直接撞击时也容易发生半月板损伤。

对于年轻人来说,基本上是由于急性激烈运动造成的半月板损伤症状,在踢足球或打篮球时,由于膝盖关节极度扭转、蹲下,半月板易损伤,甚至被撕裂。

2. 内侧副韧带损伤

内侧副韧带分为深浅两层,其间无明显间隙。浅层起于内收肌结节附近,止于胫骨上端内侧;深层起于内上髁,止于胫骨上端内侧和关节边缘,构成关节囊一部分,与内侧半月板相连。内侧副韧带损伤源于外侧的暴力作用、小腿外展外旋或大腿内收、内旋等情况下。

膝关节内侧副韧带损伤在体力劳动和体育运动中较为常见,以足球、篮球、排球、手球、跳高、体操等项目多发。

3. 外侧副韧带损伤

外侧副韧带损伤比较少见,主要是受关节内侧外力作用或其他原因造成膝关节内翻损伤时出现,常伴有关节囊、腓肠肌、股二头肌、腘绳肌,以及腓总神经损伤。

用足内侧前脚踢球,由于膝关节屈曲,小腿突然因球的作用而外旋外展,很容易损伤膝的内侧副韧带、半月板及前交叉韧带。

4. 前交叉韧带损伤

前交叉韧带起自胫骨上端非关节面髁间前区内侧及内侧半月板前角,止于股骨外侧髁内面后部,可分为后外束和前内束。前交叉韧带损伤比较多见,多为联合损伤的一部分,也可为单纯损伤。

前交叉韧带断裂的主要原因是运动损伤,约占70%以上。患病人数最多的项目是篮球和足球,此外在从事柔道、摔跤和田径的专业运动员中,以及爱好滑雪、羽毛球、排球运动的普通人中,前交叉韧带断裂比较多见。

5. 后交叉韧带损伤

后交叉韧带附着于胫骨关节面后方,延至胫骨上端后侧,走行于前交叉韧带后内侧,止于股骨内髁外侧面后部。后交叉韧带比较坚韧,因而损伤比较少见,多为较大外力作用所致,常常伴其他损伤。屈膝位胫骨上端向后的暴力及膝过伸暴力均可致损伤。

二、膝关节损伤的运动处方

1. 早晨慢跑

对于早中期膝关节疼痛患者,跑步一定要循序渐进,保持每周3次为宜。每次可以跑慢点,小步幅跑,以自己身体感觉轻松为宜,每次的时间以0.5 h～1 h为宜,这样可以避免过度的肌肉疲劳及对关节的冲击力增大。此外,跑步前的热身运动可以久一点,跑前进行拉伸热身,跑后可以缓慢放松。另外,跑步的装备也要准备齐全,选用合脚、稍微有弹性的鞋子能减轻关节软骨的冲击。

2."蹲疗"要专业指导

除了跑步外,"蹲"这个动作用于膝关节炎的运动治疗中是有一定的科学依据的。扶墙滑移训练(也称靠墙下蹲)可以作为膝关节家庭适用的锻炼方案之一。其锻炼要领是小腿与地面保持垂直,膝盖不能超过脚尖,膝盖正对脚尖。

在临床上发现,大部分的患者在靠墙下蹲锻炼后都明显加重了膝关节疼痛的症状,这可能与人种的差异性及个体的耐受程度不同有关,也可能与方法掌握不到位有关。该方法需要掌握的要素较多,对于一般患者而言,比较难以把握。因此,对于已有疼痛症状的患者,"蹲疗"膝关节要在医生指导下进行,不要在家随意练习。

三、膝关节损伤的预防

1.运动前要热身

在做运动之前一定要做好充分的准备,对韧带进行适当的拉伸,也可以做一下膝关节的屈伸,能够有效地把周围的肌肉和韧带都撑开,使韧带达到一定的活动度,属于比较舒适的一种状态。这种情况下去运动不会出现运动损伤的情况的。

2.运动时要小心

在运动的过程当中,一定要注意避免磕伤碰伤;如果在运动时感觉到非常疲惫,一定要停止运动,不可以勉强或者剧烈运动,否则肌肉会因为无力而导致膝关节不稳,引起膝关节损伤。所以在运动的过程中,一定要感受肌肉的力量。

3.运动后要放松

在运动之后,一定要对膝盖的肌肉和韧带做一个完整的恢复,要适当做一些和热身活动一样的运动,能够对肌肉起到放松的作用。在这个过程中,膝盖的韧带和肌肉会慢慢地恢复正常的状态,这样才能够更加有效地保护膝关节。

第十一节 半月板撕裂的病理与康复训练

一、半月板的结构

(1)位置。胫骨内侧髁和外侧髁关节面上面。

(2)形态。成对,分为内、外侧半月板。外缘厚,内缘薄,上面凹陷,下面平坦,以适应股骨髁的形态。

(3)结构。由纤维软骨构成。

内侧半月板呈"C"形,前端窄后部宽,外缘的中部与关节囊纤维层和胫侧副韧带相连。边缘与内侧关节囊相连,活动度较小,易受损伤。

外侧半月板近似"O"形,外缘的后部与腘肌腱相连。

二、半月板的作用

(1)加深关节窝,加强关节稳定性。

（2）起着弹性垫的作用，可以分散力以保护关节软骨。

三、半月板撕裂的临床表现

很多人对半月板撕裂有误解，认为半月板撕裂是职业运动员的多发的疾病。事实上，半月板撕裂不仅在职业运动员、参与激烈运动的年轻人中发生，在老年人中也是很常见的。半月板撕裂可分为慢性蜕变性撕裂或急性外伤性撕裂。

1. 急性外伤性撕裂

急性损伤多发生于热爱运动的年轻人。通常有明显的外伤史。2～3 d 后出现膝关节僵硬。沿关节间隙内侧或外侧疼痛，屈膝或下蹲加重，膝关节绞锁。

在足球、篮球、滑雪等运动项目中多见。膝关节屈曲位时发生急性扭转（如变向、冲刺中被绊倒）或快速的膝伸直（如大力踢球踢空、小腿前方暴力），可能发生半月板的撕裂，而后者往往伴随前交叉韧带损伤。

2. 慢性蜕变性撕裂

慢性损伤多见于老年人。膝关节是人体关节面较大、负重最大的关节之一。负重时，大部分的压力都集中在半月板上。随着年龄的增长，半月板中的胶原如同皮肤胶原一样流失，弹性逐渐下降，半月板变得脆弱，日常生活中上下楼梯、蹲厕等造成半月板受压的动作都可能会造成半月板撕裂。所以很多老年患者没有明确的外伤史，到医院拍X射线片却发现有明显的半月板撕裂。

四、半月板撕裂分类

（1）斜行撕裂。

是最常见的半月板撕裂类型。撕裂部位位于半月板的白区，几乎没有能力愈合。手术治疗时，唯一的选择是修剪半月板的受损部分。

（2）水平瓣状撕裂。

此处引起膝盖陷入症状的情况下，通常可以简单地移除半月板的皮瓣而根本不去除多少组织。

（3）垂直纵行撕裂。

与半月板长轴方向平行，前后角的纵行撕裂表现为垂直或斜行的Ⅲ级高信号。冠状面可见体部的纵行撕裂为垂直或斜行的Ⅲ级高信号。单靠矢状面或冠状面难以与垂直或斜行撕裂鉴别，需两者结合或使用三维横断面图像或三维重建图像才能准确显示。

（4）水平撕裂。

是最常用于修复半月板的撕裂。水平撕裂沿着弯月面的纤维延伸。手术不是去除弯月面的受损部分，而是可以将水平撕裂缝合在一起。确定治疗的关键是撕裂的位置。如果位于半月板的血管部分内（靠近外缘），则存在愈合潜力，从而进行修复。当位于更中心位置时，即使修复，这些撕裂也不易愈合。

（5）桶柄状撕裂。

斗柄撕裂是弯月面的一种大型水平撕裂，这些撕裂经常导致膝关节屈曲受限，半月板的撕裂部分阻碍正常的膝关节运动。桶柄撕裂通常需要更紧急的手术治疗以使膝盖再次开始弯曲。

（6）复杂性撕裂。

复杂的撕裂意味着撕裂部位的组合。复杂性撕裂通常涉及斜行和水平撕裂模式。由于撕裂的复杂性质，通常不会用半月板修复来治疗复杂的撕裂。在一些不寻常的情况下，一些撕裂的半月板可以被移除，而其他部分可以被修复。

（7）放射状撕裂。

是半月板撕裂中的一种特殊类型，多发生于外侧半月板的体部及体部和前角交界区，虽然发生率低，一旦发生可使半月板功能完全丧失，容易引起软骨损伤，加速骨关节炎的发生。

内侧半月板受损伤的概率是外侧半月板的两倍。内侧半月板撕裂的损伤机制通常涉及绕轴旋转，也可能会涉及施加在膝关节外侧的力。该力通常被描述为"外翻力"，它可以导致膝关节的外翻位置，以及随后被施加在内侧副韧带与后内侧囊上的很大应力。由于内侧半月板与这些结缔组织之间的解剖学联系，传递至膝关节的巨大外翻力可以间接限制并进而损伤内侧半月板。

五、半月板损伤分度

半月板损伤最常用的分度方法是分为三度，从核磁共振上看，Ⅰ度出现团片状信号或者点状高信号影；Ⅱ度可能由点状变成线状信号，但没有达到关节面；Ⅲ度是线性信号一直延伸到关节面。

Ⅰ、Ⅱ度损伤通常不需要特殊处理，保守治疗即可；Ⅲ度损伤根据情况判断有无愈合，还要根据损伤部位决定。

六、半月板撕裂后症状

急性外伤导致的半月板撕裂有以下特点。

（1）疼。尤其是在蹲起、上下楼梯等膝关节受力大的情况下，半月板受到挤压、牵扯导致疼痛。日常走路不疼，不代表半月板没问题。

（2）肿。肿胀常导致屈伸活动受限，多数急性期过后积液可自行消退。

（3）卡。膝关节常常出现"卡住"不能动的情况，临床上又称为交锁。

（4）响。膝关节出现明显弹响，需要注意的是，弹响不是一种病，它只是一种提醒。

（5）软。常常出现"打软腿"的症状，有关节不稳或滑脱感，可发生不同程度的大腿、小腿肌肉萎缩。

半月板撕裂在运动员中是很常见的，这是因为大部分运动员在训练时都需要弯曲膝盖来回扭转，而往往这个动作对半月板损伤是不可避免的，过于激烈运动时稍不注意就会撕裂半月板。半月板结构和它的功能，很大程度造成了它是膝关节内最易损伤的组织之一。所以在职业运动员中，半月板受伤者特别多。多数运动员在运动之前没有做好热身，或者运动姿势错误，都增加了受伤概率。再者半月板撕裂会引起剧烈的疼痛症状，即使后期经过治疗，关节功也很难恢复如初，并且会对膝关节面造成严重磨损。

七、半月板撕裂后的措施

当膝关节扭伤,出现上述症状,怀疑半月板撕裂,急性期可以这样做:

(1)通过冰敷、踝泵运动、抬高患肢等缓解疼痛、减轻肿胀。

(2)佩戴膝关节支具或护膝固定制动,避免二次损伤。

(3)受伤后尽早到医院就诊,通过医生手法检查、核磁共振检查明确损伤程度,选择治疗方案。

需要注意的是,即使没有明显的外伤史,膝关节出现持续加重的"疼、肿、卡、响、软"应及时到运动医学科就诊。盲目地拖延不但会加重半月板的损伤,还会造成局部软骨的损伤,最终导致膝关节退行性关节炎过早地发生。

八、半月板损伤的修复与康复

受损的半月板会在关节中留下不平整的边缘与软骨的碎片,如果不治疗会导致胫骨、股骨末端与髌骨上覆盖的软骨磨损,可能造成关节炎或关节积液。对于接受手术(半月板切除术)者,目标是尽可能保存完好的软骨,若不得已必须完全移除,日后可能导致进一步退化与骨性节炎。

1. 手术治疗

半月板损伤很少情况下能非手术治疗。手术治疗已由切开治疗发展为关节镜下微创治疗,由传统的半月板全切除发展为半月板部分切除、半月板缝合修复等个性化治疗方式。由于半月板对膝关节功能的重要性,尽可能多地保留半月板原有结构,减少半月板切除部分,已成为治疗半月板损伤的共识与原则。处理半月板之前要恢复膝关节的正常力线及稳定,这是半月板手术成败的前提,对合并膝内翻等畸形者需要进行截骨手术,对 ACL 损伤者需要进行韧带重建手术等。

根据半月板修补的类型和部位的不同,半月板修补术后的康复方案也不同。例如,与不稳定的放射性撕裂术后的患者相比,相对稳定的周围性垂直撕裂修补术后的患者恢复更快。手术医生通常在手术时确定患者的负重水平和早期活动的限度。屈曲大于90°会增加半月板修补术区的压力。往往到术后 6 周以后才能进行该动作,手术医生和治疗师为每位修补术后的患者制订特定康复方案,根据不同修补术的特点对这个方案进行调整。

①术后前 2 周。控制疼痛和肿胀,开始膝关节活动及恢复股四头肌活动。

②术后 2~6 周。患者使用铰链式膝关节支具,开始增加膝关节屈曲活动训练至90°,以及开始肌力训练。

③术后第 6 周及之后。患者可以逐步脱掉支具,并且继续恢复全范围关节活动及肌力训练。

④术后 3 个月左右。患者能够开始恢复单轴运动(如自行车和跑步)。

⑤术后 6 个月左右。患者能够开始进行膝关节旋转运动。

2. 半月板撕裂后的康复训练

①高位马步。两膝稍弯曲,以膝盖不超过脚尖为宜。静蹲不动,两手平举,目视前

方,坚持 1 min,并逐渐增加时间。

②坐位伸膝。坐在椅子上,将双足平放在地上,然后逐渐将左(右)膝伸直,并保持伸腿姿势 5~10 s,再慢慢放下。双腿交替进行,重复练习 10~20 次。

③推擦大腿。坐位,双膝屈曲,两手掌指面分别放在左(右)腿根,然后稍加用力,沿着大腿两侧向膝关节处推擦 10~20 次,双腿交替进行。

④仰卧抬腿。仰卧床上,抬起一侧腿向上 15°~30°,初做时可保持 1~3 min,双腿交替进行。

⑤仰卧屈膝。仰卧位,将一侧膝关节屈曲尽量贴向胸部,用双手将大腿固定 5~10 s,然后逐渐伸直膝关节,两腿交替进行。重复练习 10~20 次。

⑥俯卧屈膝。俯卧位,双臂伸直,在头前交叉,将头部放在手臂上,然后将一侧膝关节逐渐弯曲,足跟尽量靠近臀部,并保持屈膝姿势 5~10 s,再慢慢放下。两腿交替进行,重复练习 10~20 次。

⑦俯卧押腿。俯卧位,将一侧腿屈膝靠向臀部,双手反向握住踝部,逐渐将下肢向臀部牵拉,并保持这一姿势 5~10 s,然后放下,双腿交替进行。重复练习 10~20 次。

3. 保养膝关节

运动前,首先要做好准备工作,通过拉腿、扭腰、绕踝等方式充分调动起全身血液循环,提高其各运动组织的灵活程度与神经系统快速兴奋,快速降低肌肉黏滞性,使人体从安静状态转化为运动状态中。

除了个别先天畸形以外,半月板损伤大多时候与运动不当有关系,例如:锻炼后无拉伸;大质量或者高强度运动;跑步姿势不正确;膝盖有轻微不适时,依然活动等;腿部肌肉薄弱(腿部肌肉发达可在一定情况下缓解膝盖所承受的压力,减轻膝盖受到的损伤);运动时,鞋子不合适等。

饮食方面,应多吃含蛋白质、钙质、胶原蛋白、异黄酮的食物,补充蛋白质、钙质,防止骨质疏松,还能补充雌激素,使骨骼、关节更好地进行钙质的代谢,减轻关节炎。

第十二节　踝关节损伤与运动疗法

踝关节扭伤是临床中常见的运动损伤性疾病,占所有运动损伤的 10%~15%;其中,外侧副韧带损伤约占 90% 以上。已有研究表明,应用预防性贴扎可以有效预防踝关节扭伤,因此,在预防踝关节出现损伤,做一些防护措施十分有必要。

一、踝关节解剖学结构

1. 主要结构

踝关节又称距小腿关节或距上关节,主要由胫骨下关节面、内踝关节面和腓骨的外踝关节面构成的叉形的关节窝,距骨上部及两侧的滑车关节面作为关节头共同形成。

2. 辅助结构

踝关节的两侧有韧带加固,内侧为三角韧带,而外侧为距腓前韧带、跟腓韧带和距腓后韧带三条韧带（相对于内侧的三角韧带较弱）。

二、常见的脚踝损伤

1. 内侧三角韧带损伤

（1）基本病因。

多由暴力和激烈的运动损伤所致。常见病因包括强烈的打击、冲撞、打击、跑跳扭伤等，可造成踝关节外翻外旋暴力等，使三角韧带撕脱。三角韧带慢性损伤的常见病因包括胫后肌腱功能失调、运动相关性损伤、足三关节融合术或踝关节成形术后。

（2）诱发因素。

踝关节扭伤是运动员常见的运动损伤，尤其是需要跳跃、脚部旋转等运动项目（如篮球、网球、足球、越野跑等）。在不平坦的路面以及恶劣的野外环境中走路或跑步可能会增加损伤风险；有踝关节损伤病史；穿着不合脚的鞋子或高跟鞋会增加踝关节受伤的风险。

2. 外侧韧带损伤

（1）基本病因。

在体育运动中，由于场地不平、碰撞或跳起落地时身体失去平衡等原因，踝关节发生过度内翻（旋后），超出了关节活动的正常范围，引起外侧韧带发生过度牵扯或造成部分断裂与完全断裂。若距腓前韧带及跟腓韧带同时断裂，多有踝关节的暂时性脱位或并脱位。

（2）损伤部位。

由于外力作用的大小和受伤的姿势不同可以引起不同的韧带损伤。当足处于中间位过度内翻时，外力首先引起距下关节运动，跟腓韧带受力作用最大，因此多先伤及之，若外力较大，距腓前韧带也同时受累。如足处于跖屈位再过度内翻时，外力使距下关节发生旋后运动的同时，也使踝关节发生内收，这时足已处于跖屈，跟腓韧带对内收运动的限制在一定程度上反而退让给距腓前韧带，因此先伤及距腓前韧带，跟腓韧带则相继受累。严重时，距腓后韧带也可损伤，有的合并撕脱骨折。由于足的旋后动作是一个足踝关节的联合动作，虽然可以发生单纯的外侧韧带损伤，但常常同时合并足踝部其他组织的损伤，如合并距跟前、内侧三角韧带、足舟骨、距后三角骨损伤及跟骰或距骰关节扭伤，甚至发生距骨关节面的切线骨软骨骨折。

三、踝关节损伤机制

传统观点认为，足球运动员踝关节过度背屈，使胫骨下唇与距骨颈部反复撞击，形成骨唇（骨质增生形成）或骨疣（骨疣即骨刺，是关节因种种原因造成软骨的磨损、破坏，并促成骨头本身的修补、硬化与增生），并认为骨疣的形成与关节囊和附近的韧带无关。

另有人认为撞击性骨疣形成的主要原因，是过度地跖屈及长期的暴力冲击，损伤了踝关节的软骨和韧带，致使关节活动长期不稳定，最终导致关节退化性病变的产生。

有观点认为此病与运动中踝关节姿势不正确，致使踢球过程中软骨遭受不断累积的破坏性应力有关。也有观点认为由于不合槽的踝关节活动会撞击踝关节胫骨关节面,造成关节软骨面损伤,损伤的累积会造成关节的退行性改变。

四、踝关节损伤后运动疗法

1. 主动运动训练

运动治疗是运动疗法的一个重要组成部分,基于循证医学,强调通过主动参与和精准控制力量,并进行平衡训练,促进患者神经肌肉传导系统的恢复。可以让踝关节受伤人员在骨折固定后在水中进行平板行走,通过水温、水压、机械等本体刺激踝关节处肌肉,同时,水的浮力部分减轻了自身重力。另外,当脚踝呈轻度扭伤时,受伤者可在剧痛过后,把伤脚的脚尖作为支点,然后分别朝顺时针和逆时针的方向轻轻转动几圈。

2. 持续被动训练

被动的踝关节康复训练运动一般为等速的往返运动踝关节,在持续被动运动机作用下促进了关节滑液循环,增加软骨营养和代谢,加快关节内血肿清除,减轻关节粘连,同时在愈合后期,可采用牵拉旋转、牵扯伸屈,加快踝关节功能恢复,预防踝关节僵硬,踝关节损伤的患者可通过被动拉伸训练,使踝关节部位的细胞新陈代谢加快,血液得以循环。

3. 使用弹力带进行辅助练习

使用弹力带对踝关节进行抗阻力运动,可以大大地刺激患者受损肌肉的力量,从而为以后的康复做好充分的准备。可以先找一条略带弹性的环形条状带,将其中的一端套在固定的物体上,另一端套在脚背上,当脚趾远离身体时,该带必须拉紧,然后把脚趾伸回来。快速拉动,缓慢放回,这样来来回回地恢复踝关节。

4. 平衡性训练

闭上眼睛,通过一只脚站的地面,试着去保持平衡,如果熟练,则可通过在蹦床晃动木头或泡沫板来训练平衡,此法适用于踝关节损伤差不多完全愈合时锻炼。

5. 悬空站立锻炼法

需要人站在台阶上将脚底悬空,将身体重心放在脚前端,然后慢慢踮起脚尖,此法也适用于快完全康复之时。

6. 按摩治疗

在治疗踝关节损伤的过程中,除了功能锻炼及药物治疗外,更多地结合推拿按摩手段,会取得事半功倍的效果,但是在疾病损伤的程度方面,损伤程度不同,所用的按摩手法,具体操作也是不同的。首先,在踝关节运动损伤的早期,推拿按摩时,力度不需太大;其次,在踝关节运动损伤的中期,应该注重对具体穴位的按摩;最后,在踝关节运动损伤的后期,增加按摩时间。

7. 功能训练

①关节活动度锻炼。一是指导患者主动运动,尽量行极限动作幅度,主以患者轻微

疼痛为宜;二是协助患者被动运动,活动力度大于主动运动,但仍以患者感觉为参照,同时防止用力过度;三是临床应用较广泛的助力运动,结合前两者的全部优点。

②肌肉力量锻炼。施以抗阻运动,以关节活动最大动作幅度为临界点,进行低阻力训练。常见锻炼方法有:

a. 抗阻踝外翻。坐在床上或凳子上,用皮筋套住两脚,患脚用力外翻,反复做 15 次,休息 30 s,共做 4~6 组,每天 1 或 2 次。

b. 抗阻踝内翻。姿势同抗阻踝外翻,皮筋在远端固定用器械或者其他,用力内翻,数量和要求同抗阻踝外翻。

c. 抗阻勾脚。姿势同抗阻踝外翻,皮筋在远端固定用器械或者其他,用力内翻,数量和要求同抗阻踝外翻。

d. 抗阻绷脚。以脚踝训练带为阻力,近端固定或手握,套在脚上,从屈曲位尽量用力绷到伸直位,稍作停顿,慢慢放开,反复做 20 次,休息 30 s,共做 4~6 组,每天 1 或 2 次。

③平衡练习。站在平衡软踏上,腿伸直,挺胸抬头,重心尽量往上提,用一条腿的力量控制身体平衡,每次 3~5 min,休息 30 s,共做 2 或 3 次每组,1 或 2 组每天。如果力量尚不能保证安全,可以在身旁寻求他人或扶手保护。如果力量很好完成无困难,可以手持重物完成动作或在板垫上做 0°~45°半蹲起以增加难度。

五、踝关节运动损伤的一级预防

1. 身体素质的强化

身体素质的强化原则是寻找身体运动机能的缺陷;局部肌肉的状态调整;肌群的平衡与小肌肉加强;神经肌肉的协调与促进。

踝关节外侧副韧带损伤风险的显著增加,与体重指数(BMI)的升高,被动足内翻的本体感觉异常,以及腓骨短肌反应时间延长有关。

踝关节外翻肌群肌肉力量弱于内翻肌群,是踝关节容易发生内翻损伤的原因之一。因此,在预防踝关节扭伤前,可以进行一些踝关节本体感觉训练,让超重或肥胖的人群减重,增强腓骨长短肌的肌肉力量,以此来降低踝关节损伤的风险。

2. 安全教育

进行相关运动知识的介绍,并提高其防护意识,了解踝关节损伤的机制,对危险的行为的严格规范,了解并掌握运动护用品与护具的挑选、使用及保养。

3. 特殊保护措施

(1)软组织贴扎技术。

贴扎技术是公认的预防踝关节扭伤的主要手段之一。Olmsted 等发现,应用预防性贴扎可以有效预防踝关节扭伤,且应用于有踝关节扭伤史者,较无扭伤史者更加有效。其原因主要是通过机械支持,增强本体感觉和限制关节活动度,使踝关节稳定性提高。

近年的研究提出了不同的观点:以肌内效贴为代表的软组织贴扎技术,作为一种非侵入性治疗手段,缓解踝关节扭伤症状,稳定关节,改善功能,预防踝关节扭伤反复发作,需要进一步地研究与应用。

贴扎常用的物品有白贴、肌内效贴、弹性绷带(分为轻弹和重弹)、皮肤膜、垫片等。预防踝关节扭伤的常用贴扎方法:马镫、马蹄、编篮(闭合式和开放式)、"8"字贴扎法、锁跟固定,一般选用支撑性较好的白贴。

(2)踝关节护具。

佩戴踝护具和进行足踝贴扎都是踝关节扭伤防护的主要措施,两者均有较好的保护效果,但相比而言,踝护具防护性更高。与以前没有扭伤史的运动员相比,对有踝关节扭伤史的运动员,进行预防性踝关节贴带或支具的益处更大。

4.防护措施的选择

选择预防措施时,要考虑预防的人群,准备参加活动的剧烈程度,是否有踝关节损伤史等问题。

无踝关节损伤史的运动员、健康成年人等可以在防护师的帮助下使用肌内效贴布、白贴、弹性绷带等进行贴扎。

有踝关节损伤史的运动员,参加比较剧烈的活动可以穿戴防护性更高的踝关节护具,参加一次性运动或一般的训练和比赛,使用白贴或弹性绷带进行贴扎就能够达到预防的目的,这样可以在降低成本的同时获得最大的收益。

第十三节 蹋外翻及矫治

蹋外翻是指构成第一跖趾关节的蹋趾,向外侧偏斜移位的一种骨骼畸形,是一种累及蹋趾,乃至整个前足最常见的疾病。

一、蹋外翻的特点

蹋外翻主要表现为蹋趾外翻畸形和局部疼痛。中老年女性发病率较高,多由遗传、穿鞋不当或风湿性疾病引起。轻者可行保守治疗,严重者建议手术治疗。

二、蹋外翻程度判定

1.轻度蹋外翻

蹋外翻角在 $15° \sim 30°$,跖骨(即足底的小型长骨)间角在 $9° \sim 13°$,即为轻度蹋外翻。

2.中度蹋外翻

蹋外翻角在 $30° \sim 40°$,跖骨间角在 $13° \sim 20°$,即为中度蹋外翻。

3.重度蹋外翻

蹋外翻角大于 $40°$,跖骨间角大于 $20°$,即为重度蹋外翻。

三、蹋外翻的矫治方法

1.保守治疗

保守治疗包括热敷、理疗、穿宽松的鞋子和应用蹋外翻垫、蹋外翻矫形器等。

2. 手术治疗

（1）骨性手术。

骨性手术可分为第一跖骨基底手术（第一跖楔关节压低融合，称为 Lapidus 手术，或者第一跖骨基底外翻截骨矫形）和跖骨干的手术（如 Ludloff 即旋转手术、Scarf 手术、Reverdin 手术和矫正 DMAA 角）。有的患者踇趾近节趾骨关节面畸形，同时在矫正过程可以做近节趾骨截骨矫形，称为 Akin 手术。

（2）软组织手术。

整个踇趾外翻主要由于踇趾内、外侧肌力不平衡造成，第一跖骨轴线为准，踇趾外翻也就是整个踇趾向足外侧偏斜。踇趾外侧联合肌腱牵拉踇趾，包括踇伸肌、踇长伸、踇长屈，同样偏向外侧牵拉踇趾的情况，造成踇趾在外侧肌力大，内侧往往只有踇展肌，是比较薄弱的足内肌，肌力比较弱，所以出现肌力不平衡的问题。

如果是比较轻度踇外翻，作为手术治疗的方式，可以选择软组织手术，把外侧的肌腱支点松掉，内侧进行加强缝合，可以治疗踇外翻。后期比较严重程度的踇外翻，或者有明显遗传倾向的青少年踇外翻，本身的骨骼畸形，往往单纯靠软组织手术不能解决。

四、自身主动训练

（1）较有效的主动训练矫治方法。

①不断张开闭合脚趾以锻炼踇趾外侧肌。

②长期佩戴踇外翻矫形器，防止回弹。

③平时尽量穿软底的平底鞋，不穿高跟鞋，特别是尖顶细高跟。

（2）自身肌肉力量很重要。

在与相关患者及高危人士的交流中，无论是问到如何尽量减少受伤风险，还是避免运动中旧伤复发，都有一个统一的回答：自身肌肉的力量才能提供最好的保护。

（3）踇外翻预防的重要性。

据观察，踇外翻和遗传的关系非常大，一旦遗传，只能缓解，无法彻底预防。很多人说不穿高跟鞋就可以预防，但从身边的案例来看，踇外翻症状出现时间很多时候会早于开始穿高跟鞋的时间，由此可见，踇外翻很难彻底预防，如家中亲属有相应的症状，那么自己身上就有出现的可能。

可以确定的一点是，穿高跟鞋会加剧踇外翻的症状，从熟悉的案例看，踇外翻在穿高跟鞋后开始加剧，甚至出现了跖骨间角接近 90°的严重情况。当然，也不排除女性更年期后钙质流失严重导致症状加剧。但是，个人倾向于认为高跟鞋的影响会更大，患者在不穿高跟鞋后外翻程度虽未明显减轻，但目前来看很长一段时间都未加剧。

因此，要想预防或减轻踇外翻，只能尽量不穿高跟鞋，并进行上文所提开合脚趾的运动锻炼，以增强踇趾外侧肌力。如果出现踇外翻相应症状，则需要再辅以矫形器，实在严重再进行手术矫治。

参 考 文 献

［1］BONGIORNO G,SISTI G,DAL MAS F,et al. Surface electromyographic wheel speed skate protocol and its potential in athletes' performance analysis and injury prevention ［J］. J Sports Med Phys Fitness,2023,63(10):15045 - 15046.

［2］BRASILIANO P,ALVINI M,STANISLAO E D,et al. Ankle kinematics characterization in children with idiopathic toe walking:does the foot model change the clinical evaluation? ［J］. Healthcare,2023,11(6):873.

［3］CHALIF J I,MENTIS G Z. Normal development and pathology of motoneurons:anatomy, electrophysiological properties,firing patterns and circuit connectivity［M］. Vertebrate Motoneurons. Cham:Springer,2022.

［4］CHEVALIER A,VERMUE H,PRINGELS L,et al. Knee kinematics during staircase descent［J］. Bone Joint Res,2023,12(4):285 - 293.

［5］DELLO RUSSO A,COMPAGNUCCI P,ZORZI A,et al. Electroanatomic mapping in athletes:why and when. An expert opinion paper from the Italian Society of Sports Cardiology ［J］. Int J Cardiol,2023,383:166 - 174.

［6］ESCHWEILER J,LI J,QUACK V,et al. Anatomy,biomechanics,and loads of the wrist joint［J］. Life (Basel),2022,12(2):188.

［7］FRASER JOHN J,ROHRBECK PATRICIA,MACGREGOR ANDREW J. The neuromusculo skeletal epidemiological outcome (NEO) matrix:An innovative injury classification based on anatomical location and primary tissue type［J］. Injury, 2022, 53 (11): 3692 - 3696.

［8］GUMUSCU B H,KISA E P,KARA KAYA B,et al. Comparison of three different exercise trainings in patients with chronic neck pain:a randomized controlled study［J］. Korean J Pain,2023,36(2):242 - 252.

［9］HEGAZY M A,KHAIRY H M,HEGAZY A A,et al. Talus bone:normal anatomy,anatomical variations and clinical correlations［J］. Anat Sci Int,2023,98(3):391 - 406.

［10］JASTIFER J R. Intrinsic muscles of the foot:anatomy,function,rehabilitation［J］. Phys Ther Sport,2023,61:27 - 36.

［11］LOTURCO I,MCGUIGAN M R,PEREIRA L A,et al. The load - velocity relationship in the jump squat exercise［J］. Biol Sport,2023,40(2):611 - 614.

［12］MARRIOTT K A,BIRMINGHAM T B. Fundamentals of osteoarthritis. Rehabilitation:exercise,diet,biomechanics,and physical therapist - delivered interventions［J］. Osteoarthritis Cartilage,2023,31(10):1312 - 1326.

[13]MATZ J,DEBOPADHAYA S,HERFAT S,et al. Physiologic motion in the intact and unstable syndesmosis during plantigrade weightbearing in controlled ankle motion boots[J]. J Foot Ankle Surg,2023,62(5):785 - 787.

[14]MERRITT W,ROBINSON S,HARDY M. A commentary from the pioneers on the innovation of the relative motion concept:history,biologic considerations,and anatomic rationale[J]. J Hand Ther,2023,36(2):251 - 257.

[15]O'DONNELL R,DEFRODA S,BOKSHAN S L,et al. Cadaveric analysis of key anatomic structures of athletic pubalgia[J]. JAAOS Glob Res Rev,2023,7(6):e23.00070.

[16]PAREL I,CANDOLI V,FILIPPI M V,et al. Shoulder rehabilitation exercises with kinematic biofeedback after arthroscopic rotator cuff repair:protocol for a new integrated rehabilitation program[J]. JMIR Res Protoc,2023,12:e35757.

[17]PRADEEP K,PAL B. Finite element analysis of an intact lumbar spine model:effects of loading under different coordinate systems[J]. Proc Inst Mech Eng H,2023,237(7):815 - 828.

[18]SCHMIDT M D,GLASMACHERS T,IOSSIFIDIS I. The concepts of muscle activity generation driven by upper limb kinematics[J]. Biomed Eng Online,2023,22(1):63.

[19]VAN DER WAL W A,MEIJER D T,HOOGESLAG R A G,et al. The iliotibial band is the main secondary stabilizer for anterolateral rotatory instability and both a lemaire tenodesis and anterolateral ligament reconstruction can restore native knee kinematics in the anterior cruciate ligament reconstructed knee:a systematic review of biomechanical cadaveric studies[J]. Arthroscopy,2024,40(2):632 - 647.

[20]XU H R,ZHANG Y H,ZHENG Y L. The effect and mechanism of motor control exercise on low back pain:a narrative review[J]. Efort Open Rev,2023,8(7):581 - 591.

[21]艾芳,李进. 神经肌电图在周围神经损伤诊断中的应用价值[J]. 现代电生理学杂志,2020,27(4):235 - 237.

[22]白森,郄淑燕. 成人型脊柱畸形患者运动功能的三维步态分析[J]. 首都医科大学学报,2021,42(6):1070 - 1075.

[23]陈作松,吴瑛,缪律. 深化体教融合背景下我国运动员选材和培养的发展机遇与创新策略[J]. 武汉体育学院学报,2021,55(9):74 - 78,87.

[24]储霞,苗芙,谢海娟. 我国踝关节损伤康复的研究进展[J]. 循证护理,2022,8(6):767 - 769.

[25]邓桢翰,黄勇,肖璐璐,等. 骨形态发生蛋白在关节软骨再生过程中的作用与应用[J]. 中国组织工程研究,2021,25(5):798 - 806.

[26]丁松饶. 篮球运动员踝关节体能康复训练方法的研究[J]. 文体用品与科技,2022,41(20):100 - 102.

[27]董云峰,杨生源,宋顺. 踝关节运动损伤的机制及康复治疗[J]. 当代体育科技,2018,8(9):17 - 18,20.

[28]杜蒙蒙. 基于解剖学与运动生物力学原理对网球运动中腕关节损伤种类、机制及治

疗措施的研究[J].体育科技文献通报,2022,30(10):242-245.

[29]范勋健,陈瑱贤,曹卓,等.个体化骨肌多体动力学和有限元联合建模的肩胛骨锁定板生物力学评估方法[J].西安交通大学学报,2019,53(7):168-176.

[30]郭伟,赵颀,龚成,等.腰椎间盘突出症患者手法治疗前后腰椎关节活动度的力学评估研究[J].空军医学杂志,2020,36(3):231-233.

[30]郭伟,赵颀,龚成,等.腰椎间盘突出症患者手法治疗前后腰椎关节活动度的力学评估研究[J].空军医学杂志,2020,36(3):231-233.

[31]韩奇,尹斯年,邵俊文.网球运动中肩关节损伤机制及其预防对策研究[J].运动,2010(12):151-152,57.

[32]何伟华,李珂,独建库,等.踝关节外侧损伤不稳定的发生机制及防治[J].山西医药杂志,2014,43(2):162-164.

[33]黄欣茹,胡金萍.腰背痛患者核心力量训练的运动科学基础[J].商丘师范学院学报,2020,36(12):76-77.

[34]黄彦彬.运动性疲劳的恢复措施及其作用机理[J].安阳师范学院学报,2017,18(5):125-128.

[35]黄子钰,王宏坤.结合静态姿势评估分析肩关节弹响的应用研究[J].按摩与康复医学,2022,13(1):24-27.

[36]霍豪杰,刘宪发,王冲.骨龄在体育教学、训练及运动竞赛中的应用[J].青少年体育,2017,5(2):26-27.

[37]贾品茹,张静,陆博,等.肩周肌群训练联合肌内效贴治疗肩袖损伤的疗效观察[J].中国康复,2022,37(5):289-292.

[38]靳宝雍,李焱,马林,等.肩关节稳定机制再平衡理论在肩关节不稳和运动功能障碍治疗中的临床应用[J].中国修复重建外科杂志,2022,36(3):380-385.

[39]李宏强,霍智能.青少年运动员腰痛的评估与治疗研究进展[J].体育科技,2023,44(1):25-28,32.

[40]李绍玲,王远,李绍波,等.运动处方对踝关节运动损伤的康复保健作用[J].牡丹江师范学院学报(自然科学版),2015,36(4):63-64.

[41]刘唏奇,邬姣,李鹏,等.推拿放松类手法对运动性肌疲劳的恢复作用研究[J].世界最新医学信息文摘,2018,18(19):124-126.

[42]娄丽芳.浅谈脊柱运动的解剖基础及健康管理[J].卫生职业教育,2018,36(15):158-159.

[43]罗滨.膝关节运动损伤防控的生物力学分析[J].深圳职业技术学院学报,2020,19(3):35-41.

[44]满喜,郑松玲,张晓嫚.运动干预对髌股关节疼痛综合征的康复效果研究[J].天津体育学院学报,2022,37(5):592-598,620.

[45]茆俊峰.体育专业网球专选课学生肩关节运动损伤的调查研究[J].当代体育科技,2019,9(7):7-8.

[46]缪萍,王楚怀,潘翠环,等.闭链与开链运动对髌股疼痛综合征股四头肌作用的表面

肌电图研究[J].中国康复医学杂志,2015,30(12):1238 – 1242.

[47]潘国新,陶春静.人体肩关节运动功能康复评估研究[J].北京生物医学工程,2016, 35(1):58 – 63.

[48]朴政文,Lindbolm H.扩展版膝关节控制训练与腘绳肌、膝关节、踝关节损伤[J].中国康复,2023,38(6):339.

[49]沈勋章.手腕部骨龄鉴定方法的研究进展[J].中国医药科学,2011,1(12):9 – 12.

[50]施晓剑,韩甲,刘宇,等.慢性踝关节不稳的病理机制和评估诊断研究进展[J].中国运动医学杂志,2019,38(9):816 – 824.

[51]宋红云,李建华,宋海新,等.前交叉韧带重建术后髌股关节痛的发病机制[J].中国康复医学杂志,2015,30(2):194 – 198.

[52]苏荣海.加压训练促进肌适能的实践应用及生理机制的研究[J].中国康复医学杂志,2019,34(7):856 – 861.

[53]孙金青,王立军,张智,等.我国少儿身体姿态研究进展及展望[J].石家庄学院学报,2023,25(3):147 – 151.

[54]唐利花,汤长发,朱文.运动对腰椎关节疾病的防治机制综述[J].当代体育科技,2015,5(11):10 – 11.

[55]田鑫磊,王更新,余洋,等.康复治疗联合功能训练治疗上肢骨关节损伤患者的临床疗效[J].当代医学,2022,28(15):149 – 151.

[56]王聪,马森,王磊.基于髋关节伸肌及外展肌肌力的羽毛球运动损伤风险研究[J].体育科技文献通报,2019,27(12):23 – 24.

[57]王静,田强,赵云罡,等.运动人体科学实验教学改革实践[J].天津科技,2021,48(1):34 – 36,41.

[58]王乐军,陆爱云,牛文鑫,等.运动性肌肉疲劳诱发拮抗肌活动变化的特征及机制研究现状与思考[J].中国运动医学杂志,2014,33(7):735 – 745.

[59]王磊,韩文良,胡玉龙.选择性功能动作评估在肩关节周围炎康复中的临床观察[J].中国疗养医学,2021,30(7):673 – 675.

[60]王璐,贾子善,张立宁.关节挛缩的发病机制及治疗进展[J].中国骨伤,2020,33(8):788 – 792.

[61]王陶黎,罗英敏,俞沁圆,等.距下关节生物力学及不稳定机制的研究进展[J].中国医药指南,2017,15(13):30 – 31.

[62]王勇.推拿手法治疗肩关节周围炎与肩部解剖结构的关系[J].河北中医,2011,33(2):252 – 253.

[63]文子良,郑兵,朱江,等.慢性踝关节不稳的康复功能评定研究进展[J].中国康复医学杂志,2023,38(6):845 – 850.

[64]吴彩赟.延伸护理在肩关节镜下肩袖损伤修复患者术后康复中的应用[J].基层医学论坛,2023,27(9):89 – 91.

[65]席蕊,周敬滨,高奉,等.肩胛肌群康复训练对肩峰下撞击综合征患者肩关节功能和肩峰下间隙的影响[J].体育科学,2022,42(10):71 – 76,封3.

[66]夏玲,王磐,吴春芳,等.表面肌电图在周围神经损伤修复过程中的应用价值[J].中国组织工程研究,2019,23(7):1142-1148.

[67]肖进,张美超,赵卫东,等.腰椎小关节力学机制的有限元分析[J].南方医科大学学报,2008,28(10):1916-1918.

[68]徐瑞,曹友祥.体操运动员关节及部位的运动损伤原因与分析[J].当代体育科技,2022,12(9):18-22,45.

[69]徐天泽.基于篮球运动的关节运动损伤机制及预防[J].文体用品与科技,2019,38(12):201-202.

[70]徐文杰,刘沛东,张城铭,等.肩关节SLAP损伤机制与治疗的研究进展[J].实用骨科杂志,2021,27(4):335-340.

[71]杨德洪.运动解剖视角下羽毛球运动中常见损伤探究[J].当代体育科技,2022,12(31):5-8.

[72]杨玉凤.中国儿童身体活动与早期发展评估体系的建立与应用[J].中国儿童保健杂志,2023,31(5):465-469.

[73]尹安,王净,郝一平.系统康复治疗对上肢骨关节损伤患者肢体运动的作用[J].当代医学,2019,25(31):147-148.

[74]袁小芳.普拉提训练法对健美操运动员功能性动作评估的影响探析[J].当代体育科技,2023,13(7):22-25.

[75]岳寿伟.腰痛的康复评估与治疗[J].康复学报,2023,33(4):287-294.

[76]张佳,李春宝,刘玉杰.臀肌激活与运动性损伤[J].中国矫形外科杂志,2022,30(5):436-440.

[77]张平,伍素科.系统康复治疗对上肢骨关节损伤患者肢体运动的作用[J].深圳中西医结合杂志,2022,32(1):126-129.

[78]张文君,张韬,潘福根,等.坐位和卧位持续性被动运动训练对下肢骨关节术后康复效果的促进作用[J].河北医学,2017,23(1):72-75.

[79]张显扬,肖登高.抗阻力训练对踝关节内翻损伤的康复作用评估[J].黄山学院学报,2022,24(3):83-86.

[80]张烨城.骨龄在体育教学及训练中的应用[J].青少年体育,2018,6(9):58-59.

[81]张塑,郑婷婷,王钰姝,等.运动干预对成人胸椎后凸畸形患者影响的Meta分析[J].中国循证医学杂志,2023,23(5):534-538.

[82]张志雨.青少年田径运动员科学选材与训练研究[J].田径,2023,43(4):45-47.

[83]张志远,汤志宏.运动疗法对慢性踝关节不稳术后功能恢复的影响[J].中国骨与关节损伤杂志,2020,35(2):203-204.

[84]张忠林.常见运动部位损伤的解剖学分析及运动康复训练[J].体育世界(学术版),2017,45(9):81-82.

[85]赵亚豪,钱驿,贺忱,等.Hefti中高等级运动项目优秀青少年运动员前交叉韧带初次损伤与膝关节解剖结构的相关性分析[J].中国运动医学杂志,2022,41(12):920-926.

[86]郑毅,宋贺良,王克强.基于 SVM 的人体姿态识别技术研究[J].传感技术学报, 2023,36(3):462 -468.

[87]周婷,王锋,周云,等.关节挛缩的物理治疗机制研究进展[J].安徽医学,2023,44 (7):873 -877.

[88]周文琪,袁正,冉静,等.髌股关节疼痛患者足底压力评估模型构建[J].医用生物力 学,2022,37(4):748 -753.

[89]左自强.肩关节解剖生理弱点与运动损伤的预防干预[J].湖北体育科技,2007,26 (6):654 -657.